病原生物与免疫学

王挺 王辉 张晓宇 主编

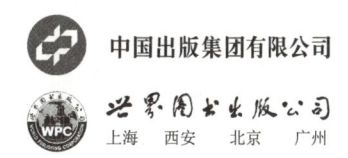

中国出版集团有限公司

世界图书出版公司
上海 西安 北京 广州

图书在版编目（CIP）数据

病原生物与免疫学 / 王挺，王辉，张晓宇主编. — 上海：上海世界图书出版公司，2024.1
ISBN 978-7-5232-0804-5

Ⅰ. ①病… Ⅱ. ①王… ②王… ③张… Ⅲ. ①病原微生物②免疫学 Ⅳ. ①R37②R392

中国国家版本馆CIP数据核字(2023)第174586号

书　　名	病原生物与免疫学
	Bingyuan Shengwu yu Mianyixue
主　　编	王　挺　王　辉　张晓宇
责任编辑	芮晴舟　马　坤
装帧设计	肖沛慧　郁　悦
出版发行	上海世界图书出版公司
地　　址	上海市广中路88号9－10楼
邮　　编	200083
网　　址	http://www.wpcsh.com
经　　销	新华书店
印　　刷	江阴金马印刷有限公司
开　　本	787 mm×1092 mm　1/16
印　　张	18.75
字　　数	400千字
版　　次	2024年1月第1版　2024年1月第1次印刷
书　　号	ISBN 978-7-5232-0804-5/R·714
定　　价	76.00元

版权所有　侵权必究
如发现印装质量问题，请与印刷厂联系
（质检科电话：021-52715559）

护理专业"互联网+"融合型教材系列丛书编委会

主任/总主编：沈小平

上海市海外名师、国家外国专家局科教文卫类专家、全国医学高职高专教育研究会护理教育分会副会长、上海市高职高专医药健康类专业教学指导委员会副主任/医药分专业委员会主任、上海思博职业技术学院董事副校长兼卫生技术与护理学院院长

主审：章雅青

教育部护理学专业认证工作委员会副主任委员、教育部高等学校护理学类专业教学指导委员会委员、上海市护理学会护理教育专委会主任、《上海交通大学学报（医学版）》编辑部主任/常务副主编

副主任：

叶　萌　上海思博职业技术学院
杨　蕾　上海城建职业学院
蒋　颖　上海健康医学院

秘书长：

叶　萌　上海思博职业技术学院

编委（以姓氏拼音为序）：

白姣姣	复旦大学附属华东医院	王婷婷	上海立达学院
蔡 敏	上海中医药大学附属中西医结合医院	王 挺	上海城建职业学院
常嘉琪	吉林职工医科大学	王 莹	上海市第一康复医院
程 云	复旦大学附属华东医院	吴景芳	上海震旦职业技术学院
董 萍	上海交通大学医学院附属精神卫生中心	许方蕾	同济大学附属同济医院
顾妙娟	复旦大学附属华山医院	杨 雅	上海大华医院
郭智慧	上海国际医学中心	姚 淳	上海济光职业技术学院
侯黎莉	上海交通大学医学院附属第九人民医院	俞海萍	同济大学附属东方医院
胡三莲	上海交通大学医学院附属第六人民医院	张 捷	上海中侨职业技术大学
李 红	上海交通大学医学院附属国际和平妇幼保健院	张 林	复旦大学附属上海公共卫生临床中心
李晓静	上海市浦南医院	张伟英	同济大学附属东方医院
李玉梅	同济大学附属肺科医院	张晓宇	上海东海职业技术学院
林 斌	无锡卫生高等职业技术学院	张雅丽	上海思博职业技术学院
刘晓芯	上海交通大学医学院附属胸科医院	张 颖	复旦大学附属华东医院
卢敏芳	甘肃省武威职业学院	张玉侠	复旦大学附属中山医院
陆群峰	上海交通大学医学院附属儿童医院	周花仙	复旦大学附属浦东医院
栾 伟	上海中医药大学附属曙光医院	周文琴	上海中医药大学附属龙华医院
马志华	上海思博职业技术学院	周 璇	昆明卫生职业学院
毛燕君	同济大学附属肺科医院	周一峰	上海南湖职业技术学院
彭 飞	海军军医大学附属长征医院	朱凌燕	上海交通大学医学院附属第六人民医院
阮春凤	上海交通大学医学院附属仁济医院	朱唯一	上海交通大学医学院附属瑞金医院
孙 敏	上海市第四康复医院	朱晓萍	同济大学附属第十人民医院
王 蕾	同济大学附属皮肤病医院		

《病原生物与免疫学》编写委员会

主　编： 王　挺　王　辉　张晓宇
副主编： 张彦军　孙　阳　阮春凤
编　者：

王　挺　上海城建职业学院
王　辉　上海思博职业技术学院
张晓宇　上海东海职业技术学院
张彦军　上海城建职业学院
孙　阳　上海光华中西医结合医院
阮春凤　上海交通大学医学院附属仁济医院
王心怡　上海思博职业技术学院
王双冉　上海济光职业技术学院
陈改英　上海思博职业技术学院
杨曼尼　上海南湖职业技术学院
郭艳荣　上海震旦职业学院

上智云图
使用说明

一册教材 = 海量教学资源 = 开放式学堂

微课视频
知识要点
名师示范
扫码即看
备课无忧

教学课件
教学课件
精美呈现
下载编辑
预习复习

在线案例
具体案例
实践分析
加深理解
拓展应用

拓展学习
课外拓展
知识延伸
强化认知
激发创造

素材文件
多样化素材
深度学习
共建共享

"上智云图"为学生个性化定制课程，让教学更简单。

PC端登录方式：www.szytu.com

详细使用说明请参见网站首页
《教师指南》《学生指南》

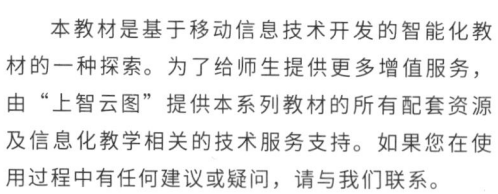

　　本教材是基于移动信息技术开发的智能化教材的一种探索。为了给师生提供更多增值服务，由"上智云图"提供本系列教材的所有配套资源及信息化教学相关的技术服务支持。如果您在使用过程中有任何建议或疑问，请与我们联系。

教材课件获取方式：
1. 课件下载 www.hedubook.com；
2. 上智云图 www.szytu.com；
3. 编辑邮箱 1626182826@qq.com；
4. 电话（021）52718669。

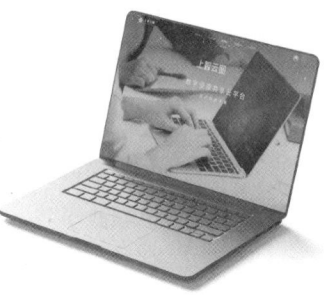

课程兑换码

微信二维码

总序
Prologue

医学教育是卫生健康事业发展的重要基石，作为我国医学教育的重要组成部分，护理高职高专教育为我国医疗卫生行业输送了大批实用技能型人才。本人在国内外医学教育领域学习工作50年，从事护理高职高专教育20年，深感当前编写一套适应现代化、国际化人才培养需求的教材的重要性和迫切性。

2020年9月，国务院办公厅印发《关于加快医学教育创新发展的指导意见》，提出以新理念谋划医学发展、以新定位推进医学教育发展、以新内涵强化医学生培养、以新医科统领医学教育创新，同时强调要"大力发展高职护理专业教育，加大护理专业人才供给"。

为更好地适应新时期医学教育改革发展的要求，培养更多能够满足人民健康需求的高素质、实用型护理人才，上海市高职高专医药健康类专业教学指导委员会规划了护理专业"互联网+"融合型教材共26个品种，旨在更好地为护理教育事业服务，向各级医疗机构输送更多的护理专业人才。

护理专业"互联网+"融合型教材的开发背景及其特色主要表现在以下几个方面：

一、社会对护理人员素质的要求日益提高，护理专业课程备受关注。随着医疗行业的不断发展和升级，对护理人员素质的要求也越来越高，要求具备丰富的专业知识和实践技能，同时具备更高的职业素养。因此，护理专业"互联网+"融合型教材的开发是顺应时代要求的必然选择。

二、护理课程的理论与实际操作相结合，重视实践技能培养。传统的护理教育注重护理知识的掌握，但往往在实践技能培养手段方面有所不足。而护理专业"互联网+"融合型教材强调理论与实践同步，重视实践技能的培养，且教材融入了丰富的"互联网+"教学手段，使学生能够获得更加全面的护理知识和技能。

三、护理课程的国际化发展趋势，力求与国际接轨。随着国际化进程的不断推进，护理课程的国际化发展趋势也越来越明显。护理专业"互联网+"融合型教材融入了国际化教育理念，使学生的知识和技能具有更加广阔的国际视野和竞争力。

四、护理课程的多元化发展趋势，需要满足不同角色和层次的需求。新型护理类高校教材针对不同层次的学生需求，设置了不同难度和深度的知识点，更能满足学生的不同需求。

综上所述，新型护理类高校教材具备理论联系实践、国际化、多元化等特点，对于适应时代要求、提高护理人员素质、满足社会发展需求具有重要意义和价值。

总主编　沈小平

2023年6月于上海

前言
Foreword

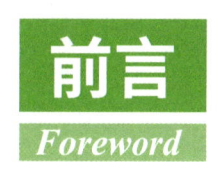

病原生物与免疫学是高职院校护理专业一门重要的专业基础课程。为贯彻《关于推动现代职业教育高质量发展的意见》，完善综合育人机制，将护理新技术、新规范、典型案例及时融入教学内容中，增强护理教育的适应性、科学性和先进性，我们按照高职院校护理专业人才培养的目标和要求，邀请临床护理专家、教授共同编写了本教材。

本次编写对接高等职业学校护理专业教学标准，以培养高素质技能人才为目标，突出基本理论、基本知识、基本技能。同时，多元化融合数字资源，将教材内容与课程思政、执业资格证书获取、典型案例分析、岗位能力拓展、护理人文素养提升融为一体，按照贴近职业、贴近岗位、贴近学生的原则，依据学生的学习特点和认知规律优化教材内容，力求使本教材成为一本好教、乐学的融合型护理专业教材。

为适应职业教育数字化升级的需要，为教学提供多样化的教学资源，本教材在教学内容、编写体例和数字化资源等方面进行了升级和创新。教学内容方面，根据教材内容和学习逻辑特点，将全书内容分为上、下两篇。上篇是病原生物学部分，包含病原微生物和人体寄生虫两个模块；下篇是免疫学部分。学生在掌握或熟悉病原生物的生物性状、分类、致病性的基础上，通过学习人体免疫学的基本知识，理解并掌握疾病发生、发展的基本规律，树立良好的生物安全观，培养有菌意识，养成无菌操作习惯，为后续专业课程的学习和实践打下坚实的基础，最终实现能科学、规范、熟练配合医生完成疾病诊断、治疗和预防的目的，并逐步树立以人民健康为中心的生命情怀、人文情怀和家国情怀。编写体例方面，本教材对课程知识点进行分类、总结，提炼绘制出脉络清晰的知识点导图，形成可视化知识体系，让学生立足全局把握知识点之间的联系，方便学生提纲挈领抓住全书的重点。同时，为方便学生使用，本教材还通过二维码链接，增加微课视频、在线案例、拓展阅读等多个模块，以多元化的教学资源营造高质量的学习场景，激发学生参与学习探究的兴趣，达到多元协同、育人为本的教学目标。本教材建议学时数为64学时，其中理论课52学时、实验课12学时。

本教材是各职业院校护理专业骨干教师共同努力取得的成果，编写过程中也得到了上海交通大学医学院附属仁济医院等临床专家的支持和帮助。在此，对参与编写及提供教学资源的所有人员表示衷心的感谢！另外，在编写本教材的过程中，编者参考、引用和借鉴了国内外出版物中的相关资料及网络资源，在此，对相关著作权人表示深深的谢意。敬请相关著作权人与我们联系，我们将及时支付稿酬并寄赠样书。联系方式：021-52718669。由于编写时间紧，教学资源收集、整理任务重，书中如存在不足之处，敬请广大读者提出宝贵意见，以便及时修订和完善。

王挺

2023年6月

目录 Contents

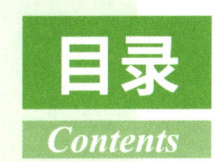

上篇 病原生物学

3 第一章 病原生物概述
- 第一节 病原微生物学 /5
- 第二节 人体寄生虫学 /7

10 第二章 细菌概述
- 第一节 细菌的形态与结构 /12
- 第二节 细菌的生理 /18
- 第三节 细菌的分布与消毒 /23
- 第四节 细菌的遗传变异 /34
- 第五节 细菌的致病性与感染 /39

51 第三章 常见细菌
- 第一节 化脓性球菌 /53
- 第二节 消化道感染细菌 /60
- 第三节 呼吸道感染细菌 /69
- 第四节 厌氧性细菌 /75
- 第五节 动物源性细菌 /80

85 第四章 其他原核细胞型微生物
- 第一节 支原体 /87
- 第二节 衣原体 /89
- 第三节 立克次体 /91
- 第四节 螺旋体 /93
- 第五节 放线菌 /97

100 第五章 病毒概述
- 第一节 病毒的基本性状 /102
- 第二节 病毒的感染与免疫 /108
- 第三节 病毒感染的检查方法与防治原则 /112

116 第六章 常见病毒

- 第一节　呼吸道感染病毒/118
- 第二节　消化道感染病毒/127
- 第三节　肝炎病毒/132
- 第四节　其他病毒/143

154 第七章 病原性真菌

- 第一节　真菌的基本特性/156
- 第二节　致病性真菌/159

165 第八章 人体寄生虫

- 第一节　概述/167
- 第二节　医学蠕虫/171
- 第三节　医学原虫/190
- 第四节　医学节肢动物/198

下篇　免疫学

205 第九章 免疫概述

- 第一节　免疫的功能和类型/207
- 第二节　医学免疫学发展简史/208

210 第十章 免疫系统

- 第一节　免疫器官/211
- 第二节　免疫细胞/214
- 第三节　免疫分子/218

221 第十一章 抗原

第一节 抗原的分类/223
第二节 决定抗原免疫原性的因素/224
第三节 抗原的特异性/225
第四节 医学上重要的抗原/226

230 第十二章 免疫球蛋白与抗体

第一节 免疫球蛋白的化学结构/232
第二节 五类免疫球蛋白的特性与功能/235
第三节 抗体的生物学作用/237
第四节 人工制备抗体的类型/238

241 第十三章 补体系统

第一节 补体系统的组成和性质/243
第二节 补体系统的激活与调节/244
第三节 补体系统的生物学作用/248

250 第十四章 主要组织相容性复合体及其编码分子

第一节 人类主要组织相容性复合体/251
第二节 HLA抗原分子/253

255 第十五章 免疫应答

第一节 固有免疫应答/256
第二节 适应性免疫应答/259

266 第十六章 免疫病理

第一节 超敏反应/267
第二节 自身免疫病/277
第三节 免疫缺陷病/278
第四节 肿瘤免疫/279
第五节 移植免疫/281

284 参考文献

上篇
病原生物学

第一章
病原生物概述

章前引言

　　病原微生物学是微生物学的一个分支，亦是医学的一门基础学科。它主要研究与人类疾病有关的病原微生物的形态、结构、代谢活动、遗传和变异、致病机制、机体的抗感染免疫、实验室诊断及特异性预防等。学习医学微生物学的目的在于了解病原微生物的生物学特性与致病性，认识人体对病原微生物的免疫作用、感染与免疫的相互关系及其规律，了解感染性疾病的实验室诊断方法及预防原则。病原微生物学是人类在长期对传染性疾病病原性质的认识和疾病防治过程中总结出来的一门科学。了解它的发展历程将有助于我们总结规律，寻找正确的研究方向和防治方法，进一步发展病原微生物学。

　　医学寄生虫学（medical parasitology），又称人体寄生虫学（human parasitology），是寄生虫学的一个重要分支，是一门研究人体寄生虫型态、生活史，了解人体和寄生虫与环境之间的关系，进而达到预防与治疗的科学。医学寄生虫学包括三大领域：医学原虫学（medical protozoology），医学蠕虫学（medical helminthology），医学节肢动物学（medical arthropodology）。

学习目标

1. 能正确理解微生物的概念及分类。
2. 能描述医学微生物的概念及研究内容、微生物与人类的关系。
3. 能说出微生物学的发展简史。
4. 能描述人体寄生虫学涉及的概念及分类。

思政目标

1. 养成求实创新和严谨细致的工作作风，培养求真务实、细心观察的护理职业素养和工作习惯。
2. 树立以人为本的护理理念，满足患者需求，提升护理工作水平。

案例导入

患者女性，5岁。急性腹痛2天，旅游途中进食水果沙拉，回家后出现严重腹痛，腹泻次数不断增加，且多次便血，伴发热、呕吐，到医院急诊检查发现溶血性贫血及血小板减少等溶血性尿毒综合征。

思考题

1. 最有可能的病原菌是什么？
2. 引起该病的病原体有哪些形态学特征？

第一节　病原微生物学

微生物（microorganism）通常指体积微小、结构简单，需借助光学显微镜或电子显微镜才能观察到的微小生物。它们具有分布广泛、体积微小、结构简单、种类繁多、繁殖快、适应力强、易发生变异的特点。

（一）微生物的分型

根据微生物有无细胞结构及其化学组成等方面的差异可分成三型。

1. 非细胞型微生物　此类微生物无典型的细胞结构，亦无产生能量的酶系统，仅由蛋白质和一种核酸组成，必须在活细胞内进行复制病毒属于此类微生物。

2. 原核细胞型微生物　此类微生物由单细胞构成，细胞核分化程度低，仅有原始核和裸露的DNA，无核膜与核仁，内膜系统不发达，细胞质内仅有核糖体这一种细胞器。细菌、放线菌、螺旋体、支原体、衣原体、立克次体等属于此类微生物。

3. 真核细胞型微生物　此类微生物细胞核大多分化程度较高，有核膜与核仁，内膜系统发达，细胞质内有多种完整的细胞器。真菌属于此类微生物。

（二）微生物与人类的关系

微生物广泛存在于空气、土壤、各种水源等自然环境中，数量不等、种类不一，如1克肥沃的土壤中，微生物的数量可达到千百万，有时甚至上亿。在人类和动物的体表以及体内与外界相通的腔道中，也存在着大量微生物，如在人体肠道内就寄居着多种不同的微生物，数量达100万亿。绝大多数微生物对人类和动植物有益无害，可表现在以下几个方面。

1. 参与自然界的物质循环　自然界中组成机体的重要生命元素的循环是依靠微生物的代谢活动来推动的。如：空气中的氮需依靠微生物的作用才可被植物吸收；动、植物的尸体需通过土壤中的微生物分解为无机含氮化合物，才能满足植物生长的需要；植物又被人类和动物所利用。因此，若没有微生物，人类、动植物就会因为不能进行正常的新陈代谢而无法生存。

2. 在工农医药领域中的作用　微生物从发现到今天的300多年间，已在人类生活和生产实践中得到广泛的应用，形成了继动物、植物两大生物产业之后的第三大产业，微生物产业在21世纪将呈现全新的局面。

（1）工业方面：微生物涉及食品、皮革、冶金、采矿、石油、轻化工和环境保护等多个行业。如：通过微生物发酵途径酿造酒、醋等；利用某些特殊微生物酶参与皮革制造、冶金等；有的也可用来降解塑料、处理废水/废气等。

（2）农业方面：人类广泛利用微生物的特性，制造出细菌肥料来使农业增产。

（3）医药方面：用微生物制造多种抗生素、辅酶、氨基酸等。21世纪，基因工程菌的出现将会给药物的开发和生产带来前所未有的新局面，结合基因组学在药物设计上的新策略，将大量研发出以核酸为靶标的新药物，如反义寡核苷酸、肽核酸、DNA疫苗等，人类完全征服癌症、艾滋病以及其他疾病将不是梦想。

微生物的严重危害表现为导致机体感染，引起机体致病。能引起人类或动植物感染或疾病的微生物称为致病微生物，而引起人类致病的微生物称为病原微生物，如霍乱弧菌引起霍乱、结核分枝杆菌引起结核病等。

（三）微生物学

微生物学（microbiology）是研究微生物及其生命活动规律的一门学科，它研究微生物在一定条件下的形态结构、生理生化、遗传变异，研究微生物的进化、分类、生态等生命活动规律，研究微生物与外界环境理化因素之间的相互关系，研究微生物在自然界各种元素的生物地球化学循环中的作用，研究微生物在工业、农业、医疗卫生、环境保护、食品生产等各个领域中的应用等。

随着近年来的发展，微生物学已形成基础微生物学和应用微生物学两大方向，根据各自的研究侧重面和层次不同又划分出许多不同的分支学科，并还在不断地形成新的学科和新的研究领域。微生物学已成为当今各学科最为活跃、最为迅速、影响力最大的生命科学之一。

（四）医学微生物学的发展

古代人类虽未观察到微生物，但早已不自觉地用实际经验保存食物、预防疾病。例如，民间用盐腌、糖渍、烟熏、风干等方法保存食物，实际上是防止微生物生长繁殖导致食物腐烂变质。我国古代已有水煮后饮用、患者衣服蒸过再穿的消毒概念。古代人民已经认识到天花是一种烈性传染病，传染性强、病死率高，但健康者不会再患天花，由此启发古代人民创用接种人痘以预防天花的方法，这一方法被广泛采用，并于明朝隆庆年间（1567—1572年）流传至俄罗斯、朝鲜、日本、土耳其、英国等世界各地。人痘接种预防天花是我国对预防医学的一大贡献。11世纪北宋末年，刘真人提出肺痨由虫引起；18世纪清朝乾隆年间，师道南对当时鼠疫猖獗流行的描述，已观察到鼠疫与鼠之间的关系。

1676年，荷兰人列文虎克（Leeuwenhoek，1632—1723年）用自磨镜片创造了一架可放大266倍的原始显微镜，用它发现了污水、牙垢、粪便中肉眼看不见的微小生物，并记载了它们的基本形态。至19世纪初，微生物学逐渐建立。法国学者巴斯德在1857年证实酿酒中的发酵与腐败都是由微生物引起的，并创立了巴氏消毒法。同一时期，德国学者科赫（Koch，1843—1910年）创立用固体培养基从患者排泄物中分离出各种不同细菌纯种的方法；并进一步创造了染色法，在显微镜下能更清晰地观察细菌形态。他还建立了实验动物感染条件，证实对人致病的细菌也可使动物致病，并可从被感染的动物体内再分离出同种致病菌。科赫为发现引起各种传染病的细菌最早提供了必需的技术条件和科学方法。科赫在几年内陆续发现了炭疽杆菌（1877）、霍乱弧菌（1883），此后世界各地相继发现了许多传染病的病原体。

1892年，伊凡诺夫斯基发现了第一种病毒，即烟草花叶病毒，由此启发人们相继发现了许多对人类致病的病毒。1967—1971年间，美国植物学家迪纳（Diener）发现了比病毒结构更简单的致病因子，无蛋白结构，只有RNA，称为亚病毒。进入新时代，随着医学的进展，各种新技术的建立和改进，微生物学得到了迅速的发展。类病毒（virusoid）、朊粒（prion）等逐渐被认识，并发现了许多新的微生物，如军团菌、幽门螺杆菌、人类免疫缺陷病毒、肝炎病毒、汉坦病毒、新型冠状病毒等。目前，对微生物基因组学研究的深入，以及由其催生的蛋白质组学、生物信息学及系统生物学等重要学科的发展，给整个生命科学的研究带来了前所未有的机遇。

21世纪是生命科学飞速发展的时代，科学技术的进步为医学微生物学的发展提供了极为有利的条件，医学微生物学在控制和消灭传染病、保障人类健康方面做出了巨大贡献，但距离控制和消灭传染病的目标还存在很大差距。目前，由病原微生物引起的多种传染病仍严重威胁着人类的健康。大量广谱抗生素的滥用，使许多菌种发生变异，导致耐药菌的产生，人类健康受到新的威胁，如耐药性结核杆菌的出现使得沉静好多年的结核病又再次猖獗；某些微生物快速变异，如流感病毒等给疫苗的设计带来了很大的障碍，人类与微生物的斗争远没有结束。

第二节　人体寄生虫学

人体寄生虫学（human parasitology）是研究与人体健康有关的寄生虫的形态结构、生活活动和生存繁殖规律，阐明寄生虫与人体及外界因素相互关系的科学。它是预防医学和临床医学的一门基础学科。人体寄生虫学由医学原虫学（medical protozoology）、医学蠕虫学（medical helminthology）和医学节肢动物学（medical arthropodology）三部分内容组成。学习这些内容的目的是为了控制或消灭病原寄生虫所致人体寄生虫病，以及防控与疾病有关的医学节肢动物，保障人类健康。

（一）共生现象

自然界中，随着漫长的生物演化过程，生物与生物之间的关系更形复杂。凡是两种生物在一起生活的现象，统称共生（symbiosis）。在共生现象中，根据两种生物之间的利害关系可粗略地分为共栖、互利共生、寄生等。

1.共栖（commensalism）　两种生物在一起生活，其中一方受益，另一方既不受益，也不受害，称为共栖。例如，鮣鱼（Echeneis naucrates）用其背鳍演化成的吸盘吸附在大型鱼类的体表被带到各处，觅食时暂时离开。这对鮣鱼有利，对大鱼无利也无害。

2.互利共生（mutualism）　两种生物在一起生活，在营养上互相依赖，长期共生，双方有利，称为互利共生。例如，牛、马胃内有以植物纤维为食物的纤毛虫定居，纤毛虫能分泌消化酶类，以分解植物纤维，获得营养物质，有利于牛、马消化植物，其自身的迅速繁殖和死亡可为牛、马提供蛋白质；而牛、马的胃为纤维虫提供了生存、繁殖所需的环境条件。

3.寄生（parasitism）　两种生物在一起生活，其中一方受益，另一方受害，后者给前者提供营养物质和居住场所，这种生活关系称为寄生。受益的一方称为寄生物（parasite），受损害的一方称为宿主（host）。例如，病毒、立克次体、细菌、寄生虫等永久或长期或暂时地寄生于植物、动物和人的体表或体内以获取营养，并损害对方，这类过寄生生活的生物统称为寄生物；而过寄生生活的多细胞无脊椎动物和单细胞原生生物则称为寄生虫。

（二）寄生生活对寄生虫的影响

从自然生活演化为寄生生活，寄生虫经历了漫长的适应宿主环境的过程。寄生生活使寄生虫对寄生环境的适应性、寄生虫的形态结构和生理功能发生了变化。

1. 对环境适应性的改变　在演化过程中，寄生虫长期适应于寄生环境，在不同程度上丧失了独立生活的能力，对于营养和空间依赖性越大的寄生虫，其自生生活的能力就越弱；寄生生活的历史越长，适应能力越强，依赖性越大。因此，与共栖和互利共生相比，寄生虫更不能适应外界环境的变化，因而只能选择性地寄生于某种或某类宿主。寄生虫对宿主的这种选择性称为宿主特异性（host specificity），实际是反映寄生虫对所寄生的内环境适应力增强的表现。

2. 形态结构的改变　寄生虫可因寄生环境的影响而发生形态构造变化。如跳蚤身体左右侧扁平，以便行走于皮毛之间；寄生于肠道的蠕虫多为长形，以适应窄长的肠腔。某些寄生虫器官退化或消失，如寄生历史漫长的肠内绦虫，依靠其体壁吸收营养，其消化器官已退化无遗。某些寄生虫器官发达，如体内寄生线虫的生殖器官极为发达，几乎占原体腔全部，如雌蛔虫的卵巢和子宫的长度为体长的15～20倍，以增强产卵能力；有的吸血节肢动物，其消化道长度大为增加，以利大量吸血，如软蜱饱吸一次血可耐饥数年之久。有些则产生新器官，如吸虫和绦虫，由于定居和附着需要，演化产生了吸盘为固着器官。

3. 生理功能的改变　肠道寄生蛔虫，其体壁和原体腔液内存在对胰蛋白酶和糜蛋白酶有抑制作用的物质，在虫体角皮内的这些酶抑制物，能保护虫体免受宿主小肠内蛋白酶的作用。许多消化道内的寄生虫能在低氧环境中以酵解的方式获取能量。雌蛔虫日产卵约24万个；牛带绦虫日产卵约72万个；日本血吸虫每个虫卵孵出毛蚴进入螺体内，经无性的蚴体增殖可产生数万条尾蚴；单细胞原虫的增殖能力更强，表明寄生虫繁殖能力增强，是保持虫种生存，对自然选择适应性的表现。

（三）寄生虫对人类的危害

寄生虫对人体的危害主要包括其作为病原引起寄生虫病及作为疾病的传播媒介两方面。寄生虫病对人体健康和畜牧家禽业生产的危害均十分严重。在占世界总人口77%的广大发展中国家，特别是在热带和亚热带地区，寄生虫病依然广泛流行，威胁着儿童和成人的健康甚至生命。寄生虫病的危害仍是普遍存在的公共卫生问题。联合国开发计划署、世界银行、世界卫生组织（WHO）联合倡议的热带病特别规划要求防治的六类主要热带病中，除麻风病外，其余五类都是寄生虫病，即疟疾（malaria）、血吸虫病（shistosomaiasis）、丝虫病（filariasis）、利什曼病（leishmaniasis）和锥虫病（trypanosomiasis）。在亚洲、非洲、拉丁美洲，特别是农业区，以污水灌溉，施用新鲜粪便，会导致肠道寄生虫病的传播；在营养不良的居民中，肠道寄生虫病更是严重影响其健康。在欠发达地区，尤其农村地区贫困人群中，多种寄生虫混合感染也是常见的。肠道寄生虫病的发病率已被认为是衡量一个地区经济文化发展的基本指标。有人称寄生虫病是"乡村病""贫穷病"，它与社会经济和文化的落后互为因果。因此寄生虫病是阻碍第三世界国家发展的重要原因之一。

在经济发达国家，寄生虫病也是公共卫生的重要问题。如阴道毛滴虫的感染人数估计为美国250万、英国100万；蓝氏贾第鞭毛虫的感染在苏联特别严重，在美国也几乎接近流行。许多人畜共患寄生虫病给经济发达地区的畜牧业造成很大损失，也危害着人群的健康。此外，一些本来不被重视的寄生虫病，如弓形虫病（toxoplasmosis）、隐孢子虫病（cryptosporidiosis）、肺孢子虫病（pneumocystosis）等与艾滋病有关的原虫病，在一些经济发达国家，包括日本、荷兰、英国、法国与美国等开始出现流行现象。

当前寄生虫对人类危害的严重性还表现在已经出现恶性疟原虫抗药株、媒介昆虫抗药性的复杂问题。因此，随着寄生虫病的化学防治及媒介昆虫的防制，将会出现更多新问题；人类活动范围日渐扩大，不可避免地将许多本来与人类没有关系或极少接触的寄生虫从自然界带到居民区而进入人群，造成新的公共卫生问题；人类交往越来越频繁，本来在别国危害性很大的寄生虫病或媒介节肢动物可输入本国，并在一定条件下传播流行；现代工农业建设造成的大规模人口流动和生态平衡的破坏，也可能引起某些寄生虫病的流行；近代一些医疗措施，如长期用免疫抑制剂可造成人体医源性免疫受损，使机会致病性寄生虫异常增殖和致病力增强，这些寄生虫正以新的形式威胁着人类的健康。

案例回顾

1. 案例中的病原菌最有可能是引起食物中毒的细菌，如沙门菌、志贺菌等。也有可能是某些病毒感染引起的肠胃炎症状。

2. 因不同病原体而异，一般为革兰阴性杆菌或革兰阳性球菌，有些病原体可能有鞭毛或外膜，有些则没有。具体的形态学特征需要通过实验室检测才能确定。可能的病原菌包括细菌（如沙门菌、志贺菌等）、病毒和寄生虫等。这些病原体可能通过食物污染或接触传播致患者出现严重腹痛、腹泻、便血、发热和呕吐等症状。

第二章
细菌概述

章前引言

  细菌（bacteria）是生物的主要类群之一，属于细菌域，也是所有生物中数量最多的一类。细菌的形状相当多样，主要有球状、杆状以及螺旋状。1683年，荷兰人列文虎克最早在一位从未刷过牙的老人的牙垢上观察到了细菌。

  细菌对人类活动有很大的影响。一方面，细菌是许多疾病的病原体，可以通过各种方式，如接触、消化道、呼吸道、昆虫叮咬等在正常人体间传播疾病，具有较强的传染性，对社会危害极大。另一方面，人类也时常利用细菌，例如，乳酪、酸奶和酒酿的制作，部分抗生素的制造，废水的处理等，都与细菌有关。在生物科技领域，细菌也有着广泛的运用。

  细菌的个体非常小，目前已知最小的细菌只有0.2微米长，因此大多只能在显微镜下被看到。细菌一般是单细胞，细胞结构简单。细菌广泛分布于土壤和水中，或者与其他生物共生，人体身上也带有相当多的细菌。大部分细菌是分解者，处在生物链的最底层，还有一部分细菌是消费者和生产者。当然，细菌最主要的作用还是分解者，如果没有细菌、真菌等微生物，世界将是尸体的海洋。所以细菌在我们的日常生活中发挥着至关重要的作用。

学习目标

1. 能正确理解细菌和自然界的关系。
2. 能说出细菌的结构形态、生理、变异的特性。
3. 能描述细菌的分布与消毒注意要点。
4. 列举细菌感染的类型，简述细菌致病性的主要因素。

思政目标

1. 通过本章节的实验学习认识到科学的发展与技术的进步密切相关，培养严谨的科学态度和热爱科学的兴趣。
2. 学习细菌与人类的关系，学会用一分为二的方法观察分析事物，并自觉养成良好的卫生习惯。
3. 树立全面的健康观和以人为本的护理理念，满足患者需求，提升护理水平。

案例导入

2009年10月至12月，某卫生院的18名剖宫产患者发生手术切口感染，病原菌为快速生长型分枝杆菌。调查发现，该院手术器械等清洗不彻底，留有血迹；手术用刀片、剪刀、缝合针和换药用剪刀等用戊二醛浸泡，不能达到灭菌效果；对部分手术器械及物品的灭菌效果未实施有效监测，手术用的外科手消毒剂不达标；忽视院内感染管理，规章制度不健全、不落实；医务人员院内感染防控意识淡薄，防控知识欠缺。

思考题

1. 为什么手术用刀片、剪刀、缝合针和换药用剪刀等用戊二醛浸泡不能达到灭菌效果？护理工作中要注意哪些问题？
2. 什么是灭菌？临床医疗器械灭菌应达到什么效果？
3. 针对不同的手术器械，应采用哪些消毒方法？

第一节　细菌的形态与结构

一、细菌的大小与形态

细菌个体微小，通常以微米（μm）作为测量单位，需用显微镜放大数百倍至上千倍才能看到。不同细菌大小不一，同种细菌随菌龄和环境变化有所差异。多数球菌的直径约为1.0μm，中等大小的杆菌长2.0~3.0μm，宽0.3~0.5μm。

细菌有球形、杆形和螺形三种形态，分别称为球菌、杆菌和螺形菌（图2-1-1）。

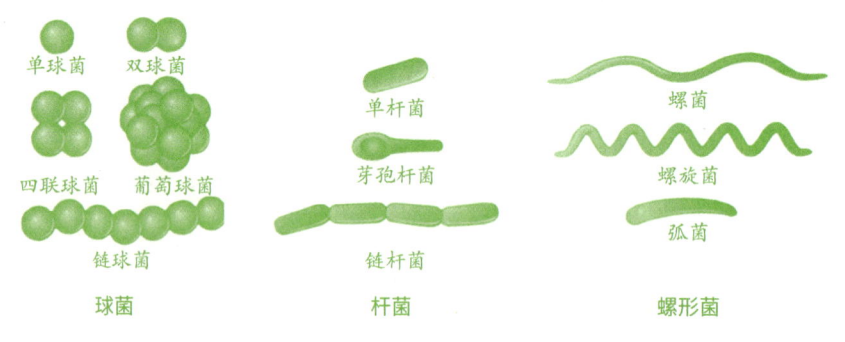

图2-1-1　细菌的形态示意图

1.球菌　球菌菌体呈球形或近似球形（豆形、肾形或矛头形）。按其分裂方向和排列方式不同可分为：①双球菌：沿一个平面分裂，分裂后两个菌体成双排列。如脑膜炎奈瑟菌。②链球菌：沿一个平面分裂，分裂后多个菌体成链状排列，如溶血性链球菌。③葡萄球菌：沿多个不规则的平面分裂，分裂后菌体成葡萄状排列，如金黄色葡萄球面。此外，还有沿两个方向分裂，分裂后每4个菌排列在一起的四联球菌；沿三垂直平面分裂，分裂后8个菌体叠在一起的八叠球菌，无论何种球菌，都可以单球菌存在。

2.杆菌　杆菌种类很多，其长短粗细随菌种而异，如炭疽芽孢杆菌长1.0~3.0μm，宽1.0~1.5μm，流感嗜血杆菌长仅0.3~1.4μm，宽0.3~0.4μm。多数菌体呈直杆状，有的菌体呈微弯、两端钝圆膨大或平切，也有的呈长丝状或短球状。杆菌多分散存在，少数呈链状、栅栏状V形或分支状排列。

3.螺形菌　螺形菌菌体弯曲，可分为两类。①弧菌：菌体只有一个弯曲，呈弧形或逗点状。如霍乱弧菌。②螺菌：菌体有数个弯曲，如鼠咬热螺菌。

通常细菌在适宜条件下培养8~18小时，形态较为典型。当培养基成分、pH、培养时间及温度等环境条件改变时，或细菌受抗生素等作用后，菌体则可能出现不规则形态，在细菌的研究、鉴别及实验室诊断时应引起注意。

二、细菌的基本结构

细菌的结构包括基本结构和特殊结构两部分。基本结构是各种细菌所共有的，包括细胞壁、细胞膜、细胞质和核质等；特殊结构是某些细菌在一定条件下所特有的结构，包括荚膜、鞭毛、菌毛和芽孢等（图2-1-2）。

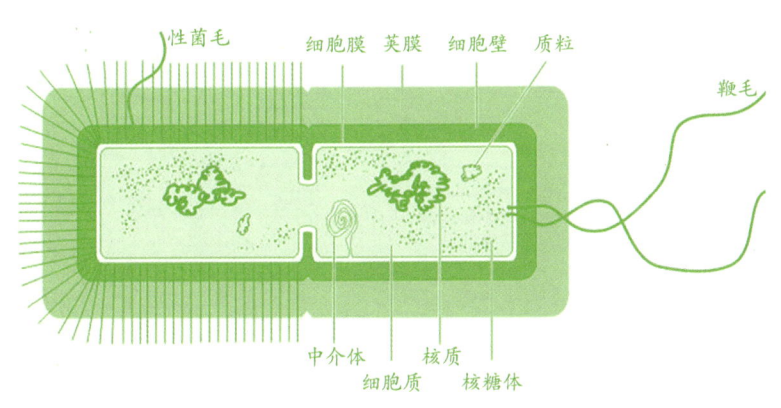

图2-1-2 细菌的结构模式图

（一）细胞壁

细胞壁（cell wall）是包被于细胞膜外的坚韧而富有弹性的复杂结构。其厚度为15～30nm，占菌体干重的10%～25%。光学显微镜下不易看到，经高渗溶液处理使其与细胞膜分离后，再经特殊染色才可见到，或用电子显微镜可直接观察。

细胞壁的主要功能是：①维持菌体固有外形，保护细菌抵抗低渗的外环境：细菌细胞内各种营养物质的浓度高出胞外数百倍，渗透压可达25个大气压，细胞壁的存在避免了细菌在此环境中破裂和变形。②与细胞内外物质交换相关：细胞壁上有许多微孔，可使水和直径小于1nm的物质自由通过，并阻留大分子物质，因而它与细胞膜共同完成细胞内外物质交换。③决定菌体的抗原性：细胞壁为表面结构，携带多种决定细菌抗原性的抗原决定簇。④与细菌致病有关：革兰阴性菌细胞壁上的脂多糖具有内毒素作用。

细胞壁的主要成分是肽聚糖，又称为黏肽（peptidoglycan），为原核细胞所特有，但不同种类含量有显著差异。

肽聚糖由聚糖骨架、四肽侧链和五肽交联桥三部分组成（革兰阴性菌缺五肽交联桥）。聚糖骨架由N-乙酰葡萄糖胺和N-乙酰胞壁酸两种单糖交替排列，经β-1，4糖苷键连接成聚多糖。四肽侧链连接在葡聚糖骨架的胞壁酸分子上，四肽侧链又通过五肽交联桥或肽链交叉连接，构成网状结构。但四肽链和交联桥的组成及连接方式随种而异。革兰阳性菌（G⁺）的四肽侧链由L-丙氨酸、D-谷氨酸、L-赖氨酸、D-丙氨酸依次构成，第3位的L-赖氨酸由5个甘氨酸组成的五肽桥连接到相邻四肽侧链第4位的D-丙氨酸上，从而构成机械强度很大的三维空间结构（图2-1-3）。而革兰阴性菌（G⁻）四肽侧链中第3位的氨基酸为二氨基庚二酸（DAP），DAP与相邻四肽侧链末端的D-丙氨酸直接连接，无五肽桥连接，形成较松散的二维单层平面网状结构（图2-1-4）。

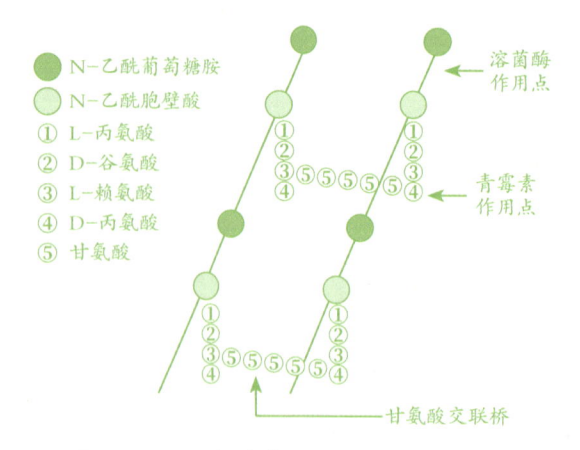

图2-1-3 G⁺细胞壁肽聚糖的结构示意图 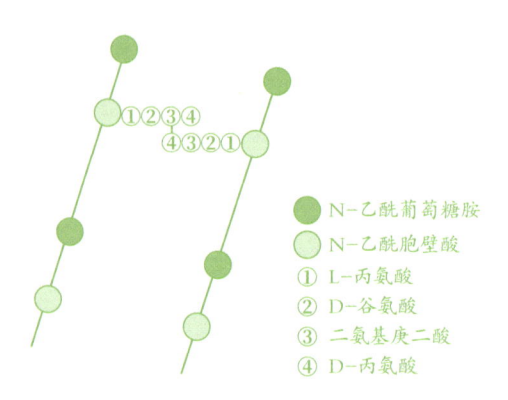　　　　图2-1-4 G⁻细胞壁肽聚糖的结构示意图

用革兰染色法可将细菌分为革兰阳性与革兰阴性两大类。由于两类细菌细胞壁结构显著不同（表2-1-1），导致这两类细菌在染色性、抗原性、致病性及对药物的敏感性等方面有很大差异。革兰阳性菌的细胞壁由肽聚糖和磷壁酸组成。肽聚糖层数多，15～50层；含量高，占细胞壁干重的50%～80%；且为质地致密、坚韧的三维空间结构。磷壁酸是革兰阳性菌细胞壁的特有成分，依据结合部位的不同分为壁磷壁酸与膜磷壁酸两种。前者与肽聚糖的N-乙酰胞壁酸相连，后者与细胞膜中的磷脂相连，两者均伸到肽聚糖的表面，构成革兰阳性菌重要的表面抗原（图2-1-5）。革兰阴性菌细胞壁肽聚糖有1～3层；含量少，占细胞壁干重的10%左右；且为疏松的二维平面结构。其外还有三层结构，由内向外依次为脂蛋白、脂质双层、脂多糖（图2-1-6）。脂多糖由类脂A、核心多糖和特异性多糖三部分组成，为细菌的内毒素成分，与细菌的致病性有关，也是革兰阴性菌的菌体抗原，决定了细菌的抗原性。脂质双层类似细胞膜的结构，其内镶嵌着多种特异性蛋白，与细菌的物质交换有关。脂蛋白位于脂质双层与肽聚糖之间，由蛋白和脂质组成，脂质连接于脂质双层的磷脂上，蛋白连接在肽聚糖的侧链上，使外膜和肽聚糖构成一个稳定的整体。此外，革兰阳性菌一般对溶菌酶和青霉素敏感，是因为溶菌酶能破坏肽聚糖中N-乙酰葡萄糖胺与N-乙酰胞壁酸之间的β-1,4糖苷键，在细胞壁合成过程中，青霉素能抑制五肽桥与四肽侧链末端的D-丙氨酸之间的连接，从而破坏肽聚糖骨架、干扰细胞壁合成导致细胞死亡；革兰阴性菌细胞中肽聚糖含量少，又有外膜的保护作用，故对溶菌酶和青霉素不敏感。人与动物的细胞无细胞壁和肽聚糖结构，故这类药物对人和动物体细胞无毒性作用。

（二）细胞膜

细胞膜（cell membrane）是位于细胞壁内侧紧包在细胞质外面的富有弹性且具有半渗透性的生物膜。厚5～10nm，占细菌干重的10%～30%。细菌细胞膜的结构与其他生物细胞膜基本相同，为脂质双层并镶嵌有多种蛋白质，这些蛋白质是具有特殊作用的酶和载体蛋白。

细胞膜的主要功能：①与物质交换相关：细胞膜有选择性通透作用，与细胞壁共同完成菌体内外物质交换。②参与供能：细胞膜上有多种呼吸酶，如细胞色素酶和脱氢酶，可以运转电子，完成氧化磷酸化、参与细胞呼吸过程，与能量产生、储存和利用有关。③与生物合成有关：细胞膜上有多种合成酶，是细菌细胞生物合成的重要场所，如肽聚糖、磷壁酸、脂多糖等均可由细胞膜合成。④形成中介体：中介体是细胞膜内陷、折叠形成的囊状结构，电子显微镜下可见，多见于革兰阳性菌。中介体扩大了细胞膜的表面积，增加了细胞膜酶的含量，加强其生理功能，与细胞分裂、呼吸、胞壁合成和芽孢形成等有关。

表2-1-1 革兰阳性菌与革兰阴性菌细胞壁比较

结 构	革兰阳性菌	革兰阴性菌
肽聚糖组成	聚糖骨架、四肽侧链、五肽桥	聚糖骨架、四肽侧链
肽聚糖层数	15～50层	仅1～3层
肽聚糖含量（占细胞壁干重）	50%～80%	5%～10%
坚韧度	强（三维）	弱（二维）
磷壁酸	有	无
外膜（含三层）	无	有

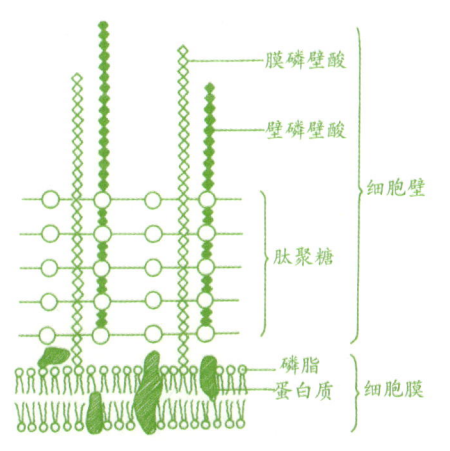

图2-1-5 G⁺细胞壁磷壁酸的结构示意图

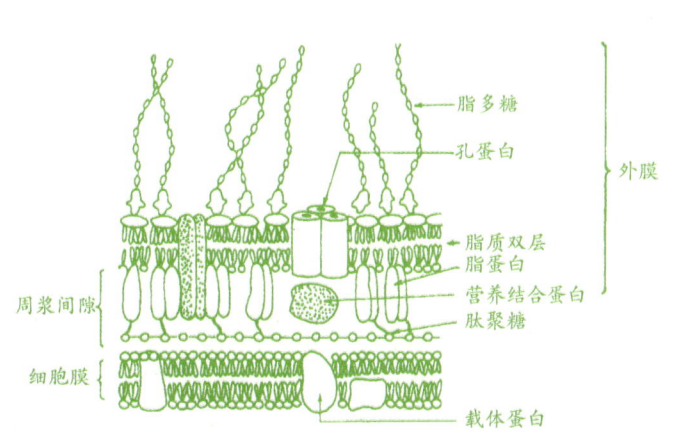

图2-1-6 G⁻细胞壁外膜的结构示意图

（三）细胞质

细胞质（cytoplasm）是由细胞膜包裹着的透明胶状物，其基本成分是水、蛋白质、脂类、核酸及少量的糖和无机盐，且成分随菌种、菌龄和生长环境而变化。细胞质中核酸（主要为RNA）含量很高，占菌体固体成分的15%～20%。RNA具有较强的嗜碱性，因而细菌易被碱性染料着色。细胞质内含有多种酶系统，是细菌新陈代谢的主要场所。细胞质中还含有多种重要结构。

1. 核糖体 是游离于细胞质中的微小颗粒，数量可达数万个，由RNA和蛋白质组成，菌体中90%的RNA均存在于核蛋白体上。当mRNA与核蛋白体连成多聚核糖体时，即成为蛋白质合成的场所。细菌核蛋白体沉降系数为70S，它由50S和30S两个亚基组成（真核细胞为80S，由60S和40S组成）。链霉素、红霉素分别与30S和50S亚基结合，干扰蛋白质合成导致细菌死亡，而对人体细胞则无影响。

2. 质粒 是细菌染色体外的遗传物质，为环状团合的双股DNA分子，携带遗传信息，控制细菌某些特定的遗传性状。质粒能自行复制。医学上重要的质粒有F质粒、R质粒等。质粒在遗传工程中常用作基因的运载体。

3. 胞质颗粒 细胞质中含有多种颗粒，多数为细菌暂时储存的营养物质，包括多糖、脂类、多磷酸盐等。较常见的是异染颗粒，主要成分是RNA与多偏磷酸盐，因其嗜碱性强，经染色后颜色明显不同于菌体的其他部位，故称异染颗粒，如白喉棒状杆菌具有此颗粒，对细菌鉴别有一定意义。

（四）核质

细菌是原核细胞，没有核膜和核仁，故称为核质或拟核。核质由一条细长的闭合双链DNA反复盘绕卷曲而成。核质具有细胞核的功能，决定细菌的遗传性状，是细菌遗传变异的物质基础。

三、细菌的特殊结构

细菌的特殊结构是指某些细菌特有的结构，包括荚膜、鞭毛、菌毛和芽孢。

（一）荚膜

荚膜（capsule）是某些细菌在细胞壁外包绕的一层较厚的黏液性物质。用一般染色法荚膜不易着色，在显微镜下仅能看到菌体周围有一层透明圈（图2-1-7），用特殊的荚膜染色法可将荚膜染成与菌体不同的颜色。

荚膜的形成与细菌所处的环境有关，在人和动物体内或营养丰富的培养基中易形成，环境不良或在普通培养基上则易消失。荚膜的化学成分随菌种而异，多数细菌的荚膜为多糖，如肺炎双球菌等；少数细菌的荚膜为多肽，如炭疽芽孢杆菌；个别细菌的荚膜为透明质酸。

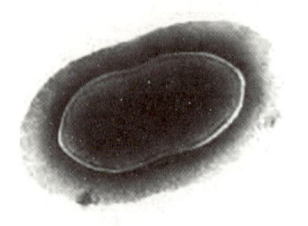

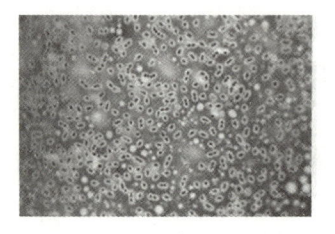

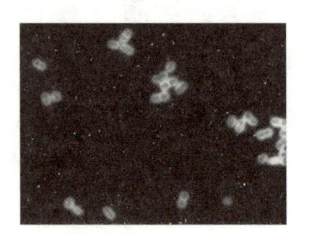

图2-1-7 细菌的荚膜

荚膜形成的意义：①具有抗原性：荚膜成分具有特异的抗原性，可对细菌进行鉴别和分型。②抗吞噬作用：荚膜本身无毒性，但具有抗吞噬作用，保护细菌免受或抑制体内溶菌酶、补体及其他杀菌物质的杀伤作用，因而荚膜与细菌的致病力密切相关。③保护细菌：荚膜中贮存着大量水分，可保护细菌免于干燥，在不良环境中维持菌体的代谢。

（二）鞭毛

鞭毛（flagellum）是某些细菌表面附着的细长呈波状弯曲的丝状物。按鞭毛数目和排列方式，可分为单毛菌、双毛菌、丛毛菌和周毛菌四种（图2-1-8）。

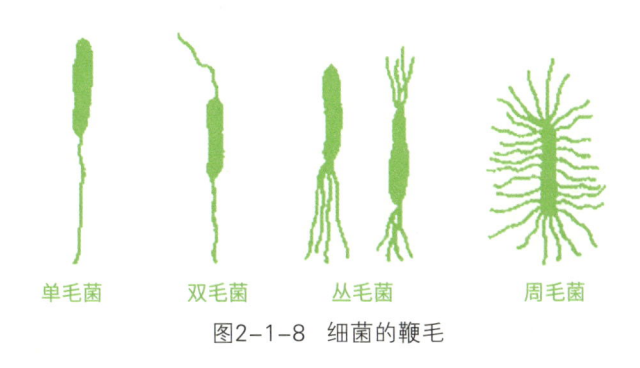

单毛菌　　双毛菌　　丛毛菌　　周毛菌

图2-1-8　细菌的鞭毛

鞭毛是细菌的运动器官，有鞭毛的细菌能位移运动，可作为鉴别细菌的一个指标。如伤寒沙门菌与志贺菌形态相似，但前者有鞭毛能运动，后者无鞭毛不能运动，借此可区别两菌。鞭毛的化学成分主要是蛋白质，具有抗原特异性，通常称为H抗原，对细菌的鉴别、分型具有一定意义。有些细菌的鞭毛与致病性有关，如霍乱弧菌、空肠弯曲菌等，借鞭毛的运动穿透小肠黏膜表面的黏液层，使菌体黏附于肠黏膜上皮细胞而导致病变。

（三）菌毛

菌毛（pilus）为大多数革兰阴性菌和少数革兰阳性菌体表遍布的比鞭毛细短而直硬的丝状物。在电子显微镜下才可见（图2-1-9）。菌毛与细菌的运动无关。菌毛分为普通菌毛和性菌毛两种。普通菌毛遍布于菌体表面，短而直，有数百根。普通菌毛是细菌的黏附器官，细菌借此可牢固黏附于呼吸道、消化道或泌尿生殖道黏膜上皮细胞上，进而侵入细胞而致病。无菌毛的细菌则易被黏膜细胞纤毛的运动、肠蠕动或尿液冲洗而排除。因此，普通菌毛与细菌的致病性有关。性菌毛比普通菌毛长而粗，仅1~4根，为中空管状。通常把有性菌毛的细菌称为雄性菌（F⁻菌），无性菌毛的细菌称为雌性菌（F⁺菌）。性菌毛能将F⁺菌的某些遗传物质转移给F⁻菌，使F⁻菌获得F⁺菌的某些性状。细菌的耐药性、毒力等性状可通过此种方式转移。

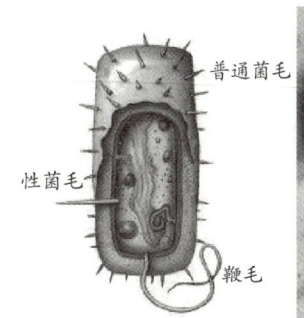

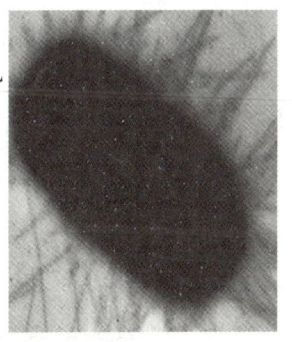

图2-1-9　细菌的菌毛

（四）芽孢

芽孢（spore）是某些细菌在一定环境条件下脱水浓缩在菌体内形成的圆形或椭圆形的小体。芽孢形成后，菌体细胞即失去活性，芽孢可暂时留于菌体，但通常是菌体崩溃，芽孢游离于环境中。芽孢不易着色，用特殊染色才能着色。芽孢具有菌体的酶、核质等成分，能保存细菌全部的生命活性，但芽孢代谢相对静止，不能分裂繁殖。芽孢是细菌抵抗不良环境的特殊存活形式，即细菌的休眠体。芽孢若遇适宜的环境条件，又可吸水膨大，恢复酶活性，形成新的菌体。一个细菌只能形成一个芽孢，一个芽孢也能形成一个菌体，所以芽孢不是细菌的繁殖方式，而菌体能进行分裂繁殖，故无芽孢的菌体称为繁殖体。

芽孢形成的意义：①与细菌鉴别有关：芽孢的大小、形状和在菌体中的位置随菌种而异，可用以鉴别细菌（图2-1-10）。②利于细菌长期存活：芽孢对高温、干燥、化学消毒剂和辐射等有较强的抵抗力，在自然界分布广泛并可存活几年至数十年，一旦进入机体后可转为繁殖体，故防止芽孢污染环境具有重要的医学意义。芽孢抵抗力强与其结构和成分有关，芽孢含水量少，呈高度脱水状态，并有致密且厚的芽孢壁，内含有大量耐热的吡啶二羧酸钙盐（占芽孢干重的5%～15%）。研究证明，钙离子与稳定芽孢酶的活性及增强芽孢的耐热性有关。③作为消毒灭菌指标：由于芽孢抵抗力强，故医疗器械、敷料、培养基等进行灭菌时要以杀灭芽孢为标准。

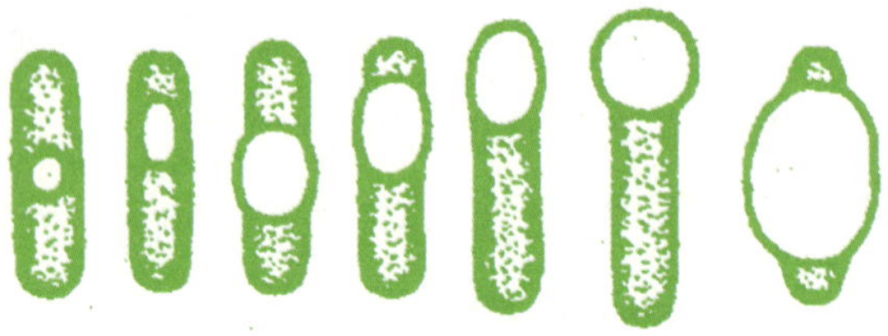

图2-1-10 细菌芽孢形态与位置模式图

第二节 细菌的生理

一、细菌的生长繁殖

细菌的种类繁多，生长繁殖所需的条件各不相同，但大多数都需要在适宜温度、适宜酸碱度、必要的气体环境及具有充足营养物质的环境中生长繁殖。在这些合适的条件下，细菌从外界摄取营养进行分解代谢，获得原料和能量，并进行合成代谢，合成菌体所需的成分，从而使细菌得以生长繁殖。

（一）细菌生长繁殖的条件

1.充足的营养物质　必须有充足的营养物质才能为细菌的新陈代谢及生长繁殖提供必需的

原料和足够的能量。细菌生长繁殖所需的营养物质主要有水、碳源、氮源、无机盐和生长因子。水是细菌代谢活动必需的；碳源是细菌合成菌体成分及获得能量的来源；氮源是合成菌体结构与功能蛋白质、核酸的物质来源；生长因子是某些细菌生长所必需而自身又不能合成的有机化合物，主要是氨基酸、维生素类、嘌呤和嘧啶等；还有少数细菌需要特殊生长因子，如流感嗜血杆菌需要血液中的X、V因子等。

2. 适宜的酸碱度　细菌在新陈代谢过程中，酶的活性在一定的pH范围内才能发挥。大多数病原菌最适pH为7.2~7.6，与人类的血液、组织液pH为7.4的环境相似，适宜细菌的生长繁殖。个别细菌如霍乱弧菌在pH为8.4~9.2的碱性培养基中生长最好，结核分枝杆菌则以pH为6.5~6.8最适宜。

3. 合适的温度　细菌生长的温度极限为-7~90℃，各类细菌对温度的要求不同，可分为嗜冷菌、嗜温菌和嗜热菌三种。大多数病原菌均为嗜温菌，最适生长温度为37℃，与人体正常体温相同，故细菌实验室一般采用37℃培养细菌。有些嗜温菌在低温环境下也可生长繁殖，如4℃冰箱内，金黄色葡萄球菌缓慢生长释放毒素等，故食用过夜冰箱冷存食物可致食物中毒。

4. 必要的气体环境　细菌生长繁殖需要的气体主要是氧和二氧化碳，根据细菌对氧的需求不同，可将细菌分为：①专需氧菌：仅在有氧条件下才能生长，如结核分枝杆菌等。②微需氧菌：在低氧压（5%~6%）时生长最好，当氧压大于10%则对其生长有抑制作用，如空肠弯曲菌等。③专性厌氧菌：只能在无氧环境下生长，如破伤风芽孢梭菌等。④兼性厌氧菌：在有氧或无氧环境中都能生长，但在有氧环境中生长较好，大多数病原菌均属此类。一般细菌代谢都需要二氧化碳，但大多数细菌自身代谢所产生的二氧化碳即可满足需要。有些细菌，如脑膜炎球菌在初次分离时需要较高浓度的二氧化碳（5%~10%），否则生长很差甚至不能生长。

（二）细菌个体的生长繁殖

细菌以无性二分裂方式进行繁殖，即1个分裂为2个，2个分裂为4个，以几何级数繁殖。在适宜的条件下，多数细菌繁殖速度很快，分裂一代仅需20~30分钟；有的细菌繁殖速度较慢，如结核分枝杆菌18~20小时才分裂一代。

（三）细菌生长繁殖的规律

多数细菌繁殖速度很快，如大肠埃希菌每20分钟分裂一代，一个细菌10小时后繁殖的数量为10亿个以上。事实上在人工培养时，由于营养物质不断消耗、毒性代谢产物逐渐累积和环境酸碱度的改变，细菌无法保持高速的无限繁殖，经过一段时间后，繁殖速度减慢，死亡菌数增多。将一定数量的细菌接种到适宜的液体培养基中，定时定量取样检测活菌数，发现其生长过程具有一定的规律性。以培养时间为横坐标，培养基中活菌数的对数为纵坐标，可绘制出一条生长曲线（图2-2-1）。根据生长曲线，细菌群体的生长繁殖可分为四个时期。

1. 迟缓期　细菌进入新环境后的短暂适应阶段。这个时期菌体增大，代谢活跃，合成并累积充足的酶、辅酶和中间代谢产物，为细菌的分裂繁殖准备必要的条件。但此期的细菌分裂迟缓，繁殖极少，一般为1~4小时。

2. 对数期　又称指数期。细菌在该期生长迅速，活菌数量以恒定的几何级数增长，生长曲线图上细菌数的对数呈直线上升，达到顶峰状态。此期细菌的形态、染色性、生理活性等都较典型，对外界环境因素的作用敏感。因此，研究细菌的生物学性状应选用该期的细菌。该期出现在培养后的8~18小时。

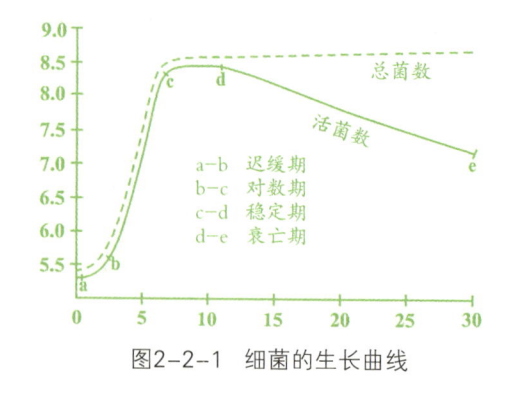

图2-2-1　细菌的生长曲线

3. 稳定期　由于培养基中的营养物质消耗、有害代谢产物积聚、环境pH下降等因素，该期细菌繁殖速度减慢，死亡菌数逐渐增加，细菌可出现多种形态与生理性状的改变。细菌的一些代谢产物多在此期大量蓄积。

4. 衰亡期　细菌的繁殖速度从减慢至停止，死亡菌数超过活菌数。该期细菌形态和生物学性状发生显著改变，出现衰退型或菌体自溶。因此，陈旧培养的细菌难以鉴定。

在自然界、人类或动物体内生长繁殖时，受环境因素和机体免疫因素的影响，细菌不会出现典型的生长曲线。细菌的生长曲线只有在体外人工培养时才能观察到。掌握细菌生长规律，可有目的地研究控制病原菌的生长，发现和培养对人类有用的细菌。

二、细菌的新陈代谢产物及意义

细菌的新陈代谢包括一系列复杂的生物化学反应，这些反应都是在酶的控制和催化下进行的。分解代谢和合成代谢过程中可以合成多种代谢产物，这些产物对于细菌的鉴定和医学上具有重要的意义。

（一）分解代谢产物及意义

不同的细菌所具有的酶不完全相同，对营养物质的分解能力不同，所以产生的分解代谢产物也不同。利用生物化学方法来检测这些代谢产物，用以鉴别不同的细菌，称为细菌的生化反应。

1. 糖发酵试验　糖是细菌代谢所需能量和菌体构成的主要来源。不同的细菌分解糖类的能力和产生的代谢产物不同，据此可用于鉴别细菌。如大肠埃希菌能分解葡萄糖和乳糖，产酸产气；伤寒沙门菌可发酵葡萄糖，不能发酵乳糖，只产酸不产气。细菌产酸使培养基pH降低，指示剂颜色发生改变，产气则可见气泡出现。

2. VP试验　大肠埃希菌和产气肠杆菌均能发酵葡萄糖、产酸产气，利用糖发酵试验难以对两者进行鉴别。但产气肠杆菌能分解葡萄糖产生丙酮酸，并使丙酮酸脱羧生成中性的乙酰甲基甲醇，此物质在碱性溶液中被空气中的氧气氧化成二乙酰，二乙酰与含胍基化合物反应生成红色化合物，为VP试验阳性。大肠埃希菌不能生成乙酰甲基甲醇，故VP试验阴性。

3. 甲基红试验　产气肠杆菌能分解葡萄糖产生丙酮酸，并使丙酮酸脱羧后生成中性的乙酰甲基甲醇，故培养液pH＞5.4，甲基红指示剂呈橘黄色，为甲基红试验阴性。大肠埃希菌分解葡萄糖产生丙酮酸，但不能使丙酮酸脱羧，培养液pH≤4.5，甲基红指示剂呈红色，则甲基红试验为阳性。

4.枸橼酸盐利用试验　利用枸橼酸盐作为唯一碳源的细菌如产气肠杆菌，能分解枸橼酸盐生成碳酸盐，同时分解培养基中的铵盐生成氨，由此培养基变为碱性，指示剂溴麝香草酚蓝（BTB）由绿色转为深蓝，为该试验阳性。大肠埃希菌不能利用枸橼酸盐为唯一碳源，故在该培养基上不能生长，为枸橼酸盐利用试验阴性。

5.吲哚试验　有些细菌如大肠埃希菌、霍乱弧菌等能分解培养基中的色氨酸生成吲哚（靛基质），该物质与试剂中的对二甲基氨基苯甲醛作用，生成玫瑰吲哚而呈红色，为吲哚试验阳性。主要用于肠杆菌科细菌的鉴定。

细菌的生化反应试验用于细菌的鉴别，尤其对细菌形态、革兰染色和培养特性相同或相似的细菌更为重要。吲哚（I）、甲基红（M）、VP（Vi）、枸橼酸盐利用（C）四种试验常用于鉴定肠杆菌科细菌，合称为IMViC试验。例如，大肠埃希菌IMViC试验的结果是"++－－"，产气肠杆菌的结果则为"－－++"。

（二）合成代谢产物及意义

1.毒素和侵袭性毒素　细菌可产生内、外毒素及侵袭性酶，与细菌人致病性密切相关。外毒素是由革兰阳性菌及少数革兰阴性菌合成的一种蛋白质，毒性极强；内毒素是革兰阴性菌细胞壁中的脂多糖，菌体死亡或裂解后才能释放出来。某些细菌产生的侵袭性酶可损伤机体组织，促进细菌的侵袭和扩散，是细菌重要的致病物质。如链球菌产生的透明质酸酶、金黄色葡萄球菌产生的血浆凝固酶等。

2.热原质　许多革兰阴性菌和少数革兰阳性菌能合成一种与致病性相关的物质，注入人体或动物体内能引起发热反应，故称为热原质。革兰阴性菌的热原质即为细胞壁中的脂多糖。热原质耐高温，一般的高压蒸汽灭菌法（121℃维持20分钟）不易使之破坏。制备生物制品和注射液过程中应严格无菌操作、防止细菌污染。用吸附剂和特殊石棉滤板可除去液体中大部分热原质，蒸馏法效果更好。

3.色素　有些细菌在代谢过程中能合成不同颜色的色素。细菌色素有两种，即脂溶性色素和水溶性色素。金黄色葡萄球菌可以合成脂溶性金黄色色素，不溶于水，使菌落显色，培养基颜色不变；铜绿假单胞菌可以产生水溶性绿色色素，使培养基或感染的脓液及纱布敷料等呈绿色。细菌色素有助于鉴别细菌。

4.抗生素　抗生素是某些放线菌、真菌和少数细菌产生的能抑制或杀灭其他微生物或肿瘤细胞的物质。如真菌产生的青霉素、放线菌产生的链霉素、细菌产生的杆菌肽等。抗生素可用于感染性疾病与肿瘤的治疗。

5.细菌素　某些菌株能产生一种仅作用于近缘细菌的蛋白质类抗菌物质，称为细菌素。细菌素抗菌范围很窄，只作用于同种或遗传学上相近种的菌株。根据这个特点，细菌素可被用来进行某些菌的分型和流行病学调查。如大肠埃希菌产生的细菌素称为大肠菌素，铜绿假单胞菌产生的细菌称为绿脓菌素。

6. 维生素 细菌能合成某些维生素，除供自身所需外，还能分泌到周围环境中。如人体肠道内大肠埃希菌能合成B族维生素和维生素K，除供自身需要外，同时也可被人体吸收利用。

三、细菌的人工培养

细菌的人工培养是根据细菌生长繁殖的条件和规律，用人工方法提供细菌所需的各种条件来培养细菌。这对研究各种细菌的生物学特性、制备生物制品及传染性疾病的诊断与治疗具有重要意义。

（一）培养基

培养基（culture medium）是由人工方法配制而成，专供微生物生长繁殖使用的混合营养制品。细菌培养基的pH一般为7.2~7.6，培养基制成后必须经灭菌处理。

1. 根据是否加入凝固剂及其多少分类

（1）固体培养基：在培养基中加入凝固剂如琼脂、明胶、硅胶等。固体培养基常用于细菌分离、鉴定、计数、药敏试验和菌种保存等。

（2）液体培养基：液体培养基中不加任何凝固剂。这种培养基成分均匀，微生物能充分接触和利用培养基中的养料，适于做生理研究等，一般用于细菌的增菌培养；由于发酵率高，操作方便，也常用于发酵工业。

（3）半固体培养基：在液体培养基中加入少量凝固剂而呈半固体状态。可用于观察细菌的动力、保存菌种和测定噬菌体的效价等方面的研究。

2. 根据营养组成和用途分类

（1）基础培养基：含有多数细菌生长繁殖所需的碳源、氮源和无机盐等基本营养成分。如营养汤、营养琼脂、蛋白胨水等。可用于大多数细菌的培养。

（2）营养培养基：在基础培养基中加入葡萄糖、血液、血清、酵母浸膏、动植物组织提取液等营养物质，供营养需求较高的细菌生长。营养培养基包括通用增菌培养基和专用增菌培养基。前者为基础培养基中添加合适的生长因子或微量元素等，以促进某些特殊细菌生长繁殖，如链球菌在含血液或血清的培养基中生长。专用增菌培养基又称为选择性增菌培养基，即除基础的营养成分外，再添加特殊抑制剂，有助于目的菌生长繁殖，如碱性蛋白胨水用于霍乱弧菌的增菌培养。

（3）鉴别培养基：用于鉴别不同种类细菌的培养基。利用各种细菌分解糖类与蛋白质能力的差异和产生的代谢产物不同，在培养基中加入特定的作用底物和指示剂，观察细菌在其中生长后对底物的作用如何，从而鉴别细菌。如常用的单糖发酵管、双糖铁培养基等。

（4）选择培养基：在培养基中加入某种化学物质，使之抑制某些细菌生长，而有利于另一些细菌生长，从而将目的菌从混杂的标本中分离出来，这种培养基称为选择培养基。例如，分离培养肠道致病菌的SS琼脂培养基。

（5）厌氧培养基：专供厌氧菌的分离、培养和鉴别的培养基。这种培养基营养物质丰富，含有特殊的生长因子，氧化还原电势低。常用的有疱肉培养基、硫乙醇酸盐肉汤等，并在液体培养基表面加入凡士林或液状石蜡以隔绝空气，造成厌氧环境。

（二）细菌在培养基中的生长现象

将细菌接种于培养基中，一般经过37℃培养18~24小时后，可出现肉眼可见的不同生长现象。

1.液体培养基中的生长现象　细菌在液体培养基中生长繁殖后，由于细菌种类不同，可出现均匀浑浊、沉淀和菌膜三种现象。大多数细菌在液体培养基中生长繁殖后呈现均匀浑浊状态；少数链状细菌呈沉淀生长；专性需氧菌对氧气浓度要求比较高，在液体培养基的表面生长，常形成菌膜。澄清透明的药液如有以上现象，则提示药液可能被细菌污染，不宜使用。

2.固体培养基中的生长现象　将细菌接种于固体培养基中，单个细菌分裂繁殖形成肉眼可见的细菌集团，称为菌落（colony）。许多菌落融合在一起时，称为菌苔。不同细菌形成的菌落，其大小、形态、色泽、质地和气味等情况都不相同，据此可以初步鉴别细菌。

3.半固体培养基中的生长现象　将细菌穿刺接种于半固体培养基中，无鞭毛的细菌沿穿刺线生长，有鞭毛的细菌则沿穿刺线向周围扩散生长，呈羽毛状或云雾状，借此可以鉴别细菌有无动力。

（三）人工培养细菌的医学意义

1.感染性疾病的诊断与防治　要确定某种感染是由何种细菌引起的，必须从患者体内分离培养出病原菌并进行鉴定，才能做出确切的诊断。同时应对分离出的病原菌进行药物敏感试验，以供临床选择敏感的抗生素进行治疗。

2.细菌的鉴定和研究　研究细菌的生理、遗传变异、致病性、免疫性和耐药性等，都需要首先进行细菌的人工培养，使细菌繁殖到足够数量以供研究。

3.生物制品的制备　供防治用的疫苗、类毒素、抗生素、免疫血清（抗血清）及供诊断用的菌液等都来自培养的细菌和代谢产物。

第三节　细菌的分布与消毒

一、细菌的分布

细菌等微生物广泛分布于土壤、水、空气等自然环境及生物体中。在动物、人体的体表及其与外界相通的腔道中，存在多种细菌。了解细菌的分布，对医学生加强无菌观念、严格无菌操作、开展生物安全防护、预防医院感染等具有重要意义。

（一）细菌在自然界的分布

1. 土壤中的微生物　土壤是微生物生活最适宜的环境。土壤中含有大量的微生物，它们不仅对土壤的肥力和土壤营养元素的转化起着重要作用，对于进入土壤中的农药及其他有机污染物的自净、有毒金属及其化合物在土壤环境中的迁移、转化等都起着极为重要的作用。细菌约占土壤微生物总量的70%～90%，放线菌的数量仅次于细菌，真菌是土壤中第三大类微生物。它们多位于离地面10～20厘米深的耕作层，土层越深，菌量越少。暴露于土层表面的微生物由于日光照射和环境干燥不利于其生存，所以数量较少。随动物排泄物及其尸体进入土壤的病原微生物容易死亡，但是一些能形成芽孢的细菌如破伤风梭菌、产气荚膜梭菌、炭疽芽孢杆菌等可在土壤中存活多年，因此土壤与创伤感染等关系密切。

2. 水中的微生物　水体也是微生物生存的天然环境，它们来自土壤、尘埃、人畜排泄物及垃圾等。水中微生物种类及数量因水源不同而异，一般地面水比地下水含菌量高，并易被病原微生物污染。在自然界中，水源虽不断受到污染，但可通过自净作用减少危害。日光及紫外线可杀死水源表面的微生物，水中原生生物可以吞噬微生物，藻类和噬菌体能抑制某些微生物生长；另外水中的微生物常随一些颗粒下沉于水底污泥中，使水中微生物数量大为减少。水中的病原体如伤寒沙门菌、痢疾志贺菌、霍乱弧菌、钩端螺旋体、甲型肝炎病毒等，主要来自人和动物的粪便及污染物。因此，粪便管理对控制和消灭消化道传染病有重要意义。但直接检查水中的病原体比较困难，常用测定细菌总数和大肠菌群数来判断水的污染程度。

3. 空气中的微生物　空气中的微生物来源于人兽呼吸道的飞沫及地面飘扬起来的尘埃。由于空气中缺乏营养物及合适的温度，且受阳光照射和干燥等因素作用，故为微生物生存的非适宜环境，只有抵抗力较强的细菌和真菌或细菌芽孢才能存留较长时间。室内空气中的微生物比室外多，尤其是人口稠密的公共场所如医院、车站等，容易受到带菌者和患者污染。某些医疗操作也会造成空气污染，如高速牙钻修补或超声波清洗牙石时，可产生微生物气溶胶；穿衣、铺床使织物表面微生物飞扬到空气中；清扫及人员走动使尘土飞扬也是医院空气中微生物的来源。室内空气中常见的病原微生物有金黄色葡萄球菌、脑膜炎奈瑟菌、结核分枝杆菌、溶血性链球菌、白喉棒状杆菌、流行性感冒病毒等，可引起伤口或呼吸道感染。空气中微生物污染程度与医院感染率有一定的关系，空气中的非病原微生物常可造成生物制品、药物制剂等的污染。空气细菌卫生检查常用甲型溶血性链球菌作为指示菌，用于表明空气受到人上呼吸道分泌物中微生物的污染程度。

（二）细菌在人体的分布

1. 人体正常菌群

（1）正常菌群：正常人体的体表以及与外界相通的腔道（如口腔、鼻咽腔、肠道、泌尿生殖道等）黏膜表面存在着不同种类和一定数量的菌群，这些细菌通常对人体无害甚至有益，称为正常菌群（normol flora）。寄居在人体各部位的正常菌群见表2-3-1。

表2-3-1 人体各部位常见的正常菌群

部位	常见细菌
皮肤	表皮葡萄球菌、类白喉杆菌、绿脓杆菌、耻垢杆菌等
口腔	链球菌（甲型或乙型）、乳酸杆菌、螺旋体、梭形杆菌、白假丝酵母菌（白色念珠菌）、（真菌）表皮葡萄球菌、肺炎球菌、奈瑟球菌、类白喉杆菌等
胃	正常一般无菌
肠道	类杆菌、双歧杆菌、大肠埃希菌、厌氧性链球菌、粪链球菌、葡萄球菌、白色念珠菌、乳酸杆菌、变形杆菌、破伤风杆菌、产气荚膜杆菌等
鼻咽腔	甲型链球菌、奈瑟球菌、肺炎球菌、流感杆菌、乙型链球菌、葡萄球菌、绿脓杆菌、大肠埃希菌、变形杆菌等
眼结膜	表皮葡萄球菌、结膜干燥杆菌、类白喉杆菌等
阴道	乳酸杆菌、白色念珠菌、类白喉杆菌、大肠埃希菌等
尿道	表皮葡萄球菌、类白喉杆菌、耻垢杆菌等

（2）正常菌群的生理意义：在正常情况下，人体与正常菌群之间、体内微生物与微生物之间互相制约、互相依存，对构成微生态平衡起着重要的作用。

1）生物拮抗作用：正常菌群在人体构成生物屏障，可阻止外来细菌的入侵，还能通过竞争营养或产生不利于细菌的代谢产物等方式拮抗病原菌的生长。如口腔中唾液链球菌产生的过氧化氢能抑制脑膜炎奈瑟菌与白喉棒状杆菌的入侵与生长，大肠埃希菌产生的大肠菌素能抑制痢疾志贺菌的生长。

2）营养作用：正常菌群参与机体物质代谢、营养转化和合成。有的菌群还能合成宿主所必需的维生素。如大肠埃希菌能合成人体需要的B族维生素、维生素K等供机体利用；双歧杆菌产酸造成的酸性环境可促进机体对维生素D、钙和铁的吸收。

3）免疫作用：正常菌群具有免疫原性和促分裂作用，能刺激机体产生抗体，促进机体免疫系统的发育和成熟，从而限制正常菌群本身对宿主的危害，还可抑制或杀灭具有交叉抗原的病原菌。

4）其他作用：经研究证明，双歧杆菌有抗肿瘤、抗衰老的作用。

2.菌群失调和条件致病菌 在正常条件下，机体、正常菌群和环境之间保持着一定的动态平衡。但是，在特定的环境条件下，正常菌群中的细菌也能使人患病。其致病的特定条件有：①机体免疫功能低下，如大面积烧伤、慢性消耗性疾病以及使用抗肿瘤药物、大剂量皮质激素等可导致机体免疫功能降低。②正常菌群寄居部位变迁，如外伤、手术、留置导尿管等使大肠埃希菌等进入腹腔、泌尿道或血液，可引起相应病症。③由不适当的抗菌药物治疗所致的菌群失调。

菌群失调是指由于某种原因使正常菌群的种类、数量和比例发生较大幅度的改变，导致机体微生态失去平衡。菌群失调症是指由于严重菌群数量或种类失调使宿主出现一系列临床症状。菌群失调的诱因主要是长期大量使用抗生素或激素、放射性核素等治疗或手术、侵入性医疗器械检查等。菌群失调症往往是在抗菌药物治疗原有感染性疾病过程中出现的另一种新感染，临床上又称二重感染。引起二重感染的细菌以金黄色葡萄球菌、革兰阴性杆菌和白假丝酵母菌多见，临床可表现为肠炎、肺炎、尿路感染、鹅口疮或败血症等。若发生二重感染，应停用原来的抗生素，另选用合适的敏感药物，同时可使用相关微生态制剂协助调整菌群，以恢复正常菌群的生态平衡。

二、消毒灭菌

细菌是一种单细胞生物，极易受到外界环境因素的影响。适宜的条件可使细菌正常生长与代谢，当环境改变时，其生长与代谢会发生改变，甚至引起变异或死亡。因此可以利用这些特点，用物理或化学方法来抑制或杀死外环境中及机体体表的微生物，以防止微生物污染或病原微生物传播。现将有关概念介绍如下。

消毒：消毒是杀死病原微生物的方法。通常采用化学方法消毒，用于消毒的药物称为消毒剂。一般消毒剂在常用浓度下只对细菌的繁殖体有效，如要杀死芽孢则需要提高消毒剂的浓度和延长消毒时间。

灭菌：是杀灭物体上所有微生物包括病原菌、非病原菌的繁殖体及芽孢的方法。

无菌：不含活菌的意思。防止细菌进入机体或物体的操作技术，称为无菌操作。进行外科手术、医疗技术操作及微生物学实验等，均需严格的无菌操作。

防腐：防止或抑制细菌生长繁殖的方法。防腐通常采用防腐剂。防腐剂与消毒剂之间并无严格的界限，许多化学剂低浓度时是防腐剂，高浓度时则为消毒剂。

卫生清理：将微生物污染的无生命物体或空间还原为安全水平的处理过程。如患者衣物换洗，用具、房间的卫生处理等。

（一）物理消毒灭菌法

用于消毒灭菌的物理学方法主要有热力、紫外线、电离辐射、滤过除菌等。

1.热力灭菌法　高温对微生物有明显的致死作用，主要是通过高温使菌体蛋白质变性或凝固，酶失去活性，核酸结构遭到破坏等，从而导致其死亡。多数细菌、酵母菌和霉菌的营养细胞和病毒在经50~65℃作用10分钟可以致死。细菌芽孢在121℃下5~20分钟才能致死。热力灭菌法包括湿热灭菌法和干热灭菌法。在相同温度下，湿热杀菌的效力比干热强。

（1）湿热灭菌法：根据被灭菌物品的种类，可采用以下方法。

1）高压蒸汽灭菌法：一种最常用、最有效的灭菌方法。利用加热产生的蒸汽在密闭的容器形成高压灭菌，通常在103.4kPa的蒸汽压力下，容器内温度可达121.3℃，维持15~30分钟即可达到灭菌的目的。灭菌时均先将锅内冷空气排出后再测量锅内水蒸气的压力。凡耐高温、耐潮湿的物品，如手术器械、敷料和一般培养基等，均可用此法灭菌。灭菌时，物品放置不宜过于紧密，否则会影响灭菌效果，见图2-3-1。

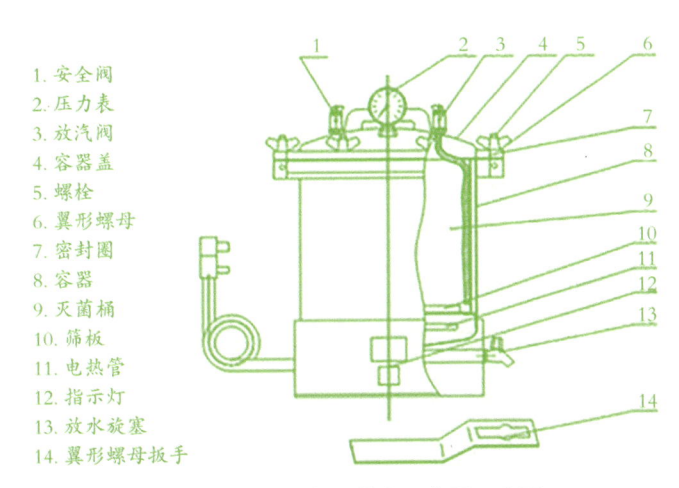

1. 安全阀
2. 压力表
3. 放汽阀
4. 容器盖
5. 螺栓
6. 翼形螺母
7. 密封圈
8. 容器
9. 灭菌桶
10. 筛板
11. 电热管
12. 指示灯
13. 放水旋塞
14. 翼形螺母扳手

图2-3-1 高压蒸汽灭菌器示意图

2）煮沸法：水温100℃经5分钟可杀死细菌繁殖体，常用于食具、刀剪、注射器等的消毒，细菌芽孢需煮沸1～2小时才被杀灭。水中加入2%碳酸氢钠，可使沸点达105℃，既可提高灭菌温度，又能防止金属器械生锈。

3）流通蒸汽法：可利用蒸笼或阿诺蒸锅进行消毒。采用流通蒸汽法，温度不超过100℃，经15～30分钟可杀死细菌繁殖体。把流通蒸汽加热的物品放置37℃温箱过夜，促使芽孢发育成繁殖体，次日再经流通蒸汽加热，如此重复三次，可达到灭菌的目的，称为间歇灭菌法，常用于不耐高温的材料如培养基的灭菌。

4）间歇蒸汽灭菌法：利用反复多次流通蒸汽间歇加热，使不耐高温物质达到彻底的灭菌。把流通蒸汽灭菌的物品加热75～90℃，时间延长至30～60分钟。杀死其中的繁殖体，然后将此物移至37℃温箱过夜，促使芽孢发育成繁殖体，次日再经流通蒸汽加热，如此重复3次，可达到灭菌的效果。适用于不耐高温的含糖或牛奶培养基的灭菌。

5）巴氏消毒法：此法由巴斯德创建，是用较低温度杀灭液体中病原菌或特定微生物而不影响其营养成分及香味的消毒法。常用于牛乳、酒类的消毒。方法有两种：一种是加热温度为61.1～62.8℃，持续30分钟；另一种是加热71.7℃，持续15～30秒。目前广泛采用后者。

（2）干热灭菌法：通过脱水干燥和大分子变性作用进行灭菌的方法。

1）焚烧与烧灼：废弃物品或尸体可通过焚烧灭菌。无菌操作过程中接种环、试管口、瓶口等可通过火焰直接烧灼灭菌。

2）干烤：利用干烤箱灭菌。通常加热至160～170℃，经2小时可达到灭菌的目的。适用于耐高温的固体及粉剂的灭菌，如玻璃器皿、瓷器、滑石粉等。

3）红外线照射：是波长为0.77～1 000 μm的电磁波产热，其中以1～10 μm波长的热效应最强，但热效应只能在照射到的表面产生，所以不能使物体均匀加热。红外线烤箱多用于医疗器械和食具的消毒与灭菌。

2.电磁波辐射杀菌法

（1）日光与紫外线：日晒能有效杀菌，患者的衣物、被褥、书报等直接暴晒数小时，可杀死大部分微生物。日光主要靠紫外线杀菌。波长在200～300nm特别是265～266nm的紫外线杀菌力最强，因为此波长与细菌DNA吸收波峰一致，可导致细菌死亡或变异。由于紫外线穿透力弱，玻璃、纸张、尘埃等均能阻挡或降低紫外线通过，故只适用于手术室、病房、实验室等的空气消毒。使用紫外线灯进行空气消毒时，有效距离不超过2～3m，照射时间1～2小时，需根据实际情况来确定照射条件，并需对紫外线灯做定期检查，监控灭菌效果。须注意紫外线对人的皮肤、眼睛有损伤作用，应避免紫外线对皮肤或眼睛的照射。

（2）电离辐射：包括高速电子、X射线和γ射线等。足够剂量时对各种细菌均有致死作用。其杀菌机制是，辐射粒子与某些分子撞击后可激发其产生离子、其他活性分子或游离基，从而破坏DNA。电离辐射因有较高的能量和穿透力，常用于大批量的一次性医用制品的消毒；亦用于食品的消毒，可保留其营养成分。

3.滤过除菌法　滤过除菌法是对空气中细菌的杀灭，可使用滤菌器对不耐高温的血清、抗毒素、抗生素、药液等进行除菌。其除菌效能与滤菌器滤孔径、滤器电荷等因素有关。常用的滤菌器有蔡氏、玻璃、薄膜滤菌器三种。超净工作台、生物安全柜、现代医院的手术室、烧伤病房、无菌制剂室及生物安全实验室均采用高效滤菌器，可除去空气中直径小于0.3μm的微粒。

4.干燥与低温抑菌法　干燥使细菌菌体脱水、浓缩、代谢缓慢，甚至生命活动停止，有些细菌在空气干燥时会很快死亡，而有些细菌的抗干燥能力较强，如结核分枝杆菌在干燥的痰中能存活数月，细菌芽胞的抵抗力更强，如炭疽杆菌的芽胞可耐干燥20余年。干燥虽然不能杀死这些细菌和芽胞，但却具有抑制细菌繁殖的作用。干燥法常用于保存食物以防变质。

低温可使细菌的新陈代谢减慢，故常用于保存细菌菌种。当温度回升到适宜的范围时，细菌又能恢复生长繁殖。为避免解冻时对细菌的损伤，可在低温状态下真空抽去水分，此方法称为冷冻真空干燥法，是目前保存菌种最好的方法，一般可保存数年至数十年。

（二）化学消毒灭菌法

1.消毒剂　化学消毒剂对细菌和人体细胞都有毒性作用，主要用于人体体表、医疗器械和周围环境的消毒。消毒剂种类甚多，常用消毒剂的作用机制各不相同。①使菌体蛋白质变性或凝固，如重金属盐类、醇类、醛类、酸、碱、甲紫等。②干扰或破坏细菌酶系统及代谢，如某些氧化剂、重金属盐类可与细菌硫蛋白中巯基（—SH）结合，使酶失去活性，导致细菌代谢障碍。③改变细菌细胞壁或细胞膜，使细菌胞内容物逸出进而死亡，如苯扎溴铵、酚类、表面活性剂等（表2-3-2）。

表2-3-2 常用化学消毒剂的种类、适用范围及注意事项

名 称	浓 度	适用范围	使用方法	注意事项
环氧乙烷	800～1 000mg/L	各种精密仪器、内镜、腔镜、导管、纸张、塑料制品、橡胶制品、一次性医疗制品等	灭菌：6小时	①消毒物不易太厚②灭菌后物品需要一定时间的通风才能使用
含氯消毒剂	有效氯：500mg/L 200～5 000mg/L 10 000mg/L	医疗用品、餐具、环境、地面、水消毒等杀灭物体表面繁殖体；经血传播的病原体、分枝杆菌、细菌芽孢等	浸泡10分钟 均匀喷洒作用30分钟以上	①现配用或擦拭，存放时间太久应重新定有效氯的量②低温保存
乙醇	75%	外科洗手消毒不进入无菌组织的医疗器械（体温计等）；皮肤脱碘	浸泡5分钟 浸泡10分钟 擦拭皮肤：物理降温	
碘附	有效碘：250mg/L 500mg/L 300～500mg/L	伤口、阴道黏膜冲洗、物品浸泡、口腔、伤口黏膜擦拭、注射及手术部位的皮肤消毒，外科洗手	作用3～5分钟 浸泡30分钟 作用2分钟 擦拭3分钟	阴凉遮光、防潮、密封保存
氯己定	0.05%～0.1% 0.5% 0.5%氯己定乙醇溶液	伤口、皮肤黏膜冲洗 伤口创面 外科手术前洗手	擦拭2～3遍，作用时间3分钟	勿与肥皂、洗衣粉混合使用

2.影响消毒剂效果的因素

（1）微生物的种类、数量与状态：不同种或同种不同株间微生物对消毒剂抵抗力不同。芽孢比繁殖体抵抗力强；老龄菌比幼龄菌抵抗力强。微生物最初的数量越大，所需消毒的时间就越长。消毒灭菌前严格的清洁是保证消毒灭菌成功的基本步骤。消毒灭菌前微生物的生长状况显著影响它们的抵抗力。

（2）消毒剂的性质、浓度与作用时间：各种消毒剂的理化性质不同，对微生物的作用效果也有差异。同一消毒剂的浓度不同，消毒效果也不相同。一般消毒剂浓度越大，作用时间越长，消毒效果也愈强。但醇类例外，70%～75%乙醇的消毒效果要好于95%，是因为过高浓度的醇类使菌体蛋白质迅速脱水凝固，影响醇类继续向菌体内部渗入，大大降低了杀菌效果。

（3）环境因素的影响：环境中有机物的存在可显著影响消毒剂的效果。排泄物、分泌物中的病原菌常受到有机物的保护而影响消毒效果。故进行皮肤和器械消毒时，需先洗净再消毒。对痰液、粪便等的消毒宜选择受有机物影响较小的消毒剂，如漂白粉、酚类化合物等。

（4）温度和酸碱度：消毒剂的杀菌原理实质上就是化学反应，其反应速度随着温度的升

高而加快。因此，升高温度可提高消毒效果。此外，消毒剂的杀菌作用还受酸碱度的影响，如戊二醛本身呈酸性，其水溶液呈弱酸性，不具有杀死芽孢的作用，只有在加入碳酸氢钠后才发挥杀菌作用。其他影响消毒效果的因素还有影响穿透力的有机物、环境湿度及拮抗物质等。

（三）消毒灭菌的基本原则

1. 根据物品及病原体的特性，选择合适的消毒剂。

2. 严格把握消毒剂的有效浓度、消毒的有效时间和正确使用方法，最好使用新鲜配制的消毒液。

3. 消毒前，被消毒物品应擦拭干净，浸泡时将器械的轴节或套盖完全打开，管腔类的物品需要灌满消毒液，使物品完全浸泡在消毒液内。切记，在消毒期间中途继续添加新的物品时，需要重新计时。

4. 应根据消毒灭菌剂的特点，对消毒剂的浓度、消毒灭菌时间和温度进行定期检查，并进行记录，结果应符合该消毒剂的规定。消毒剂需要进行定期更换，易挥发的消毒剂需要加盖以保持有效浓度。

5. 浸泡消毒过的物品，在使用前用无菌等渗盐水冲洗干净。气体消毒后的物品，应待气体散发后再使用，以免对组织器官造成伤害。

6. 因纱布、棉花等可以吸附消毒剂降低消毒剂效力，故消毒液中不能放置此类物品。

7. 消毒后的物品需要进行定期监测，监测方法及监测结果需符合国家标准。

三、生物安全

生物安全是指人们避免或控制生物危害的发生所采取的保护自身和环境的要求和行为。由于环境中存在病原微生物，以及由于现代生物技术的开发和应用造成对生态环境和人体健康的潜在威胁，迫使人们采取一系列有效预防和控制措施，生物安全的重要性随之显现。生物安全主要包括病原微生物实验室生物安全和对突发性公共卫生事件的正确处理。突发公共卫生事件中的很多事件也涉及病原微生物及其所致的疾病，比如病原微生物被恶意散布或被用来制造生物武器，造成生物恐怖。因此，生物安全不仅是为了保护实验室内人员的生命健康，更重要的是保护人群和社会的公共卫生安全。

（一）病原微生物危害程度分级

我国《病原微生物实验室生物安全管理条例》中按危害程度将病原微生物分为四类，其中第四类危险程度最低，第一类危险程度最高，第一类和第二类病原微生物统称为高致病性病原微生物。我国《实验室生物安全通用要求》根据微生物对个体和群体的危害程度进行的等级划分，与世界卫生组织（WHO）《实验室生物安全手册》第三版（2004）基本一致，危害程度由Ⅳ级至Ⅰ级递减。病原微生物危害等级划分与标准见表2-3-3。

表2-3-3 病原微生物的危害等级划分与标准

《病原微生物实验室生物安全管理条例》	《实验室生物安全通用要求》	世界卫生组织《实验室生物安全手册》
第四类 通常情况下不会引起人类或者动物疾病的微生物	Ⅰ级（低个体危害，低群体危害）不会导致健康工作者和动物致病的细菌、真菌、病毒和寄生虫等生物因子	Ⅰ级（无或极低的个体和群体危险）不太可能引起人或动物致病的微生物
第三类 能够引起人类或者动物疾病，但一般情况下对人、动物或者环境不构成严重危害，传播风险有限，实验室感染后很少引起严重疾病，并且具备有效治疗和预防措施的微生物	Ⅱ级（中等个体危害，有限群体危害）能引起人或动物发病，但一般情况下对健康工作者、群体、家畜或环境不会引起严重危害的病原微生物。实验室感染不导致严重疾病，具备有效治疗和预防措施，并且传播风险有限	Ⅱ级（个体危险中等，群体危险低）病原微生物能够对人或动物致病，但对实验室工作人员、社区、牲畜或环境不易导致严重危害。实验室暴露也许会引起严重感染，但对感染有有效的预防和治疗措施，并且疾病传播的危险有限
第二类 能够引起人类或者动物严重疾病，比较容易直接或间接在人与人、动物与人、动物与动物间传播的微生物	Ⅲ级（高个体危害，低群体危害）能引起人类或动物严重疾病，或造成严重经济损失，但通常不能因偶然接触而在个体间传播，或能使用抗生素等治疗的病原微生物	Ⅲ级（个体危险高，群体危险低）病原微生物通常能引起人或动物的严重疾病，但一般不会发生感染个体向其他个体的传播，并且对感染有有效的预防和治疗措施
第一类 能够引起人类或动物非常严重疾病的微生物，以及我国尚未发现或者已经宣布消灭的微生物	Ⅳ级（高个体危害、高群体危害）能引起人类或动物非常严重的疾病，一般不能治愈，容易直接或间接或因偶然接触在人与人或动物与动物间传播的病原微生物	Ⅳ级（个体和群体的危险均高）病原微生物通常能引起人或动物的严重疾病，并且很容易发生个体之间的直接或间接传播，对感染一般没有有效的预防和治疗措施

《人间传染的病原微生物名录》除了对病原微生物进行危害程度分类外，还规定了其不同实验操作的防护水平以及运输的包装要求。

（二）生物安全实验室

生物安全实验室是指通过规范的实验室设计、实验设备的配置、个人防护装备的使用等建造的实验室。生物安全实验室在结构上由一级防护屏障（安全设备）和二级防护屏障（设施）这两部分硬件构成，实验室生物安全防护的安全设备和设施的不同组合，构成了不同等级的生物安全防护水平（biosafety laboratory，BSL）。生物安全实验室根据生物安全防护水平的不同分为四级：一级生物安全水平（BSL-1）实验室、二级生物安全水平（BSL-2）实验室、三级生物安全水平（BSL-3）实验室和四级生物安全水平（BSL-4）实验室。其中BSL-1实验室和BSL-2实验室被称为基础实验室，BSL-3实验室被称为生物安全防护实验室，BSL-4实验室被称为高度生物安全防护实验室（表2-3-4）。

表2-3-4 病原微生物实验室分级

级别	实验室类型	处理对象
BSL-1	基础实验室，常为基础教学、研究实验室	对人体、动植物或环境危害较低，不具有对健康成人、动植物致病的致病因子
BSL-2	基础实验室，常为诊断、研究实验室	对人体、动植物或环境具有中等危害或具有潜在危险的致病因子，对健康成人、动植物和环境不会造成严重危害，有有效的预防和治疗措施
BSL-3	防护实验室，为特殊的诊断、研究实验室	对人体、动植物或环境具有高度危险性，主要通过气溶胶使人类传染上严重的甚至是致命的疾病，或对动、植物和环境具有高度危害的致病因子，通常有预防治疗措施
BSL-4	最高级防护实验室，供危险病原体研究	对人体、动植物或环境具有高度危险性，通过气溶胶途径传播或传播途径不明或未知的危险致病因子，没有预防治疗措施

病原微生物实验室主要进行不同危害程度的病原微生物操作。在病原微生物实验室的各种活动中，实验室相关感染事故时有发生。实验室感染的途径一般有黏膜接触感染、食入感染、吸入感染和接触感染动物感染。气溶胶是指悬浮于气体介质中的粒径一般为0.001～100μm的固态或液态微小粒子形成的相对稳定的分散系。微生物附着形成的感染性微生物气溶胶的吸入感染较常见也较难预防，是造成实验室感染的主要因素。为了有效预防实验室感染的发生，所有涉及感染性物质的操作应在特定等级的生物安全实验室内进行。

（三）生物安全实验室的重要意义

20世纪50年代首先在美国出现了生物安全实验室，主要是针对实验室意外事故感染所采取的预防对策。随后一些国家如英国、苏联、加拿大、日本等也建造了不同级别的生物安全实验室。我国的第一个生物安全实验室是在1987年建成的。建立生物安全实验室对医疗护理工作同样具有十分重要的指导意义。

1.建立病原生物研究安全平台的需要 生物安全实验室的直接目的是保证研究人员不受实验因子的伤害，保护环境和公众的健康，保护实验因子不受外界因子的污染，即建立科学、安全的传染病研究平台。

2.生物防护的需要 生命科学和技术迅速发展也可能给人类造成生物威胁。除此之外、生物威胁还包括生物恐怖行为。生物安全实验室的建立可以加强生物国防。

3.传染病预防和控制的需要 中华人民共和国成立后，传染病防治一直是卫生工作的重要部分，取得了巨大的成就。但是近年来随着世界环境的变化，曾被控制的传染病有死灰复燃之势，伴随着新发传染病的出现，传染病防治工作不断迎接着新的挑战。因此，加强生物防护能力、提高实验室研究能力势在必行。

4.医院感染控制的需要 医院感染已经成为全球范围重要的卫生问题。近20年来，数次传染病流行期间，医护人员高比例的感染已经受到各国医疗卫生部门的高度重视。尤其是传染病科医护人员、供应室工作人员和临床检验技术人员,其医院内感染的感染率远高于正常人群,因此在医院建立生物安全实验室是控制医院内感染的重要举措。

5.动物防疫的需要　传染病给人类造成危害的同时也严重影响着畜牧业。2001年欧洲暴发的疯牛病、口蹄疫和2004年亚洲高致病禽流感造成严重的经济损失,震动了世界。已有的新发人畜共患病能传播给人类并引起流行,后果非常严重。

6.出入境检验检疫的需要　改革开放以来随着经济的快速发展、国际往来日益频繁和进出口额不断扩大,我国出入境的生物危害防护也面临挑战。

7.疫情监测的需要　全球疫情警报和反应网络(the global outbreak alert and response network,GOARN)监测的需要。

(四) 生物安全管理

1.病原生物实验室的标准和指南　为了指导实验室生物安全和减少实验室事故的发生,1983年世界卫生组织出版了《实验室生物安全手册》,鼓励各国针对本国实验室安全处理病原体制订具体的操作规程,并为制订这类规程提供国家指导。2004年发布了第3版。我国在2002年12月颁布了行业标准《微生物和生物医学实验室　生物安全通用准则》(WS 233—2002),这是我国生物安全领域一项开创性的工作。2004年5月正式颁布了《实验室　生物安全通用要求》(GB 19489—2004),成为我国第一部关于实验室生物安全的国家标准,标志着我国实验室生物安全管理从此走上法制化的轨道。目前国内使用的是《实验室　生物安全通用要求》(GB 19489—2008)。

2.我国有关病原生物安全的法律法规

(1)《中华人民共和国传染病防治法》于1989年2月21日公布,同年9月1日开始实施。该法规定国家对传染病实行预防为主的方针,防治结合,分类管理,把我国流行的传染病分为甲类、乙类和丙类,甲类的危害程度最高,依次递减。

(2)《病原微生物实验室生物安全管理条例》于2004年11月颁布。该条例适用于中华人民共和国境内从事能够使人或动物致病的微生物实验的实验室及其所从事的与病原微生物菌(毒)种、样本有关的分类、研究、保存和运输、教学、检测、诊断等相关实验活动的生物安全管理。

(3)《中华人民共和国国境卫生检疫法》及其实施细则于1986年12月2日颁布。该法对由国内传出的传染病种类、出入境检测对象、发现可疑线索采取的措施、各级行政主管部门和职能部门的职责等做出了相应的规定,但对这些传染病的检测设施、标准操作、实验室生物安全、人员和环境保护措施等没有做出规定。

(4)《中华人民共和国进出境动植物检疫法》于1996年12月2日颁布。该法规定了检疫对象(动物传染病、寄生虫病和植物危险性病、虫、杂草以及其他有害生物)、检疫制度、检疫单位、过境检疫、携带和邮寄物检疫、发现检疫对象后的处理方法等做出了规定。

（5）《突发公共卫生事件应急条例》对突发公共卫生事件做了明确定义，规定了在突发事件发生后各级部门应成立相应的突发事件应急处理指挥部，负责突发事件应急处理的统一领导、统一指挥。卫生行政主管部门和其他有关部门在各自的职责范围内做好突发事件应急处理的有关工作。

（6）《医疗废物管理条例》是为了加强医疗废物的安全管理、防止疾病传播、保护环境、保障人体健康。2003年6月4日国务院通过该条例，自公布之日起施行。该条例规定了废弃物处理的原则、程序，要求相关部门和单位均应制订规章制度和应急方案，及时检查、督促、落实废弃物的管理工作。违反相关规定者，将依据情节严重程度不同而受到行政处罚直至承担相应的民事和刑事责任。

第四节　细菌的遗传变异

遗传与变异是所有生物的共同特征，也是保持自然界生物安全的法则之一。细菌亦是一种生物，其形态结构、生理代谢、致病性、耐药性、抗原性等性状都由细菌的遗传物质所决定。遗传使细菌的性状保持相对稳定，且代代相传，其种属得以保存。另者在一定条件下，若子代与亲代之间以及子代与子代之间的生物学性状出现差异称为变异。变异可使细菌产生新变种，变种的新特性靠遗传得以巩固，并使物种得以发展与进化。

细菌的变异分为遗传性变异和非遗传性变异，前者是细菌的基因结构发生了改变，如基因突变或基因转移与重组等，故又称基因型变异；后者是细菌在一定的环境条件影响下产生的变异，其基因结构未改变，称为表型变异。基因型变异常发生于个别的细菌，不受环境因素的影响，变异发生后是不可逆的，产生的新性状可稳定的遗传给后代。相反，表型变异易受到环境因素的影响，凡在此环境因素作用下的所有细菌都出现变异，而且当环境中的影响因素去除后，变异的性状又可复原，表型变异不能遗传。

一、常见的细菌变异现象

（一）形态结构变异

细菌的大小、形态、结构在不同的生长时期可不同，随着外界环境的影响也会发生变异。某些细菌在青霉素、免疫血清、补体和溶菌酶等因素的影响下，细胞壁合成受阻，成为细胞壁缺陷型细菌（细菌L型变异），表现为大小不等的球形、杆状、逗点状或哑铃状等多形态性。将有鞭毛的普通变形杆菌接种在普通培养基表面，由于鞭毛的动力作用，细菌呈弥散生长，形似薄膜状，称为H菌落；若将此变形杆菌接种在含1%苯酚的培养基上进行培养，细菌失去鞭毛，生长仅限于接种部位，形成孤立的菌落，非薄膜状，称为O菌落，故将细菌失去鞭毛的变异称为H-O变异。有荚膜的肺炎链球菌在普通培养基上培养或传代后，荚膜逐渐消失，毒力也减弱。炭疽芽孢杆菌在42℃培养10～20天后，失去形成芽孢的能力，毒力也相应减弱。

（二）菌落变异

细菌的菌落主要有光滑（S）型和粗糙（R）型两种。S型菌落表面光滑、湿润、边缘整齐。细菌经人工培养多次传代后，菌落表面变得粗糙、干燥、边缘不整，即从S型变为R型，称为S-R变异。S-R变异常见于肠道杆菌，该型变异是由于失去脂多糖的特异性寡糖重复单位而引起的。变异时不仅菌落的特征发生改变，而且细菌的理化性质、抗原性、代谢酶活性、毒力等均会发生改变。

（三）毒力变异

细菌的毒力变异包括毒力的增强和减弱。如无毒力的白喉棒状杆菌正常情况下是寄居在咽喉部，不致病；但是当被β棒状杆菌噬菌体感染成为溶原性细菌时，则获得产生白喉毒素的能力，从无毒菌株变成有毒菌株，引起白喉。除此之外，还有卡-介二氏将有毒力的牛型结核分枝杆菌用含胆汁、甘油和马铃薯的培养基经13年连续传230代培养，获得了一株毒力减弱但仍保持免疫原性的变异株，即卡介苗（BCG）。

（四）耐药性变异

细菌对某种抗菌药物由敏感变成耐药的变异，称为耐药性变异。自抗生素广泛应用以来，细菌对抗生素耐药的不断增长是世界范围内的普遍趋势。金黄色葡萄球菌耐青霉素的菌株已上升至90%以上；耐甲氧西林金黄色葡萄球菌（MRSA）逐年上升，我国目前已达70%以上；耐青霉素的肺炎链球菌也达50%以上；1998年首次报道耐万古霉素肠球菌。有些细菌还表现为同时耐受多种抗菌药物，即多重耐药性，甚至还有的细菌变异给临床治疗带来很大的依赖性，如痢疾志贺菌耐链霉素株，离开链霉素则不能生长。细菌的耐药性变异给临床治疗带来很大的麻烦，并成为当今医学上的重要问题。为防止耐药株的扩散，临床常用药物敏感试验选择敏感抗生素。

二、细菌遗传变异的物质基础

（一）细菌染色体

由两条环状双螺旋DNA长链组成，是细菌生命活动所必需的遗传物质。以半保留方式进行复制，新形成的DNA携带的遗传信息与亲代完全相同，故子代与亲代细菌的性状相同。若复制过程中子代DNA发生改变，就会使子代发生变异而出现新的性状。

（二）质粒

质粒是细菌染色体外的遗传物质，非细菌生长繁殖所必需，携带的遗传信息能赋予细菌某些生物学性状，以利细菌在特定环境下生存。质粒可以通过接合、转化和转导等方式在细菌间转移。重要的质粒有决定性菌毛的F质粒、决定毒力的Vi质粒、决定耐药性的R质粒以及决定产大肠菌素的Col质粒等。质粒DNA的特征如下。

1. 质粒具有自我复制的能力　一个质粒是一个复制子，在细菌内可复制拷贝。有的质粒拷贝数只有1~2个，其复制往往与染色体的复制同步，称为紧密型质粒；有的质粒拷贝数较多，可随时复制，与染色体的复制不相关，称为松弛型质粒。

2. 赋予细菌某些性状特征　质粒DNA所编码的基因产物赋予细菌某些性状特征，如致育性、耐药性、致病性等。

3. 质粒可自行丢失与消除　质粒并非细菌生命活动不可缺少的遗传物质，可自行丢失或经紫外线等理化因素处理后消除。随着质粒的丢失与消除，质粒所赋予的性状亦随之消失，但细菌仍可存活。

4. 质粒的转移性　质粒可通过接合、转化或转导等方式在细菌间转移，如耐药性质粒的转移，并非限制在革兰阳性菌与革兰阳性菌或革兰阴性菌与革兰阴性菌之间，而且也发生在革兰阳性菌与革兰阴性菌之间，在实验室中甚至能发生在细菌与哺乳动物细胞之间。

5. 质粒的相容性　质粒可分为相容性与不相容性两种，几种不用的质粒同时共存于一个细菌内称相容性，有些质粒则不能相容。

（三）转座因子

转座因子是存在于细菌染色体或质粒DNA分子上的一段特异性核苷酸序列片段，能在DNA分子中移动，不断改变其在基因组的位置，甚至能从一个基因组转移到另一个基因组中。转座因子通过位移改变了遗传物质的核苷酸序列，或影响插入点附近基因的表达，或转座因子本身携带一定的基因序列。

（四）噬菌体

噬菌体是寄生于细菌、真菌、藻类、放线菌或螺旋体等微生物的病毒，因部分能引起宿主菌的裂解，故称为噬菌体。噬菌体具有病毒的一些特性：个体微小，不具有完整的细胞结构，只含有单一核酸。可将噬菌体视为一种"捕食"细菌的生物。

在电子显微镜下观察噬菌体的形态，一般呈蝌蚪状、微球状、细杆状等。多数噬菌体呈蝌蚪状，由头部和尾部组成。头部是六边形立体对称，由蛋白质衣壳包绕核酸组成；尾部包括尾髓、尾鞘、尾板、尾刺、尾丝，见图2-4-1。噬

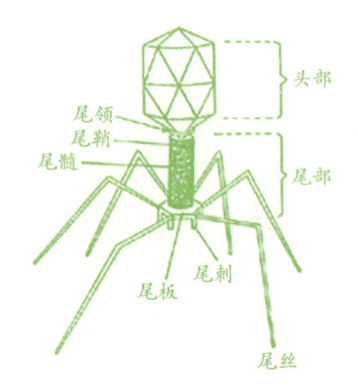

图2-4-1　蝌蚪形噬菌体模式图

菌体基因组含有许多个基因，但所有已知的噬菌体都是细菌细胞利用细菌的核糖体、蛋白质合成时所需的各种因子、各种氨基酸和能量产生系统来实现其自身的生长和增殖。一旦离开了宿主细胞，噬菌体既不能生长，也不能复制。

噬菌体感染细菌后，根据产生的后果不同，分为毒性噬菌体和温和噬菌体两类。

1.毒性噬菌体　指噬菌体能在宿主菌内复制繁殖，产生众多的子代噬菌体，并且最终裂解细菌。

2.温和噬菌体　噬菌体的基因组整合于宿主菌染色体内，不产生子代噬菌体，也不引起细菌的裂解，随细菌的DNA复制而复制，随细菌的分裂而传代。

三、细菌遗传变异的机制

细菌的变异有遗传性变异和非遗传性变异。遗传性变异是基因结构发生改变所致，而非遗传性变异则是细菌在环境因素等影响下出现的变化，如大肠埃希菌在有乳糖的培养基中，乳糖操纵子基因通过调节来适应营养环境的变化而产生乳糖酶，这种变化并非基因结构的改变。基因结构的改变主要通过基因突变、基因损伤后的修复、基因的转移与重组等来实现。

（一）基因突变

基因突变是细菌遗传物质的结构发生突然而稳定的改变，导致细菌性状的遗传性变异。若细菌DNA上核苷酸序列的改变仅为一个或几个碱基的置换、插入或丢失，出现的突变只影响到一个或几个基因，引起较少的性状变异，称为小突变或点突变；若涉及大段的DNA改变，称为大突变或染色体畸变。突变可自然发生，称为自发突变；高温、紫外线等理化因素可诱导细菌突变，称为诱发突变。

（二）基因的转移与重组

供体菌的DNA转移给受体菌的过程，称为基因转移。转移的基因与受体菌DNA整合在一起的过程，称为基因重组。细菌基因的转移和重组有以下几种方式。

1.转化　受体菌直接摄取供体菌游离的DNA片段，与自身的DNA重组，从而获得供体菌遗传性状的过程。

2.转导　以温和噬菌体为载体，将供体菌的一段DNA转移到受体菌内，使受体菌获得供体菌部分遗传性状的过程。

3.接合　细菌通过性菌毛相互连接沟通，将供体菌的遗传物质转移给受体菌，使受体菌获得新遗传性状。

4.溶原性转换　温和噬菌体感染宿主菌时，以前噬菌体形式将自己的DNA整合入宿主菌，使其获得遗传性状。

5.原生质体融合　是将两种不同的细菌经处理失去细胞壁而变为原生质体后进行融合的过程。融合体具有两套亲本染色体，故可表现两者的特性。

四、细菌遗传变异在医学上的应用

（一）疾病预防

根据细菌能发生毒力变异的特性，为预防传染病的发生，可用人工的方法减弱细菌的毒力，用遗传变异的原理诱使其变成保留有免疫原性的减毒株或无毒株，制备成预防疾病的各种疫苗。目前通过条件选择和基因工程技术来获得新的变异株，用以制备更理想的疫苗。近年来除研制预防性疫苗外，还出现了具有治疗作用的疫苗，为疫苗的应用拓宽了范围。

（二）疾病诊断

由于细菌的变异可发生在形态、结构、染色性、生化特性、抗原性及毒力等方面，故在临床细菌学检查中不仅要熟悉细菌的典型特性，还要了解细菌的变异规律，只有这样才能去伪存真，做出正确的诊断。如金黄色葡萄球菌随着耐药性菌株的增加，绝大多数菌株产生的色素也由金黄色变为灰白色，许多血浆凝固酶阴性的葡萄球菌也成为致病菌，这不仅给诊断和治疗带来困难，而且对以往判断葡萄球菌致病性的指标也产生了怀疑。因此，在病原学实验检测时应注意出现的不典型菌株，以免误断。

（三）疾病治疗

应用细菌毒力变异的原理，通过人工方法诱导细菌毒力减弱或消失，制成各种疫苗，预防相应的传染病。

由于抗生素的广泛应用，临床分离的细菌中耐药菌株日益增多，更发现有对多种抗生素多重耐药的菌株，以至于新药开发研究的速度跟不上细菌耐药性变异的变化。而且有些耐药质粒同时带有编码毒力的基因，使其致病性增强，这些变异给疾病的治疗带来了很大的困难。为此，对临床分离致病菌，必须在细菌药物敏感试验的指导下正确选择用药，不能滥用抗生素。为提高抗生素的疗效，防止耐药菌株的扩散，应考虑合理的联合用药原则，尤其在治疗慢性疾病需长期用药时，除联合使用抗生素外，还要考虑使用免疫调节剂。

（四）基因工程

基因工程是根据遗传变异中细菌可因基因转移和重组而获得新性状的原理而设计。将目的基因通过质粒等载体转移到合适的受体菌内，随着受体菌的繁殖而获得大量所需的基因产物。目前通过基因工程能大量生产胰岛素、干扰素、乙肝疫苗等生物制品。基因工程的主要步骤如下。

1.从供体细胞（细菌或其他生物细胞）的DNA上切取一段需要表达的基因，即目的基因。

2.将目的基因结合在合适的载体（质粒或噬菌体）上。

3.通过载体将目的基因转移到工程菌（受体菌）内，随着细菌的大量繁殖表达出大量的目的基因产物。

目前通过基因工程已能使工程菌大量生产胰岛素、干扰素、各种生长激素、rIL-2等细胞因子和rHBs乙肝疫苗等生物制品，并已探索用基因工程技术治疗基因缺陷性疾病等。今后，基因工程在医学领域和生物科学中必将得到更广泛的应用。

第五节　细菌的致病性与感染

细菌的致病性是指细菌引起机体致病的特性。细菌在一定条件下突破机体的抗菌防线侵入机体并进行生长繁殖、释放毒性物质等，引起机体发生不同程度的病理性改变。凡是能引起人类疾病产生的细菌，统称为致病菌或病原菌。决定细菌致病性的主要因素有细菌的毒力、细菌侵入的数量及途径等。

一、细菌的致病性

（一）细菌的毒力

细菌致病能力的强弱程度称为毒力。各种致病菌的毒力不同，并可因宿主种类及环境条件不同而发生变化。即使同一种细菌也有强毒、弱毒与无毒菌株之分。构成细菌毒力的物质基础是侵袭力和毒素。

1. **侵袭力**　病原菌突破机体的防御功能并在体内定居、繁殖及扩散的能力称为侵袭力。决定细菌侵袭力的物质基础是菌体的表面结构和侵袭性酶类。

（1）菌体的表面结构：①荚膜和微荚膜：细菌的荚膜具有抗吞噬和抵抗体液中杀菌物质的作用，使致病菌能在宿主体内存在、繁殖和扩散。荚膜在细菌的免疫逃逸现象中起着重要的作用，避免了被宿主的免疫防御机制杀灭。研究表明，将无荚膜的肺炎球菌注射至小鼠腹腔，细菌易被小鼠吞噬细胞吞噬、杀灭；但若注射有荚膜的菌株，细菌则大量繁殖，小鼠常于注射后24小时内死亡。此外，有些细菌表面有其他表面物质，不仅能阻止吞噬，并有抵抗抗体和补体的作用。②黏附素或黏附因子：指具有黏附作用的细菌特殊结构及有关物质，如革兰阴性菌的普通菌毛、A群链球菌的膜磷壁酸等。黏附使细菌免于被呼吸道的纤毛运动、肠蠕动、黏液分泌、尿液冲洗等活动所清除，以利于其在局部定居、繁殖，产生毒性物质或继续侵入细胞、组织引起疾病。

（2）侵袭性酶类：许多细菌能产生具有侵袭性的胞外酶，可协助病原菌的吞噬作用并有助于细菌在体内扩散。如致病性葡萄球菌的血浆凝固酶能使血浆中的可溶性纤维蛋白原转变成固态的纤维蛋白，进而包绕在菌体表面抵抗宿主吞噬细胞的吞噬；A群链球菌产生的透明质酸酶可分解细胞间质透明质酸，有利于细菌及毒素在组织中扩散。此外，某些致病菌被吞噬细胞摄入后，可产生一些酶类物质抵抗杀灭作用，如葡萄球菌能产生过氧化氢酶，抵抗中性粒细胞的髓过氧化物酶的杀菌作用，有利于细菌随吞噬细胞在组织中播散。

2. **毒素**　毒素（toxin）是细菌在生长繁殖过程中产生的能损伤机体组织细胞或器官、引起病理变化的致病物质。按其来源、性质和作用的不同，可将毒素分为外毒素和内毒素两大类。

（1）外毒素（exotoxin）：是多数革兰阳性菌和少数革兰阴性菌在生长繁殖过程中合成并分泌到菌体外的毒性蛋白质。如革兰阳性菌中的破伤风梭菌、肉毒梭菌、金黄色葡萄球菌及革兰阴性菌中的痢疾志贺菌、霍乱弧菌等，均能产生外毒素。大多数外毒素在菌细胞内合成后分泌至细胞外；也有些外毒素存在于菌体内，待细菌破裂后释放出来。

外毒素的化学成分是蛋白质，大多数不耐热，60～80℃维持30分钟可被破坏。但葡萄球菌肠毒素例外，能耐受100℃达30分钟。外毒素遇酸发生变性，可被蛋白酶分解。

外毒素免疫原性强，可刺激机体产生抗毒素（抗体）。外毒素用人工方法经0.3%～0.4%甲醛溶液作用可脱毒制成类毒素，保留其抗原性。类毒素能刺激机体产生特异性的抗毒素，可用于预防接种。

外毒素毒性强，微量即可导致易感动物死亡。如1mg纯化的肉毒毒素可杀死2亿只小鼠，比氰化钾毒性强1万倍。肉毒毒素是目前已知毒性最强的毒素。外毒素可选择性地作用于某些组织和器官，引起典型临床表现。如破伤风梭菌和肉毒梭菌虽然产生的外毒素都是神经毒素，但其临床症状截然不同。破伤风痉挛毒素主要与中枢神经系统抑制性突触前膜结合，阻止抑制性介质释放，引起骨骼肌强直性痉挛；肉毒毒素则主要作用于胆碱能神经轴突末梢，干扰乙酰胆碱释放，引起肌肉松弛性麻痹，出现眼睑下垂、吞咽困难甚至呼吸麻痹。

多数外毒素由A、B两个亚单位组成。A亚单位是毒素的活性部分，即毒性中心，决定毒素的毒性效应；B亚单位无毒，但能选择性地与宿主细胞表面特异性受体结合，介导A亚单位进入宿主细胞产生毒性效应。B亚单位的作用与外毒素的组织选择性有关。单独的亚单位对宿主无致病作用，所以外毒素分子结构的完整性是致病的必要条件。

根据外毒素对宿主细胞的亲和性及作用靶点等，可将其分为神经毒素、细胞毒素和肠毒素三大类（表2-5-1）。

表2-5-1 外毒素的种类和作用机制

种类	毒素名称	产生细菌	所致疾病	症状和体征	作用机制
神经毒素	痉挛毒素	破伤风梭菌	破伤风	骨骼肌强直痉挛	阻断抑制性神经介质甘氨酸的释放
	肉毒毒素	肉毒梭菌	肉毒中毒	肌肉弛缓性麻痹	抑制胆碱能运动神经释放乙酰胆碱
细胞毒素	白喉毒素	白喉棒状杆菌	白喉	肾上腺出血、心肌损伤、外周神经麻痹	抑制靶细胞蛋白质形成
	致热外毒素	A群链球菌	猩红热	发热、猩红热皮疹	破坏毛细胞血管内皮细胞
肠毒素	肠毒素	霍乱弧菌	霍乱	剧烈呕吐、腹泻、米泔水样粪便	激活肠黏膜腺苷环化酶，增高细胞内cAMP水平
	肠毒素	金黄色葡萄球菌	食物中毒	呕吐、腹泻	作用于呕吐中枢

(2) 内毒素（endotoxin）：是革兰阴性菌细胞壁中的脂多糖成分，细菌死亡或自溶后游离释放出来。脂多糖位于革兰阴性菌细胞壁外膜的最外层，其分子结构从外到内由O特异性多糖、核心多糖和脂质A三部分组成。脂质A是内毒素的主要毒性成分，大多数革兰阴性菌（如沙门菌、痢疾志贺菌、奈瑟菌等）都有内毒素。螺旋体、衣原体、立克次体等细胞壁中亦有类似的脂多糖，具有内毒素活性。

内毒素耐热，加热100℃数小时不被破坏，必须经160℃作用2～4小时或用强碱、强酸或强氧化剂煮沸30分钟才能被破坏。这一性质具有重要的临床实践意义，如内毒素污染的注射液和药品，难以用加热方法使其灭活，进入人体会引起临床不良后果。

内毒素免疫原性弱，刺激机体能产生抗体，但中和作用较弱，不能用甲醛脱毒成类毒素。

内毒素毒性作用相对较弱，且对组织器官无选择性，不同革兰阴性菌产生的内毒素致病作用相似，引起的临床表现大致相同。主要表现有：①发热反应：极微量（1ng/kg）内毒素入血后，即可引起体温上升。内毒素作用于巨噬细胞、血管内皮细胞等，使之产生IL-1、IL-6和TNF-α等细胞因子。这些细胞因子是内源性致热原，它们可作用于宿主下丘脑体温调节中枢，导致产热增加、微血管扩张、炎症反应等。这些反应本身也是机体的保护性免疫应答。②白细胞反应：内毒素引起白细胞先降低而后迅速持续升高。主要由于内毒素进入血液后，血循环中白细胞急剧减少，其原因与中性粒细胞大量移行并黏附于组织毛细血管壁有关，数小时后内毒素刺激骨髓中的中性粒细胞大量释放入血，使血中白细胞数量显著升高。但是伤寒沙门菌内毒素除外，始终使血循环中白细胞数减少（机制不明）。③内毒素血症与内毒素休克：当血液中细菌或病灶内细菌释放大量内毒素入血，或输入受内毒素污染的制剂，都会导致内毒素血症。内毒素作用于巨噬细胞、中性粒细胞、血小板、补体系统和凝血系统等，诱生和释放TNF-α、IL-1、IL-6、组胺、5-羟色胺、前列腺素和激肽等生物活性介质，使小血管收缩和舒张功能紊乱而造成微循环障碍。表现为组织器官毛细血管血流灌注不足、缺氧、酸中毒等，严重时则形成以微循环衰竭和低血压为特征的内毒素性休克。④弥散性血管内凝血（disseminated intravascular coagulation，DIC）：是指微血栓广泛沉着于小血管中，是革兰阴性菌感染导致败血症的一种常见综合征。当发生严重的革兰阴性菌感染时，高浓度的内毒素可直接激活补体替代途径，活化凝血系统，也可通过损伤血管内皮细胞间接活化凝血系统，还可通过激活血小板和白细胞使其释放凝血介质，加重血液凝固，形成微血栓，造成DIC。由于凝血因子大量消耗，导致凝血障碍，引起皮肤、黏膜的出血和渗血或内脏的出血，严重者可危及生命。外毒素与内毒素的主要区别见表2-5-2。

（二）细菌的侵入数量

具有毒力的病原菌侵入机体后，还必须有足够的数量才能引起感染。细菌引起感染的数量与毒力呈反比，即毒力愈强，引起感染所需细菌数量愈少。如毒力强的鼠疫耶尔森菌，有数个细菌侵入就可发生感染。而毒力弱的某些沙门菌，摄入数亿个细菌才可能引起急性胃肠炎。

表2-5-2 外毒素与内毒素的主要区别

	外毒素	内毒素
来源	由G^+菌分泌或部分G^-菌裂解后释放	G^-菌裂解后释放
化学成分	蛋白质	脂多糖
稳定性	不耐热，60℃维持30分钟可被破坏	耐热，160℃维持2~4小时可被破坏
免疫原性	强，可刺激机体产生抗毒素，经甲醛脱毒形成类毒素	弱，不能经甲醛处理形成类毒素
毒性作用	强，对组织器官有选择性毒害作用，引起特殊临床症状	较弱，作用大致相同，引起发热、白细胞反应、微循环障碍、休克、DIC等

（三）细菌的侵入途径

具有一定毒力和足够数量的致病菌，若侵入易感机体的途径不适宜，仍不能引起感染的发生。病原菌只有经过特定的门户侵入，并在特定部位定居繁殖，才能造成感染。如痢疾杆菌必须经口侵入，定居于结肠内，才能引起细菌性痢疾。而破伤风梭菌只有经伤口侵入，厌氧条件下在局部组织生长繁殖，产生外毒素，才能引起破伤风的发生，若随食物进入消化道则不能引起感染。此外，有些病原菌可有多种侵入途径，如结核分枝杆菌可经呼吸道、消化道、皮肤创伤等多个途径侵入机体造成感染。各种病原菌都有其特定的侵入途径，这与致病菌需要特定的生长繁殖微环境有关。

细菌能否引起感染，不仅取决于细菌的致病性，还与机体的免疫力密切相关。机体免疫功能正常时，病原菌引起感染必须具有较强毒力、足够数量和适宜的侵入途径；当机体免疫力下降时，致病性不强的条件致病菌也可以引起感染。如晚期艾滋病患者免疫力极度低下，条件致病菌即可引起致死性感染。

二、感染的来源与类型

细菌在一定条件下突破机体防御功能，侵入机体，与机体相互作用而引起的不同程度的病理过程称为感染或传染。感染是否发生以及发生后的转归取决于三方面因素：①细菌因素，包括毒力、侵入数量和侵入途径。②机体的免疫状态。③环境、社会因素的影响，包括气候、季节、温度、湿度和地理条件等诸方面，战争、灾荒、动乱等亦可促使传染病的发生和流行。积极改善生活和劳动条件，积极开展健康宣教，增强防病意识，有利于提高人类健康水平，从而降低传染病的发病率。

（一）感染的来源

感染按病原体的来源可分为外源性感染和内源性感染两种。

1. 外源性感染 外源性感染是指病原体来源于宿主体外，包括来自其他患者、带菌者、患病或带菌动物及外环境（食物、土壤、水、空气等），通过各种途径进入机体引起感染。

（1）患者：是传染病的主要来源，患者感染病原菌从潜伏期到恢复期内，都有可能将病原菌传播给周围的正常人。及早对患者做出诊断、隔离和治疗，对控制外源性感染有重要的意义。

（2）带菌者：携带有致病菌但未出现临床症状的健康人，称为带菌者。有健康带菌者和恢复期带菌者两类。带菌者由于无临床症状，不易被人察觉，所以成为重要的传染源，其危害性高于患者。如伤寒和痢疾的恢复期，带菌者可不断地排出病原体而污染环境。及时检出带菌者的病原体并进行隔离和治疗，对控制和消灭传染病的流行有重要意义。

（3）患病及带菌动物：某些细菌可引起人畜共患病，所以患病或带菌动物的病原菌可传染给人，如鼠疫耶尔森菌、炭疽芽孢杆菌、布鲁菌等可经动物传播给人。

2.内源性感染　来自于宿主自身体内或体表的细菌引起的感染称为内源性感染。多由体内寄生的正常微生物群引起，因必须在特定的条件下才能致病，故又称条件致病菌或机会致病菌，如肠道中大肠埃希菌的感染。当机体长期大量使用广谱抗生素或免疫抑制剂使机体免疫功能降低时，这些条件致病菌及少数隐伏的病原菌得以迅速繁殖而发生感染。癌症晚期患者、艾滋病患者、器官移植使用免疫抑制剂者易发生内源性感染。目前临床细菌感染中的多发病、常见病多属于内源性感染。

（二）感染的类型

感染的发生、发展和结局取决于宿主机体和病原菌相互作用的结果。根据两者力量对比，临床上可表现为隐性感染、显性感染和带菌状态三种类型。感染的类型可随双方力量的消长而相互转化或交替出现。

1.隐性感染　当机体的免疫力较强或侵入的病原菌数量少、毒力弱时，感染后对机体的损害较轻，不出现明显的临床症状，称为隐性感染或亚临床感染。隐性感染后机体可获得特异性免疫，能抵御同种细菌的再次感染。如结核、白喉和伤寒等常有隐性感染。

2.显性感染　当机体的免疫力较弱或侵入的病原菌数量较多、毒力较强时，病原菌可在机体内生长繁殖，并对组织细胞产生不同程度的病理损害或生理功能的改变，表现出明显的临床症状和体征，称为显性感染，即为传染病。

（1）根据病情缓急不同分类

1）急性感染：潜伏期短、发病急、病程短，一般只有数日至数周，病愈后病原菌立即从体内消失，如流脑、霍乱等。

2）慢性感染：潜伏期长、发病慢、病程长，可持续数月至数年，多见于细胞内寄生菌引起的感染，如结核分枝杆菌、麻风分枝杆菌等。

（2）根据感染部位和性质不同分类

1）局部感染：病原菌侵入机体后局限在一定部位生长繁殖引起病变的一种感染，如化脓性球菌引起的疖、痈等。

2）全身感染：感染发生后，病原菌及其毒性产物通过血流播散至全身，引起全身性症状。临床上常见的类型有以下几种。

菌血症：病原菌从局部病灶侵入血流，但不在血中生长繁殖，只是短暂地一过性通过血循环到达体内适宜部位后再进行繁殖而致病，称为菌血症。如伤寒早期有菌血症期。

毒血症：病原菌在入侵的局部组织生长繁殖，不侵入血流，但其产生的毒素经血液到达易感组织和细胞，引起特殊的中毒症状，称为毒血症。如白喉、破伤风等。

败血症：病原菌侵入血流，并在其中生长繁殖，产生毒素，引起严重的全身中毒症状，如高热、白细胞增多、皮肤和黏膜瘀斑、肝脾肿大，甚至休克死亡，称为败血症。如金黄色葡萄球菌、炭疽杆菌等引起的败血症。

脓毒血症：化脓性细菌侵入血液并在其中大量繁殖，除引起原发感染外，还通过血流播散至机体的其他组织或器官，产生新的化脓性病灶，称为脓毒血症。如金黄色葡萄球菌引起的脓毒血症，常导致多发性肝脓肿、皮下脓肿、肾脓肿等。

（三）带菌状态

机体在发生显性感染或隐性感染后，病原菌未立即消失，仍在体内继续存留一定时间，与机体免疫力处于相对平衡状态，称带菌状态。处于带菌状态的人称为带菌者。带菌者经常或间歇排出病原菌，成为重要的传染源。因此，及时检出带菌者并进行隔离和治疗对于控制传染病的流行具有重要意义。带菌者不能从事餐饮及幼托服务等工作。

三、医院内感染

医院内感染也称医院感染，是指住院患者在医院内获得的感染，包括在住院期间发生的感染和在医院内获得而出院后发生的感染，但不包括入院前已存在或入院时已处于潜伏期的感染。医院工作人员在医院内获得的感染也属医院感染。门诊患者、探视者、陪护家属及其他流动人员由于在医院内停留的时间短暂，院外感染因素较多，其感染常难以确定是否来自于医院，所以医院感染主要指住院患者。

（一）医院感染的分类

医院感染主要包括：①外源性感染：又称为交叉感染，指患者被医院内存在的各种病原微生物侵袭而发生的感染。主要包括人与人接触的直接感染，以及通过物品、医院环境与人接触的间接感染。②内源性感染：又称为自身感染，指患者因自身体表、口腔、呼吸道、肠道、泌尿生殖道等部位的正常菌群引起的感染。正常菌群一般不会引起人体感染，但是当机体免疫功能低下、寄居部位改变和菌群失调等情况可导致自身的感染。③母婴感染：指在分娩过程中胎儿通过产道所发生的感染，如B群链球菌发生的感染。

（二）常见的医院感染

医院感染一般多为散发性，有时亦可出现暴发流行。常见的有呼吸道感染、泌尿道感染、胃肠道感染、外科伤口感染、血管内感染等。

1.呼吸道感染　医院感染中呼吸道感染居于首位，在呼吸道感染中下呼吸道感染较上呼吸道感染多见，可发生于所有患者。引起医院呼吸道感染的因素较多，其中老年患者由于基础性疾病较多，在住院期间容易发生呼吸道感染；一些非感染性肺部疾病的患者肺功能较差，痰液不能及时排出，易导致细菌滋生，引发肺部感染；抗菌药物的不合理使用易引起自身正常菌群的感染；气管切开和插管、使用呼吸机治疗、雾化等可造成呼吸道创伤、黏膜损伤、吸入性污染等，非常容易引发肺部感染。

2.泌尿道感染　在医院感染中泌尿道感染仅次于呼吸道感染，在医院内获得的尿路感染最常见的为导尿管相关尿路感染（catheter-associated urinary tract infections, CAUTI），病原菌通常为患者自身的结肠、会阴等部位的正常菌群，或医疗人员插管或操作不规范带入的细菌，感染率高、发病率低，能导致菌血症和死亡。

3.胃肠道感染　儿童以轮状病毒感染最为常见，其次为腺病毒；成人常见的致病菌为艰难梭菌，其余有沙门菌、志贺菌、致病性大肠埃希菌和弯曲菌等。广谱抗生素在肠道的应用能极大地改变肠道正常菌群，带来严重的临床后果，局部可从轻度的腹泻到严重的结肠炎；肠道外给药也可经胆汁分泌途径而到达胃肠道，引起胃肠道感染。

4.手术部位感染　手术部位感染的细菌常取决于手术部位的正常菌群及手术环境，特别是空气中的细菌。婴儿和老年患者、慢性病患者、肥胖患者、营养不良者和烧伤患者易发生手术部位感染。手术时间、部位和类型等对感染起决定性作用。手术时间越长，感染的机会越多。

5.血管内感染　血管内感染源于血管内疗法。血管内疗法可使病原微生物避开正常皮肤的防御机制而直接进入血循环系统；另外，如果微生物污染输液导管或输液剂，也会引起严重感染。

（三）医院感染的病原体特点

医院感染的病原体与社区感染的病原体不同，其特点如下。①革兰阴性菌为主，革兰阳性菌次之，真菌感染比例呈上升趋势，医院感染常见的病原体见表2-5-3。②多为条件致病菌，如铜绿假单胞菌、不动杆菌、大肠埃希菌、凝固酶阴性的葡萄球菌等。③耐药菌株逐年增多，如耐甲氧西林金黄色葡萄球菌、多重耐药的非发酵菌、耐万古霉素的肠球菌等。④同一病原体可引起多部位感染，如大肠埃希菌可引起患者肺部感染、血液感染、泌尿道感染、肠道感染和手术切口感染等。⑤免疫功能低下的患者容易发生病原体的混合感染，如铜绿假单胞菌和大肠埃希菌引起的肺部混合感染等。⑥抗菌药物使用不当、患者免疫力低下或者正常菌群移位致使正常菌群成为医院感染的病原体，如艰难梭菌引起的假膜性肠炎等。

表2-5-3 医院感染常见的病原体

微生物种类	微生物名称	感染类型
细菌	金黄色葡萄球菌、肺炎链球菌、大肠埃希菌、肠球菌属、铜绿假单胞菌、克雷伯菌属、凝固酶阴性葡萄球菌、肠杆菌属、艰难梭菌、不动杆菌属、结核分枝杆菌等	呼吸道感染、尿路感染、胃肠道感染、伤口和皮肤脓毒血症等感染性疾病
病毒	流感病毒、麻疹病毒、风疹病毒、肝炎病毒、人类免疫缺陷病毒、轮状病毒、柯萨奇病毒、巨细胞病毒等	呼吸道感染、肝炎、心肌炎、胃肠道感染、脑炎和视网膜炎等
真菌	白假丝酵母菌、曲霉菌、新型隐球菌和毛霉菌等	呼吸道感染、泌尿生殖道感染、胃肠道感染等

引起医院感染暴发的病原体可为同一病原体，也可为不同病原体；不同部位的感染，常见的病原体不同；引起医院感染的病原体常存在于医院中，而且随着时间的推移不断发生变化；医院感染病原体有着地区差异，不同地区、同一地区的不同医院、同一医院的不同科室引起医院感染的病原体可能不同。

（四）医院感染的流行病学特点

与社区感染相比，医院感染的发生、发展以及预防与控制有其自身的规律与特点。医院感染的过程包括三个环节，即感染源、感染途径和易感人群，缺少或阻断任何一个环节，医院感染将不会发生。

1.感染源　医院感染的感染源主要有患者或无症状病原体携带者、感染的医务人员、污染的医疗器械、污染的血液及血液制品、环境储源和动物感染源，但动物感染源少见。

2.感染途径

（1）接触传播：是医院感染中最常见也最重要的感染方式之一，包括直接接触感染和间接接触感染。直接接触感染指病原体从感染源直接传播给接触者，如患者之间、医务人员与患者之间、医务人员之间都可通过手的直接接触而感染病原体。患者的自身感染也可认为是自身直接接触感染，如病原体从已感染的切口传递至身体的其他部位，粪便中的革兰阴性杆菌传递至鼻咽部等。间接接触感染是指经过某种或某些感染媒介或医务人员手、医疗仪器设备、病室内的物品等传播给易感者。在间接接触感染中，医务人员的手在传播病原体上起着重要作用，因为手经常接触各种感染性物品，容易再经接触将病原体传播给其他医务人员、患者或物品。目前由于我国手卫生设施差、医务人员对手卫生认识不足，医务人员的手在接触感染中成为主要传播途径。

（2）空气和飞沫传播：空气传播是以空气为媒介，将空气中带有病原微生物的微粒子或气溶胶随气流流动而发生感染，如结核分枝杆菌、军团菌、曲霉菌和水痘-带状疱疹病毒等可经空气传播；流感病毒、呼吸道合胞病毒、化脓性链球菌可经飞沫传播。

（3）医源性传播：是指因各种诊疗活动所致的医院感染。常因污染的诊疗器械和设备、血液及血制品、输液制品、药品及药液、一次性使用无菌医疗用品等而发生感染。

3.易感人群　病原体传播到宿主后，是否引起感染取决于病原体的毒力和宿主的易感性。医院感染的影响因素如下。

（1）年龄：婴幼儿及老年人。婴幼儿因免疫功能尚未发育成熟，老年人因常患基础疾病、生理防御功能减退等而易感。

（2）基础疾病：各种造血系统疾病、恶性肿瘤、糖尿病、慢性肾病及肝脏疾病等患者对感染敏感性增加。

（3）免疫状况：缺乏麻疹、水痘、百日咳等保护性抗体的患者；接受各种免疫制剂如抗癌药物、皮质激素、放疗等治疗者。

（4）继发感染：人类免疫缺陷病毒及其他免疫抑制病毒感染者易继发其他病原体感染；流感病毒易继发细菌性肺炎；疱疹病毒感染损伤部位可继发葡萄球菌感染。

（5）创伤：各种侵袭性操作导致的创伤和意外创伤均可损伤机体皮肤和黏膜屏障作用，给病原微生物的侵入提供途径。同时无菌操作不严或器械污染则可直接将病原体带入患者机体内而导致感染。

（五）医院感染的微生物学监测和控制

1.医院感染的微生物学监测　患者、医院环境和微生物是发生医院感染的中心环节，医院环境中微生物的污染程度与医院感染密切相关，是监测的重点。

（1）医院消毒卫生要求

1）空气、物体表面和医护人员的手：医院空气和物体表面微生物的含量反映了医院空气、物体表面的污染和洁净程度。医院应做微生物常规监测，或者当医院感染暴发或疑似暴发与医院环境有关时，应进行微生物的监测。医护人员的手卫生状况也是医院内感染的重要环节。

2）医疗器材：《医院消毒卫生标准》中对医疗器材的划分提出了明确规定，分为高度危险性、中度危险性和低度危险性医疗器材。①高度危险性医疗器材：指使用时需进入人体无菌组织的物品，如针头、注射器、手术器械、注射液体、敷料、静脉导管和尿道插管等，必须无菌。②中度危险性医疗器材：指使用时不需进入人体无菌组织，但须接触破损黏膜的医疗用品，如呼吸机、麻醉机、胃镜等，此类物品消毒后细菌菌落总数≤20cfu/件（cfu/g或cfu/100cm^2）、不得检出致病性微生物。③低度危险性医疗器材：只接触未损伤皮肤的医疗用品，如治疗盘、治疗车、食品器皿等，细菌菌落总数≤200cfu/件（cfu/g或cfu/100cm^2），不得检出致病性微生物。

3）化学消毒剂：《皮肤消毒剂卫生要求》（GB 27951—2021）中消毒剂微生物指标标准为：灭菌用的消毒液应无菌；完整皮肤消毒剂的菌落总数≤10cfu/mL（g），真菌和酵母菌菌落总数≤10cfu/mL（g），不得检出致病性微生物；破损皮肤的消毒剂应无菌；使用中消毒剂的菌落总数应≤50cfu/mL（g），真菌和酵母菌菌落总数≤10cfu/mL（g），不得检出致病性微生物；使用中破损皮肤消毒剂应符合出厂要求。

（2）医院感染的微生物检测：《医院消毒卫生标准》中对医院感染微生物学检测的要求

和方法做了明确规定。当流行病学调查怀疑医院感染与灭菌物品有关时，需进行相应物品的无菌检查。涉及疑似医院感染暴发或工作中怀疑微生物污染时，应进行目标微生物检查。

1）空气检查：医院空气中微生物的含量反映医院空气污染和洁净程度。空气样本采集使用空气采样器法和平板暴露法。将空气采样器或平板置于室内中央0.8~1.5m高度，采集四角及中央共五个采样点。空气采样器或平板经48小时培养后，通过采样器各平皿菌落数之和与采样速率和采样时间的比值计算得出空气中细菌浓度；平板沉降法按平均每平板的菌落数来表示空气细菌的多少。

2）物体表面检查：将5cm×5cm灭菌规格板放在被检物体表面，用浸有无菌生理盐水的棉拭子在规格板空格内往返涂抹五次，移动规格板，连续采集1~4个规格板面积，剪去手接触部分，将棉拭子放入盛有10mL无菌生理盐水或增菌培养液中，采样管充分震荡后，将采样管内菌液按不同浓度稀释，按液体中细菌计数的方法接种培养，通过平均每个平板的细菌数乘以稀释倍数和采样面积的比值计算物体表面菌落总数。

3）医务人员手卫生检查：用浸有无菌生理盐水的棉拭子在双手手指指掌面从指端到指根一定面积内反复涂抹两次，并随之转动棉拭子，剪去手接触部分，将棉拭子放入盛有10mL无菌生理盐水或培养皿中，采样管充分震荡后，将采样管内菌液按不同浓度稀释，按液体中细菌计数的方法接种培养。将平均每个平板的细菌数乘以稀释倍数和采样面积的比值计算手部菌落总数。

4）医疗器械检查方法：灭菌或消毒的医疗器械剪碎、整件或表面涂抹取样后，按常规标本处理几天后的医疗器械不得检出任何活的微生物；消毒后的医疗器械按平皿倾注法计算菌落总数，必要时分离致病性微生物。

5）使用中消毒液检查：用无菌吸管吸取消毒液1mL，加入装有9mL含有相应中和剂的采样管内并混匀。取1mL混匀后的稀释液，用倾注平板法接种培养，计算菌落数，必要时分离致病微生物。

2.医院感染中微生物学控制　　医院感染的微生物学控制关键措施是清洁、消毒、无菌技术、隔离和抗生素等措施的正确运用。

（1）消毒灭菌：消毒灭菌是阻断微生物传播的有效方法，是预防医院感染的重要措施。应根据《医院消毒卫生标准》采取合理的消毒方法，达到医院内消毒卫生微生物要求。包括医院内室内空气的消毒、医疗器械和物品的消毒，以及环境的消毒等。

（2）隔离：隔离是指将处在传染期或可疑传染患者和病原携带者同其他人分开，或将感染者置于不能传染给他人的条件下。由于医院感染具有感染源多样、感染途径复杂和感染人群特殊的特点，大大增加了控制的难度，隔离效果取决于必要的设备、制度和医护人员执行情况。如对感染源的隔离、呼吸隔离、肠道隔离、外伤隔离等需要隔离间、专科隔离门诊和隔离病区等设施。隔离病区则必须划分污染区、半污染区及清洁区。护理人员进入室内必须认真手消毒，穿隔离服。一切被污染的物品均需装污染袋后再取出隔离室；对易感染人群，如早产新生儿、免疫缺陷患者应采取保护性隔离，除特殊设施外，需要接近的医护人员须穿戴无菌衣、帽、鞋、口罩及手套等。

（3）合理使用抗生素：合理使用抗生素是指在患者具有明确临床指征的情况下，临床医师选用适宜的抗菌药物和适当地给药途径、给药剂量和治疗周期，从而有效地发挥抗菌药物的治疗与预防感染的作用，达到杀灭致病菌、控制感染的目的，以及预防和减少各种不良反应的发生。自抗生素问世以来，很多感染性疾病得到治疗，医院感染率显著下降。但由于抗生素的广泛应用及不合理使用，对医院感染也带来种种不利影响，表现为病原微生物耐药性的广泛出现和感染微生物谱的变化，以致许多抗生素失去作用，甚至发生耐药菌的暴发流行，同时增加了抗生素的不良反应，增加了护理的工作量和风险，增加了患者的医疗费用，因此，抗生素的合理使用已成为控制医院感染的重要措施之一。

（六）手卫生的重要性

医院感染严重威胁着患者的健康和生命安全。在每一次的医院感染事件中，手卫生有着不可推卸的责任。保持手卫生是有效预防控制病原体传播从而降低医院感染发生率的最基本、最简单且行之有效的方法。特别是ICU院内感染比普通病房高，其感染环节复杂，医护人员包括护工的手在诊疗护理过程中与危重患者接触的频率最高。

《医务人员手卫生观范》（WS/T 313—2019）中对医护人员手卫生的管理与基本要求、手卫生设施、洗手与卫生手消毒、外科手消毒、手卫生监测等制订了详细的标准，适用于各级各类医疗机构。手卫生定义为医务人员洗手、卫生手消毒和外科手消毒的总称。洗手是医务人员用洗手液（肥皂）和流动水洗手，去除手部皮肤污垢、碎屑和部分微生物的过程。卫生手消毒是指医务人员用手消毒剂揉搓双手，以减少手部暂居菌的过程。外科手消毒是指外科手术前医务人员用洗手液和流动水揉搓冲洗双手、前臂至上臂下1/3，再用手消毒剂清除或者杀灭手部、前臂至上臂下1/3暂居菌和减少常居菌的过程。

手卫生指征包括：①接触患者前后，特别是接触皮肤黏膜有破损的患者及侵入性操作前后。②进行无菌操作前，进入和离开隔离病房、重症护理室、婴儿室、新生儿病房、烧伤病房、传染病病房等重点部门。③在同一位患者身上，当从污染操作转为清洁操作时。④接触血液、体液和被污染的物品后。⑤戴口罩和穿、脱隔离衣前后，脱去手套后。

由于对手卫生重视及认知不足、手卫生设施配备不完善、手卫生依从性低（执行手卫生总次数占医护人员手卫生时机总次数的百分比）等情况，导致了相关医院感染的发生。医院内医护人员一个简单的操作，如数脉搏、换药、铺床、吸痰等，就可能使手上的细菌数量大大增加，所以医务人员的手可携带大量细菌。

造成医院感染的"元凶"主要是耐药菌，而医护人员的手是接触传播各种病原微生物最重要的媒介。在不同患者之间进行操作不洗手或是洗手不规范，增加了医院感染发生的机会，是造成医院交叉感染的重要途径。

加强医务人员手卫生的观念，提高医务人员手卫生的质量，是有效预防控制病原体传播，降低医院感染最基本、最简单、最直接、最有效的措施。每一位医务人员在无菌操作前后、接触患者前后、处理污物后，均应按正确的方法认真洗手和进行手消毒。

> **案例回顾**

1. 临床使用的手术用刀片、剪刀、缝合针和换药用剪刀等手术器械需要达到无菌的级别，而用化学试剂戊二醛浸泡不能够杀死芽孢，应该采用高压蒸汽灭菌法对手术器械进行彻底的消毒灭菌处理。这就给医护工作者一个提示，在临床使用医疗器械时，一定要做好清洁及消毒灭菌处理，同时也要注重自我保护，为自己和患者的健康保驾护航。

2. 灭菌是指在一定条件下，彻底杀灭或去除一定数量的细菌、真菌、病毒等微生物的过程，包括芽孢。灭菌是保证医疗器械无菌的关键步骤之一。临床医疗器械灭菌的目标是使器械表面和内部全部无菌，不能有任何活性微生物存在。灭菌效果需要达100%的杀菌率，即在一定时间和条件下，所有微生物都被成功杀灭或去除。只有达到这种效果，才能保证医疗器械的安全性和可靠性，避免交叉感染的发生。

3. 不同的手术器械需要采用不同的消毒方法。以下是常见手术器械的消毒方法：

（1）高温高压灭菌：适用于耐高温的器械，如金属器械、硅胶管、玻璃器械等。

（2）乙烯氧化灭菌：适用于不耐高温或不能用高温高压灭菌的器械，如电子器械、塑料器械、纤维素器械等。

（3）化学消毒：如过氧乙酸消毒、醛类消毒、氯化物消毒等，适用于不适合高温高压灭菌和乙烯氧化灭菌的器械，如一些敏感性高的器械、光学器械、内镜、呼吸机等。

（4）紫外线灭菌：适用于一些小型器械和敏感性高的器械，如微型手术器械、注射器等。

（5）臭氧灭菌：适用于一些敏感性高的器械，如脊椎手术器械、微型手术器械等。

需要注意的是，不同的消毒方法对手术器械的材质、形状、尺寸等有不同的要求，操作时需要根据不同的器械选择合适的消毒方法，严格按照相关规范和要求进行消毒操作。同时，在消毒过程中还需要注意设备的维护和质量控制等方面，确保消毒效果可靠。

第三章
常见细菌

章前引言

凡是能引起人类疾病的细菌，统称为病原菌或致病菌。临床常见的病原菌根据生物学特性和致病特点分为化脓性球菌、消化道感染细菌、呼吸道感染细菌、厌氧性细菌以及动物源性细菌等。

化脓性球菌是引起化脓性炎症的最常见的致病菌，主要包括革兰阳性的葡萄球菌、链球菌和肺炎链球菌，革兰阴性的脑膜炎奈瑟菌和淋病奈瑟菌。消化道感染细菌是经消化道传播，并引起消化道或消化道以外其他部位感染的细菌，主要包括埃希菌属、志贺菌属、沙门菌属以及螺形菌属等。呼吸道感染细菌是一类以呼吸道为侵入门户，引起呼吸道及呼吸道外其他组织器官病变的细菌，主要有结核分枝杆菌、白喉棒状杆菌、百日咳鲍特菌等。厌氧性细菌是一类必须在无氧条件下才能生长的细菌，根据有无芽孢分成厌氧芽孢梭菌和无芽孢厌氧菌两类。动物源性细菌是人畜共患病的病原菌，主要包括布鲁杆菌、炭疽芽孢杆菌和鼠疫耶尔森菌。

学习目标

1. 掌握葡萄球菌、链球菌、大肠埃希菌、志贺菌、结核分枝杆菌、霍乱弧菌、破伤风梭菌的主要生物学特性、致病性、实验室检查及防治原则；掌握结核菌素试验的结果判断及意义。

2. 熟悉脑膜炎奈瑟菌、淋病奈瑟菌、伤寒沙门菌、幽门螺杆菌的主要生物学特性、致病性、实验室检查及防治原则。

3. 了解白喉棒状杆菌、百日咳鲍特菌、流感嗜血杆菌、产气荚膜梭菌、肉毒梭菌、无芽孢厌氧菌、布鲁杆菌、炭疽芽孢杆菌、鼠疫耶尔森菌等。

4. 能够运用所学知识对常见病原菌引起的感染性疾病进行健康教育，并具备相应的护理能力。

5. 养成健康的生活习惯；具有预防传染病的意识和基本能力。

思政目标

1. 建立关爱生命、关注健康与传染病的意识；具有严谨认真的学习和科学研究态度。

2. 学习医学科学家们与病原微生物斗争的勇气和探索精神，以及在科学的道路上大胆假设、小心求证的科学精神。

3. 树立职业荣誉感和使命感，具备高尚的职业素质和道德品质。

案例导入

患者男性，因发热、腹痛、脓血便3天就诊，有不洁饮食史，发热38.7℃，畏冷，无寒战，同时有下腹部阵发性疼痛和腹泻，大便为脓血黏液便，伴里急后重。化验血常规：白细胞$10×10^9$/L，中性粒细胞85%，淋巴细胞10%；粪常规：黏液（++），红细胞6个/HP，白细胞10个/HP。

思考题

1. 患者最可能的诊断是什么？该病的病原体是什么？
2. 如何预防感染？

第一节　化脓性球菌

化脓性球菌是一类能够感染人体并引起化脓性炎症的细菌，常引起创伤感染和医院感染中的化脓性感染。临床上最常见的化脓性球菌主要包括革兰阳性的葡萄球菌、链球菌、肺炎链球菌和革兰阴性的脑膜炎奈瑟菌、淋病奈瑟菌等。

一、葡萄球菌属

葡萄球菌属（*Staphylococcus*）是一群革兰阳性球菌，因常堆聚成葡萄串状而得名，是最常见的化脓性球菌。葡萄球菌广泛分布于自然界和人、动物的皮肤及与外界相通的腔道中，大部分不致病。葡萄球菌属包括30多种和亚种，其中金黄色葡萄球菌引起的感染最常见，占化脓性感染的80%左右，在正常人的鼻咽部带菌率为20%～50%，医务人员带菌率可高达70%以上，是医院内交叉感染的重要传染源。

1.生物学特性

（1）形态与染色：菌体为球形或略呈椭圆形，直径1.0μm左右，革兰染色阳性，在固体培养基上生长的细菌呈典型的葡萄串状（图3-1-1），在液体或脓汁中生长的葡萄球菌可呈双链或短链状排列。葡萄球菌无鞭毛，不能运动。无芽孢，除少数菌株外一般不形成荚膜。

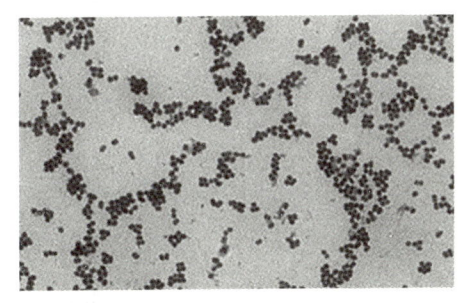

图3-1-1　葡萄球菌光镜图

（2）培养特性：营养要求不高，需氧或兼性厌氧，在液体培养基中呈均匀混浊生长，在普通琼脂平板上形成圆形、凸起、表面光滑及不透明的有色菌落，不同菌株可产生金黄色、白色或柠檬色等不同颜色的脂溶性色素，有助于鉴别细菌。在血琼脂平板上，多数致病菌株的菌落周围可形成透明溶血环。

（3）分类：根据色素、生化反应的不同，分为以下三类。

1）金黄色葡萄球菌：产生金黄色色素和溶血毒素，血浆凝固酶试验阳性，能分解甘露醇，具有葡萄球菌A蛋白（SPA），为致病菌。

2）表皮葡萄球菌：产生白色色素，血浆凝固酶试验阴性，不分解甘露醇，不具有SPA，致病性弱或无，可成为条件致病菌。

3）腐生葡萄球菌：产生白色或柠檬色色素，血浆凝固酶试验阴性，不分解甘露醇，不具有SPA，一般不致病。

（4）抵抗力：对外界的抵抗力强于其他无芽孢细菌。在干燥的脓、痰中可存活2～3个月；加热60℃维持1小时或80℃维持30分钟才可被杀死；对甲紫敏感，对青霉素、红霉素和庆大霉素高度敏感,但易产生耐药性。目前,金黄色葡萄球菌对青霉素G的耐药株高达90%以上。

(5) 抗原构造

1) 葡萄球菌A蛋白(SPA):SPA是存在于细菌细胞壁的一种表面蛋白,90%以上的金黄色葡萄球菌菌株有此抗原,它能与人和多种哺乳动物IgG的Fc段发生非特异性结合,IgG的Fab段仍能特异性结合相应抗原,可用于协同凝集试验,检测多种细菌抗原或抗原抗体复合物。

2) 荚膜抗原:几乎所有金黄色葡萄球菌菌株的表面均有荚膜多糖抗原的存在,有利于细菌黏附到细胞或生物合成材料(如人工关节、生物性瓣膜等)表面,引起感染。

2.致病性

(1) 致病物质:金黄色葡萄球菌能产生多种外毒素和酶,毒力较强,主要有以下几种。

1) 血浆凝固酶:能使含有枸橼酸钠或肝素等抗凝剂的人或兔的血浆发生凝固的酶类物质。致病菌株大多能产生血浆凝固酶,而非致病菌则不能产生,故血浆凝固酶试验是鉴别葡萄球菌有无致病性的重要指标。

2) 葡萄球菌溶血毒素:是外毒素,能溶解人及多种哺乳动物的红细胞,对白细胞、血小板、肝细胞和成纤维细胞均有损伤作用。经甲醛脱毒后可制成类毒素。

3) 杀白细胞素:能破坏中性粒细胞和巨噬细胞。能抵抗宿主吞噬细胞的吞噬,增强细菌的侵袭力。

4) 肠毒素:从临床分离的金黄色葡萄球菌,约1/3产生肠毒素,是外毒素,耐热,100℃维持30分钟不被破坏,能抵抗胃肠液中蛋白酶水解作用。肠毒素可引起急性胃肠炎即食物中毒,与产毒菌株污染了牛奶、肉类、鱼虾类、蛋类等食品有关,在20℃以上经8~10小时即可产生大量的肠毒素,引起以呕吐为主要症状的急性胃肠炎。

5) 表皮剥脱毒素:也称表皮溶解毒素,主要发生于新生儿和婴幼儿,能裂解表皮组织的棘状颗粒层,使表皮和真皮脱离,引起剥脱性皮炎,又称烫伤样皮肤综合征。

6) 毒性休克综合征毒素-1(TSST-1):由噬菌体Ⅰ群金黄色葡萄球菌产生,可引起机体发热、休克及脱屑性皮疹;能增加机体对内毒素的敏感性,增强毛细血管通透性,引起心血管功能紊乱而引起毒性休克综合征。

(2) 所致疾病

1) 侵袭性疾病:通过多种途径侵入机体,主要引起化脓性炎症。

局部化脓性炎症:有毛囊炎、疖、痈、甲沟炎、睑腺炎、蜂窝织炎、脓肿及创伤感染等(图3-1-2),内脏器官感染如支气管炎、肺炎、脓胸、中耳炎及脑膜炎等。凝固酶可使血浆中的纤维蛋白原变成纤维蛋白,使血浆呈凝固状态包绕在细菌周围:一是保护细菌不易被吞噬细胞吞噬,并免受血清中杀菌物质的破坏;二是病灶处细菌不易扩散。感染的特点是脓汁黏稠,化脓灶局限,病灶与周围组织界限分明。

| 疖 | 毛囊炎 | 痈 | 蜂窝织炎 |

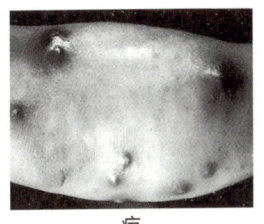

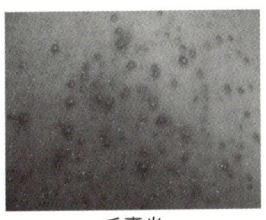

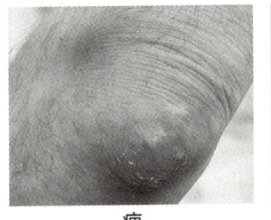

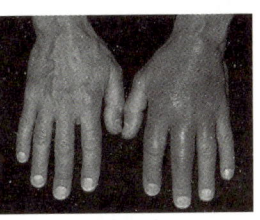

图3-1-2 化脓性感染

全身感染：如因机体抵抗力降低、挤压疖或切开未成熟的脓肿，细菌可随血液或淋巴液向全身扩散，在机体内大量繁殖可引起败血症；或转移到肝、肾、肺、脾等器官引起多发性脓肿，即脓毒血症。

2) 毒素性疾病：由金黄色葡萄球菌产生的外毒素引起。

食物中毒：食入含肠毒素的食物后1~6小时即可出现症状，如恶心、呕吐、腹痛、腹泻等急性胃肠炎症状，以呕吐最为突出，大多数患者于数小时至1日内恢复。

烫伤样皮肤综合征：由表皮剥脱毒素引起，多见于新生儿、幼儿和免疫功能低下的成人，开始有红斑，1~2天有表皮起皱，继而形成水疱，至表皮上层大片脱落。

毒性休克综合征：由TSST-1引起，主要表现为急性高热、低血压、红斑皮疹伴脱屑和休克等，半数以上患者有呕吐、腹泻、肌痛、结膜及黏膜充血、肝肾功能损害等，偶尔有心脏受累的表现。

二、链球菌属

链球菌属（*Streptococcus*）细菌是另一类常见的化脓性球菌。广泛存在于自然界和人及动物粪便和健康人鼻咽部，大多数为正常菌群，不致病。

（一）链球菌

链球菌中对人类致病的主要是A群链球菌和肺炎链球菌，可引起各种化脓性感染、猩红热、丹毒、新生儿败血症、脑膜炎、产褥热以及链球菌变态反应性疾病等。

1. 生物学特性

（1）形态与染色：菌体为球形或卵圆形（图3-1-3），直径0.6~1.0μm，革兰染色阳性，常呈链状排列。致病性链球菌链较长。无芽孢，大多数无鞭毛，幼龄菌（2~3小时培养物）常有荚膜。

（2）培养特性：需氧或兼性需氧，适温37℃，最适pH为7.4~7.6。营养要求较高，培养基中需加入血清、血液或腹水。在液体培养基中呈絮状沉淀生长；在固体培养基上形成细小、表面光滑、圆形、灰白色、半透明或不透明的菌落，不同菌株在血琼脂平板上出现不

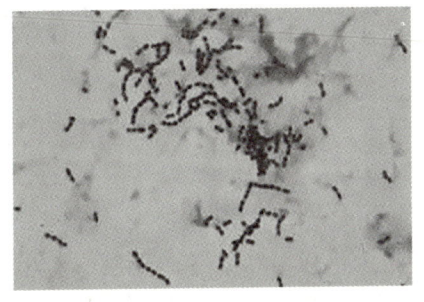

图3-1-3 链球菌光镜图

同的溶血现象。

（3）分类：常用的分类方法有以下两种。

1）根据溶血现象分类：①甲型溶血性链球菌：菌落周围有1～2mm的草绿色溶血环，称甲型溶血或α溶血，为不完全溶血，此菌又称草绿色链球菌，多为条件致病菌。②乙型溶血性链球菌：菌落周围有2～4mm宽大透明的无色溶血环，称乙型溶血或β溶血，溶血环中的红细胞完全溶解，为完全溶血，此菌又称溶血性链球菌，致病力较强，常引起人类多种疾病。A群链球菌多为乙型溶血性链球菌。③丙型链球菌：菌落周围无溶血环，又称不溶血性链球菌，一般无致病性。

2）按抗原构造分类：按细菌细胞壁多糖抗原不同，将链球菌分成A、B、C等20个群。对人类致病的链球菌90%属A群，其次为B群，其他群少见。链球菌的群别与其溶血性之间无平行关系，但对人类致病的A群链球菌多形成β溶血。

（4）抵抗力：链球菌的抵抗力较弱，60℃维持30分钟可被杀死；在干燥的尘埃中能生存数周；对常用消毒剂敏感；对青霉素、红霉素、四环素及磺胺药物敏感。青霉素是链球菌感染的首选治疗药物。

（5）抗原结构：主要有三种。①核蛋白抗原：无特异性，各种链球菌均同。②多糖抗原：为群特异性抗原，细菌壁的组成成分是分群依据。③蛋白质抗原：具有型特异性，是链球菌细胞壁的蛋白质抗原，与致病性有关的是M蛋白。

2.致病性

（1）致病物质：A群链球菌又称化脓性链球菌，有较强的侵袭力，并能产生多种外毒素和酶。

1）细菌胞壁成分：①脂磷壁酸：是链球菌细胞壁成分，与M蛋白一起构成菌毛状结构，使A群链球菌能黏附定居于人的皮肤、口腔和呼吸道黏膜等表面。②M蛋白：是A群链球菌细胞壁中的表面蛋白质组分，具有抗吞噬和抗吞噬细胞内的杀菌作用；与心肌、肾小球基底膜有共同抗原，可刺激机体产生特异性抗体，损害人类心血管等组织，引起某些超敏反应性疾病。

2）外毒素：①链球菌溶血素：有溶解红细胞、杀死白细胞及损伤心肌的作用，主要有"O"和"S"两种。链球菌溶血素O（SLO）为含-SH基的蛋白质，对氧敏感，遇氧时-SH基即被氧化为-SS-基，暂时失去溶血能力。若加入还原剂，又可恢复溶血能力。SLO能破坏白细胞和血小板。动物试验又证实对心脏有急性毒害作用，使心脏骤停。抗原性强，感染后2～3周至1年内，85%以上患者出现抗"O"抗体，病愈后可持续数月甚至数年，可作为链球菌感染或风湿热及其活动性的辅助诊断。链球菌溶血素S（SLS）是一种小分子的糖肽，无抗原性。对氧稳定，对热和酸敏感。血平板所见β溶血是由SLS所引起。②致热外毒素：又称红疹毒素或猩红热毒素，是人类猩红热的主要致病物质，主要引起发热、皮疹等。该毒素是蛋白质，对热稳定，具有抗原性，可分为A、B、C三种血清型。该毒素使吞噬细胞释放内源性致热源，直接作用于下丘脑的体温调节中枢而引起发热。

3）侵袭性酶类：①透明质酸酶：又称扩散因子，能分解细胞间质的透明质酸，使组织疏松，有利于细菌扩散。②链激酶：又称溶纤维蛋白酶，能使血液中的纤维蛋白酶原变成纤维蛋白酶，可溶解血块或阻止血浆凝固，有助于病菌在组织中扩散。③链道酶：又称脱氧核糖核酸酶，能分解黏稠脓液中具有高度黏性的DNA，使脓汁稀薄，细菌易于扩散。

（2）所致疾病：链球菌所致疾病中90%由A群链球菌引起，主要通过飞沫、皮肤伤口和经污染食品等途径感染，分为化脓性感染、中毒性疾病和超敏反应性疾病。

1）化脓性感染：由皮肤伤口侵入，引起皮肤及皮下组织化脓性炎症，如疖、痈、蜂窝织炎、丹毒等。沿淋巴管扩张，引起淋巴管炎、淋巴腺炎、败血症等。经呼吸道侵入，常有急性扁桃腺炎、咽峡炎，并蔓延周围引起脓肿、中耳炎、乳突炎、气管炎、肺炎等。

2）中毒性疾病：猩红热，由产生致热外毒素的A群链球菌所致的急性呼吸道传染病，临床特征为发热、咽峡炎、全身弥漫性皮疹和疹退后的明显脱屑。

3）超敏反应性疾病：主要有风湿热和急性肾小球肾炎。风湿热常继发于A群链球菌感染引起的咽炎或扁桃体炎，临床表现以心肌炎和关节炎为主。致病机制认为与Ⅱ型、Ⅲ型超敏反应有关。急性肾小球肾炎多见于儿童和少年，临床表现为蛋白尿、水肿和高血压。其发病机制也是一种超敏反应性疾病。

（二）肺炎链球菌

肺炎链球菌（pneumococcus），俗称肺炎球菌，5%～10%正常人上呼吸道中携带此菌。多数不致病或致病力弱，其中的有毒株是引起人类疾病的重要病原菌。主要引起大叶性肺炎。

1.生物学特性　肺炎链球菌为革兰染色阳性，菌体呈矛头状，多成双排列，宽端相对，尖端相背（图3-1-4）。无芽孢，无鞭毛，在机体内能形成厚荚膜。

营养要求较高，兼性厌氧，5%～10%CO_2生长最好，在血平板上菌落呈细小、灰白色、圆形略扁、半透明状，有草绿色溶血环，与甲型链球菌的

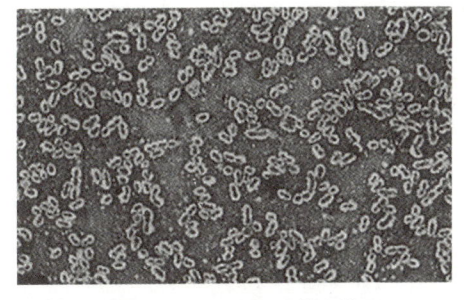

图3-1-4　肺炎链球菌光镜图

菌落相似。因能产生自溶酶，培养时间超过24小时，细菌自溶，菌落中央下陷呈脐状，可以与甲型链球菌鉴别。若于液体培养基中培养呈均匀混浊，后期可因产生自溶而变得澄清。对外界抵抗力较弱，对一般消毒剂敏感。

2.致病性　肺炎链球菌与致病有关的物质主要是荚膜，有抗吞噬作用。一般不致病，只形成带菌状态。当机体抵抗力下降时，主要引起大叶性肺炎，其次是支气管肺炎，可继发胸膜炎、脓胸，也可引起中耳炎、乳突炎和脑膜炎等。

三、奈瑟菌属

奈瑟菌属（Neiseria）是一群革兰阴性双球菌，种类较多，一般不致病，对人致病的有脑

膜炎奈瑟菌和淋病奈瑟菌。除淋球菌寄居于尿道黏膜以外，其余多为鼻咽腔黏膜的正常菌群。

（一）脑膜炎奈瑟菌

脑膜炎奈瑟菌（meningococcus）俗称脑膜炎球菌，是流行性脑脊髓膜炎（简称流脑）的病原菌。

1.生物学特性

（1）形态与染色：肾形或豆形，革兰阴性双球菌，成双排列，凹面相对（图3-1-5），直径0.6~0.8μm。在患者脑脊液中，细菌常位于中性粒细胞内，形态典型，对早期诊断有重要价值。新分离菌株大多有荚膜和菌毛。

（2）培养特性：专性需氧，初次分离培养需5%~10% CO_2气体环境。最适生长温度为35℃，营养要求较高，常用巧克力色血琼脂平板培养，形成圆形、略凸起、光滑、边缘整齐、半透明、湿润、蓝灰色菌落。

图3-1-5 脑膜炎奈瑟菌光镜图

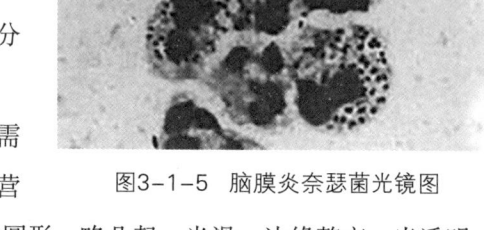

（3）抵抗力：对理化因素的抵抗力很弱。对冷、热和干燥极为敏感。加热60℃至5分钟即死亡。对各种消毒剂、磺胺药、青霉素等敏感。因能产生自溶酶，故标本应保温、保湿、立即送检。

2.致病性与免疫性

（1）致病物质：主要有荚膜、菌毛和内毒素。荚膜有抗吞噬作用，能增强细菌的侵袭力；菌毛使细菌黏附在咽部黏膜上皮细胞表面，利于细菌入侵；内毒素是主要致病物质，可引起机体发热，引起小血管及毛细血管内皮坏死、出血，出现皮肤瘀斑和微循环障碍。

（2）所致疾病：引起流行性脑脊髓膜炎。传染源为患者及带菌者。人类是脑膜炎奈瑟菌唯一的易感宿主。细菌经飞沫传播途径由鼻咽部侵入机体，依靠菌毛的作用黏附于鼻咽部黏膜上皮细胞表面。多数人感染后表现为带菌状态或隐性感染，细菌仅在体内短暂停留后被机体清除。只有少数人发展成脑膜炎。脑膜炎奈瑟菌感染的发病过程可分为三个阶段：①病原菌首先由鼻咽部侵入，依靠菌毛吸附在鼻咽部黏膜上皮细胞表面，引起局部感染。②随后细菌侵入血流，引起菌血症，伴随恶寒、发热、呕吐、皮肤出血性瘀斑等症状。③侵入血流的细菌大量繁殖，由血液及淋巴液到达脑脊髓膜，引起脑脊髓膜化脓性炎症。患者出现高热、头痛、喷射性呕吐、颈项强直等脑膜刺激症状。严重者可导致DIC，循环系统功能衰竭，于发病后数小时内进入昏迷。

（3）免疫性：机体对脑膜炎奈瑟菌的免疫性以体液免疫为主。6个月以内的婴儿可通过母体获得抗体，故具有一定的免疫力，6个月至2岁儿童因免疫力弱，发病率较高。

（二）淋病奈瑟菌

淋病奈瑟菌（gonococcus）又称淋球菌，是人类淋病的病原菌。人类是淋球菌唯一的自然宿主，淋病主要由性接触而传播。

1. 生物学特性

（1）形态与染色：革兰阴性双球菌，似一对咖啡豆，常成对排列，菌体长0.6~0.8μm，宽约0.5μm。形态与脑膜炎球菌相似。淋病急性期细菌常位于中性粒细胞内；慢性期则多位于细胞外，无芽孢、无鞭毛，新分离菌株有荚膜和菌毛。

（2）培养特性：专性需氧。营养要求高，常用巧克力色血琼脂平板培养，经24小时培养，可形成直径0.5~1.0mm、圆形、凸起、灰白色光滑型菌落。

（3）抵抗力：对热、冷、干燥以及消毒剂极度敏感。在干燥环境下仅能存活1~2小时，湿热55℃维持5分钟或100℃立即死亡，对磺胺类、青霉素等敏感，但易产生耐药性。

2. 致病性

（1）致病物质：淋球菌的致病主要与菌体外的结构有密切关系。淋球菌外结构为外膜，外膜的主要成分为膜蛋白、脂多糖和菌毛。菌毛易黏附于子宫腔和口腔上皮细胞表面，有致病力及传染性。膜蛋白可使淋球菌黏附于人体黏膜上，通过细胞吞噬作用进入细胞，在细胞内大量繁殖，导致细胞崩解，淋球菌扩散到黏膜下层引起感染。淋球菌可侵入泌尿生殖系统繁殖，男性发生尿道炎，女性引起尿道炎和子宫颈炎，如治疗不彻底，可扩散至生殖系统。

（2）所致疾病：人是淋球菌的唯一宿主，淋病主要通过性接触传播，也可通过间接接触被污染的浴盆、毛巾和衣被传播，引起男、女泌尿生殖道化脓性感染。感染初期表现为男性前尿道炎、女性尿道炎与宫颈炎，患者出现尿频、尿急、尿痛，尿道、宫颈有脓性分泌物，如未治疗可扩散到生殖系统，引起慢性感染，可导致不育。胎儿可经产道感染新生儿淋病性急性结膜炎。人类对淋球菌无自然免疫力，均易感，病后免疫力不强，不能防止再感染。

四、化脓性球菌的实验室检查及防治原则

细菌的实验室检查广泛应用于细菌感染性疾病的诊断和治疗，不同种类的细菌可以通过对标本的形态学检查、分离培养与鉴定做出病原学诊断，细菌的防治原则可为预防和治疗相关疾病、实施健康教育提供科学依据。

（一）实验室检查

细菌的实验室检查是将采集的标本进行形态学检查和分离培养，根据细菌的形态和菌落特征进行细菌的初步鉴定，必要时通过生化反应或其他试验做进一步鉴定。

1. 标本采集　根据不同感染性疾病的症状及感染性疾病的不同时期采集适宜的标本。对于化脓性感染可采集脓汁、咽拭子、分泌物、血液、脑脊液、呕吐物或剩余食物等，同时避免杂菌污染。如葡萄球菌和链球菌等引起的化脓性感染，可采集脓汁、咽拭子、分泌物等；疑为流脑患者可采取脑脊液、血液或出血瘀斑；疑为淋病患者可采集泌尿生殖道脓性分泌物，脑膜炎奈瑟菌和淋病奈瑟菌的标本应注意保温并立即送检。

2.形态学检查　检查细菌的染色、形态、结构、动力等，常用于细菌的分类和鉴定。化脓性球菌常采用直接涂片染色镜检法，标本采集后可直接涂片，革兰染色镜检，据细菌形态、排列和染色特性，可做初步诊断。

3.分离培养与鉴定　根据化脓性球菌的菌落特征、色素以及溶血情况等进行鉴定。如将致病性葡萄球菌接种于血琼脂平板，其主要鉴别要点为凝固酶产生阳性，菌落产生金黄色素，有溶血性，并能发酵甘露醇。脑膜炎奈瑟菌和淋病奈瑟菌标本接种于巧克力琼脂平板分离培养，取可疑菌落，通过形态及生化反应进一步鉴定。

（二）防治原则

细菌感染性疾病的防治应做到早发现、早诊断、早治疗。有些细菌感染可使用特异性疫苗或抗毒素血清进行预防和治疗，采用药物治疗时，可通过药物敏感实验选择敏感抗生素。

化脓性球菌感染预防应注意及时发现和治疗患者，以控制和减少传染源。对局部皮肤化脓性感染应注意个人卫生，保持皮肤清洁，创口应及时消毒处理，防止扩散。加强食品卫生监督管理，防止葡萄球菌引起的食物中毒。在医疗诊治和护理中严格无菌操作，防止医源性感染。对于链球菌引起的急性咽炎、扁桃体炎等，要及时治疗，防止风湿热、急性肾小球肾炎等超敏反应的发生。预防淋病的重要措施是开展防治性病的知识教育，防止不正当的两性关系。新生儿应用1%硝酸银滴眼液可预防淋球菌性结膜炎。合理使用抗生素，选用敏感药物进行治疗，预防形成耐药菌株。

第二节　消化道感染细菌

消化道感染细菌是指一群通过粪-口途径传播，经消化道侵入人体，引起胃肠道和（或）全身疾病的细菌。对人类有致病作用的包括肠道杆菌中的埃希菌属、志贺菌属、沙门菌属、弧菌属、螺杆菌属、弯曲菌属、变形杆菌属等。肠道杆菌是一大类寄居在人和动物的肠道中且生物学特性相似的革兰阴性杆菌，通过人和动物的粪便排出后，广泛分布于土壤、水和腐物中。大多数肠道杆菌为肠道的正常菌群，在一定条件下成为条件致病菌而致病，少数为致病菌，可引起肠道传染病。

肠道杆菌具有以下共同特性：

1.形态结构　革兰阴性杆菌，中等大小，无芽孢，除志贺菌属外，多数有鞭毛。致病菌多有菌毛，少数有荚膜。

2.培养特性　需氧或兼性厌氧，营养要求不高，在普通培养基上生长良好，菌落灰白色、表面光滑、边缘整齐、湿润，直径2～3mm。

3.生化反应　生物反应活泼，能分解多种糖和蛋白质，产生不同的代谢产物，是鉴别细菌的主要依据（表3-2-1）。乳糖发酵试验在初步鉴别肠道致病菌与非致病菌时有重要意义，致病菌一般不分解乳糖，而非致病菌多能分解乳糖。

表3-2-1　鉴别肠道杆菌的重要生化反应

菌属	动力	乳糖	葡萄糖	靛基质	硫化氢	尿素分解
埃希菌属	+	⊕	⊕	+	−	−
志贺菌属	−	−	+	+/−	−	−
沙门菌属	+	−	+	−	−/+	−
变形杆菌属	+	−	+	+/−	+/−	+

注：+：产酸/阳性/运动；⊕：产酸产气；−：不分解/阴性/不运动；+/−：多数阳性，有的阴性；−/+：多数阴性，有的阳性

4. 抗原结构　结构较复杂，主要有菌体（O）抗原、鞭毛（H）抗原、荚膜（K）抗原和毒力（Vi）抗原，常作为肠道杆菌分类、分型及鉴定菌种的依据。

5. 抵抗力　不强，对热及一般化学消毒剂敏感，对链霉素、卡那霉素敏感，但容易产生耐药性。胆盐、煌绿等染料对某些菌有选择性抑制作用，常用以制备选择培养基来分离肠道致病菌。

一、埃希菌属

埃希菌属（*Escherichia*）以临床上最常见的大肠埃希菌（*E.coli*）为代表，俗称大肠杆菌，大多数菌株为人类和动物肠道正常菌群，在婴儿出生几小时后进入肠道，并伴随终生。当宿主免疫力下降或细菌侵入肠外组织器官，即可成为条件致病菌，引起肠外感染。某些致病菌株可直接引起肠道内感染。

1. 生物学特性

（1）形态与染色：为革兰阴性短杆菌，(0.4~0.7) μm×(1.0~3.0) μm，多数菌株有周鞭毛，能运动（图3-2-1），有菌毛、荚膜及微荚膜。

（2）培养特性和生化反应：兼性厌氧菌，营养要求不高，在普通营养肉汤中呈浑浊生长。普通营养琼脂上呈圆形、凸起、灰白色的光滑型菌落。血琼脂平板上，少数菌株产生溶血环。生化反应活泼，能分解多种糖类，产酸产气。在肠道选择培养基如SS琼脂平板中能发酵乳糖产酸，形成红色菌落。

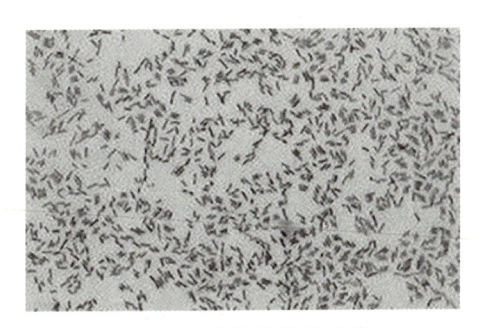

图3-2-1　大肠埃希菌光镜图

（3）抗原结构：主要有O抗原、H抗原和K抗原三种，一个菌株的抗原类型由特殊的O、K和H抗原代码表示，其血清型别的方式是按O：K：H排列，例如O111：K58：H2。

（4）抵抗力：对热的抵抗力较其他肠道杆菌强，在粪便、土壤和水中可存活数天，对消毒剂敏感，对磺胺类、链霉素和氯霉素等敏感，但易产生抗药性。

2.致病性与卫生学意义

（1）致病物质

1）定居因子：又称黏附素，与菌毛类似，可使大肠埃希菌紧密黏附在致病部位。

2）外毒素：某些肠产毒型大肠埃希菌能产生多种外毒素，分为不耐热肠毒素和耐热肠毒素。不耐热肠毒素65℃维持30分钟即被破坏，其作用机制为激活肠黏膜上皮细胞的腺苷酸环化酶，使细胞内cAMP增加，促使小肠液过度分泌，引起腹泻。耐热肠毒素对热稳定，100℃维持20分钟仍不被破坏，能激活肠黏膜上皮细胞的鸟苷酸环化酶，使胞内cGMP增加，导致肠腔积液而引起腹泻。此外，肠出血型埃希菌还能产生可使肠黏膜上皮细胞死亡脱落并导致肠道出血的志贺毒素Ⅰ型和Ⅱ型等。

3）其他致病物质：K抗原具有抗吞噬作用；内毒素可引起发热、休克和弥散性血管内凝血。

（2）所致疾病

1）肠道外感染：多数大肠埃希菌在肠道内不致病，为正常菌群，当人体免疫力低下或侵入肠外组织或器官时，可引起肠外化脓性感染，以泌尿系统感染最为常见，也可引起腹膜炎、阑尾炎、胆囊炎、手术创口感染等，婴幼儿和老年人可引起脑膜炎以及败血症。

2）肠道内感染：某些血清型大肠埃希菌可引起肠道内感染，主要表现为腹泻，与食入污染的食品和饮水有关，为外源性感染。

根据致病机制的不同，引起人类肠道感染的大肠埃希菌可分为五类。①肠产毒性大肠埃希菌（ETEC）：能产生肠毒素，是婴幼儿和旅游者腹泻的重要病原菌。②肠侵袭性大肠埃希菌（EIEC）：主要侵袭较大儿童和成人，症状类似细菌性痢疾，有发热、腹痛、腹泻、脓血便及里急后重等症状。③肠致病性大肠埃希菌（EPEC）：为婴幼儿腹泻的主要病原菌，成人少见。④肠出血性大肠埃希菌（EHEC）：儿童易感，是出血性结肠炎和溶血性尿毒综合征的病原体，有出血性腹泻，剧烈腹痛，可引起儿童急性肾衰和溶血性尿毒综合征。⑤肠集聚型大肠埃希菌（EAEC）：引起婴儿持续性水样腹泻、呕吐、脱水，偶有血便和低热。

（3）卫生学意义：肠道中的大肠埃希菌随粪便排出体外，可污染周围环境、水源、食品等。待测样品中检出大肠埃希菌愈多，表示被粪便污染愈严重，也间接表明有肠道致病菌污染的可能。因此，在卫生学中常以"大肠菌群数"作为检测环境、水源、食品被粪便污染的指标之一。我国卫生标准规定，每毫升饮水中细菌总数不超过100个，每升饮水中大肠菌群数不得超过3个。

二、志贺菌属

志贺菌属（*Shigella*）俗称痢疾杆菌，是人类细菌性痢疾的病原菌。根据生化反应与血清学试验，该属细菌分为A群即痢疾志贺菌、B群即福氏志贺菌、C群即鲍氏志贺菌和D群即宋内志贺菌四群，我国以福氏和宋内志贺菌引起的细菌性痢疾最为常见。

1.生物学性状

（1）形态与染色：革兰阴性杆菌，大小为（0.5~0.7）μm×（2~3）μm，无荚膜，无芽孢，无鞭毛，多数有菌毛（图3-2-2）。

（2）培养特性及生化反应：营养要求不高，在普通培养基上生长后可形成中等大小、光滑型菌落。在肠道鉴别培养基上不能发酵乳糖（除宋内志贺菌外）而形成无色、半透明、较小的菌落。

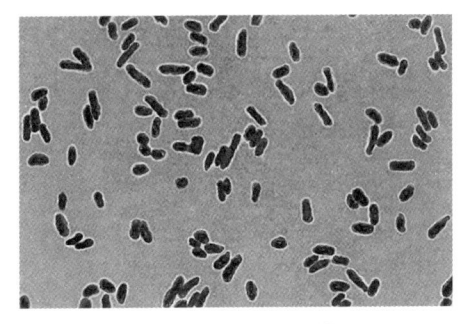

图3-2-2 志贺菌光镜图

（3）抗原结构和分类：志贺菌的抗原有O抗原和K抗原。O抗原是分类的依据，根据O抗原和生化反应的不同，将志贺菌分为A、B、C、D四群。

（4）抵抗力：志贺菌的抵抗力比其他肠道杆菌弱，加热60℃维持10分钟可被杀死。对酸和一般消毒剂敏感。在粪便中，由于其他肠道菌产酸或噬菌体的作用常使本菌在数小时内死亡，故粪便标本应迅速送检。在适宜的温度下，可在水及食品中繁殖，引起水源或食物型的暴发流行。由于磺胺类抗菌剂及抗生素的广泛应用，志贺菌的多重耐药性问题日趋严重，给临床治疗带来一定困难。

2.致病性与免疫性

（1）致病物质

1）侵袭力：菌毛黏附于肠黏膜上皮细胞，诱导细胞内吞。

2）内毒素：可产生毒性很强的内毒素，作用在肠壁上增强其通透性，促进对内毒素的吸收，引起发热、神智障碍、中毒性休克等内毒素血症的症状；内毒素破坏肠黏膜而形成炎症、溃疡，出现典型的脓血黏液便；作用于肠壁自主神经，引起肠道功能紊乱，肠蠕动失调和痉挛，导致腹痛，刺激直肠括约肌则出现里急后重等症状。

3）外毒素：A群Ⅰ型和Ⅱ型菌株可产生外毒素，称为志贺毒素，具有神经毒性、细胞毒性和肠毒性作用，可引起神经麻痹、细胞坏死和水样腹泻。

（2）所致疾病：引起细菌性痢疾，简称菌痢，是最常见的肠道传染病，夏秋季患者最多。传染源主要为患者和带菌者，主要经粪－口途径传播。人类对志贺氏菌易感，10~150个细菌可引起细菌性痢疾。

1）急性细菌性痢疾：发病急，有发热、腹痛、腹泻、脓血黏液便和里急后重等症状。儿童、老人和免疫力低下的人群常在腹痛、腹泻未出现时呈现严重的全身中毒症状。

2）中毒性菌痢：多见于儿童。无明显消化道症状，由于内毒素被迅速吸收入血，造成微循环障碍，导致高热、休克、昏迷、呼吸衰竭等，主要表现为明显的全身中毒症状，死亡率高。

3）慢性细菌性痢疾：急性菌痢治疗不彻底，或机体抵抗力低、营养不良或伴有其他慢性病时，易转为慢性。病程多在2个月以上，迁延不愈或时愈时发。

（3）免疫性：病后免疫力不牢固，不能防止再感染。痢疾杆菌菌型多，各型间无交叉免疫。机体对菌痢的免疫主要依靠肠道的局部免疫，即肠道黏膜细胞吞噬能力的增强和SIgA的作用，可阻止痢疾杆菌黏附到肠黏膜上皮细胞表面，但维持时间短，由于痢疾杆菌不侵入血液，故血清型抗体（IgM、IgG）不能发挥作用。部分患者可成为带菌者，带菌者是重要的传染源，不能从事饮食业、炊事及保育工作。

三、沙门菌属

沙门菌属（*Salmonella*）是一群寄生于人和动物肠道中，生化反应、抗原构造相似的革兰阴性杆菌。目前已发现的血清型有2 000多个，与人类关系密切的主要有引起肠热症的伤寒沙门菌、甲型副伤寒沙门菌、肖氏沙门菌和希氏沙门菌等，部分对人和动物均能致病，如猪霍乱沙门菌、鼠伤寒沙门菌和肠炎沙门菌等。

1．生物学性状

（1）形态与染色：革兰阴性杆菌，大小为（0.6~1.0）μm×（2.0~3.0）μm，除鸡沙门菌等个别菌种外均有周身鞭毛，无芽孢，一般无荚膜（图3-2-3），能运动，多数有菌毛。

（2）培养特性与生化反应：营养要求不高，在普通琼脂上培养即可生长，在液体培养基中呈均匀混浊。在肠道鉴别培养基上可形成直径2~4mm的无色或半透明菌落，对胆盐耐受。除伤寒沙门菌不产气外，多数沙门菌均可发酵葡萄糖产酸产气。

（3）抗原结构：主要由O抗原和H抗原组成，部分菌株有类似大肠杆菌K抗原的表面抗原，与细菌的毒力有关，为Vi抗原。

1）O抗原：即菌体抗原，耐受高温不被破坏。沙门菌属的菌体抗原有50多种，可作为分类的依据，将有共同抗原的细菌归为一组，共分为58个群，临床上常见A~F群，每群都有群特异性抗原，如A群O2、B群O4、D群O9等。

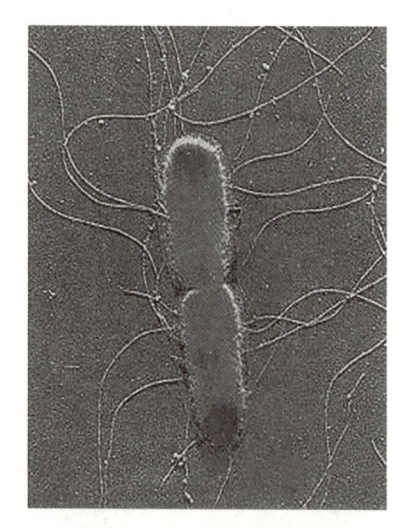

图3-2-3 沙门菌电镜图

2）H抗原：即鞭毛抗原，为不耐热的蛋白质。H抗原是分型的依据。沙门菌H抗原有两相，第一相为特异性抗原，用a、b、c……表示；第二相为共同抗原，用1、2、3……表示。具有两相H抗原的为双相菌，具有一相H抗原的为单相菌。

3）表面抗原：性质不稳定，加热60℃维持30分钟或经苯酚处理可被破坏。新分离的伤寒沙门菌和希氏沙门菌有Vi抗原，经传代培养后易消失。Vi抗原存在于菌体表面，可阻止吞噬细胞对菌体的吞噬作用，与细菌毒力有关。Vi抗体的测定有助于检出带菌者。

（4）抵抗力：沙门菌抵抗力不强，加热60℃维持15分钟即死亡，在水中可存活2~3周，粪便中可存活1~2个月。对胆盐、煌绿等染料抵抗力强，可加入选择培养基中用来筛选沙门菌。

2.致病性

（1）致病物质

1）侵袭力：借助菌毛可吸附于小肠黏膜上皮细胞表面，有助于侵入机体细胞。菌体外的Vi抗原具有抗吞噬作用。

2）内毒素：沙门菌主要的致病物质，可引起机体发热，白细胞减少，大量内毒素可导致中毒性休克。此外还有激活补体、产生趋化因子、吸引白细胞、导致肠道局部炎症反应等作用。

3）肠毒素：某些沙门菌如鼠伤寒沙门菌能产生肠毒素，可引起急性胃肠炎。

（2）所致疾病：沙门菌主要通过消化道传播，可引起以下疾病。

1）伤寒与副伤寒：即肠热症，由伤寒沙门菌和甲型副伤寒沙门菌、肖氏沙门菌、希氏沙门菌引起。患者和带菌者是本病的传染源。伤寒和副伤寒的致病机制、临床表现基本相似，只是伤寒较副伤寒症状重，病程更长。病菌随污染的食物进入消化道后，侵入小肠壁和肠系膜淋巴组织繁殖，经胸导管进入血流，引起第一次菌血症。此时是病程的第1周，患者出现发热、不适、全身酸痛等症状。病菌随血流进入肝、脾、肾、胆囊和骨髓等器官并在其中大量繁殖，细菌再次入血，导致第二次菌血症。此时是病程的第2~3周，患者出现持续高热（39~40℃）7~10天，相对缓脉、皮肤玫瑰疹、肝脾肿大和外周血白细胞减少等全身中毒症状。胆囊内的细菌可随胆汁进入肠道，一部分随粪便排出，另一部分再次侵入肠壁淋巴组织，使已致敏的组织发生超敏反应，导致局部坏死、溃疡，严重者出现肠出血或肠穿孔等并发症。肾脏中的病菌可随尿液排出。若无并发症，第3~4周后病情开始好转。伤寒或副伤寒病后可获得以细胞免疫为主的牢固免疫力，很少出现再感染。

2）食物中毒：主要由鼠伤寒沙门菌、肠炎沙门菌、猪霍乱沙门菌等引起。食入含有大量细菌的食品后6~24小时出现恶心、呕吐、腹痛、腹泻和发热等症状，多在2~4天自愈。食物中毒的病程短，细菌一般不侵入血流，故病后免疫力不显著。

3）败血症：多由猪霍乱沙门菌、希氏沙门菌、鼠伤寒沙门菌、肠炎沙门菌引起。细菌侵入机体后迅速进入血液，出现高热、寒战、厌食、贫血等症状，可导致脑膜炎、骨髓炎、胆囊炎、心内膜炎等。

4）无症状带菌者：少量患者在症状消失1年或更长时间后仍可在粪便中检出相应沙门菌，成为无症状带菌者，是肠热症的重要传染源。

四、螺形菌

螺形菌是广泛分布于自然界的一大群菌体短小、弯曲成弧形、运动活泼的革兰阴性菌，其中与人类疾病关系密切的主要包括弧菌属（Vibrio）、螺杆菌属（Helicobacter）和弯曲菌属（Campylobacter）中的致病菌。弧菌属的主要致病菌有霍乱弧菌，螺杆菌属的主要致病菌有幽门螺杆菌，弯曲菌属的主要致病菌有空肠弯曲菌。

（一）霍乱弧菌

霍乱弧菌（V.cholerae）是弧菌属中与人类感染有关的重要致病菌，是霍乱的病原体。霍乱是烈性消化道传染病，自1817年以来，霍乱曾在全球引起七次大流行，具有发病急、潜伏期短、传播快、死亡率高等特点，是我国甲类法定传染病。

1. 生物学性状

（1）形态与染色：革兰染色阴性，菌体呈弧形或逗点状，菌体一端有单鞭毛，运动活泼，有菌毛，无荚膜，无芽孢（图3-2-4）。经人工培养后，常呈现杆状而不易与肠道杆菌区别。取患者米泔水样便做悬滴观察，可见细菌呈穿梭样或流星状运动。粪便涂片染色呈鱼群状排列。

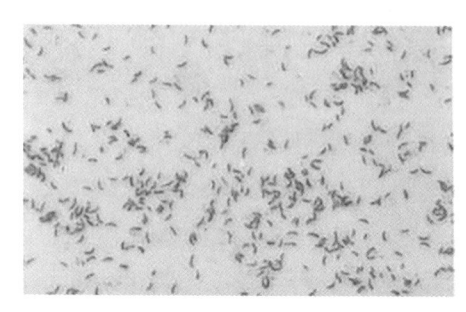

图3-2-4 霍乱弧菌光镜图

（2）培养特性与生化反应：兼性厌氧菌，营养要求不高，耐碱不耐酸，在pH为8.8~9.0的碱性琼脂平板上生长良好。常用碱性蛋白胨作为选择培养基，于其他细菌相鉴别。霍乱弧菌能分解葡萄糖、甘露醇、蔗糖、麦芽糖，产酸不产气，缓慢分解乳糖，吲哚反应阳性，霍乱红实验阳性。

（3）抗原结构：有耐热的O抗原和不耐热的H抗原。根据O抗原的不同可将霍乱弧菌分为155个血清群，其中O1群、O139群引起霍乱流行，其余血清群可引起散发人类胃肠炎。

（4）抵抗力：对热、干燥、日光、化学消毒剂和酸均敏感。100℃煮沸1~2分钟可杀死，在正常胃酸中仅存活4分钟。对氯敏感，可用漂白粉处理患者排泄物、呕吐物。

2. 致病性

（1）致病物质：①鞭毛与菌毛：活泼的鞭毛运动有助于细菌穿过肠黏膜表面的黏液层，依靠普通菌毛黏附并定植在肠黏膜上皮细胞。②霍乱肠毒素：为不耐热的外毒素，是目前已知致泻毒素中最强的肠毒素。由一个A亚单位与五个相同的B亚单位组成，A亚单位是毒素的活化中心，B亚单位是毒素的结合部位，能与肠黏膜上皮细胞GM1神经节苷脂受体结合，使A亚单位进入细胞内发挥毒性作用，导致肠黏膜上皮细胞的分泌功能亢进，水和电解质等肠液分泌增加，发生严重的呕吐与腹泻。

（2）所致疾病：人类是霍乱弧菌的唯一易感者。传染源是患者或带菌者，主要通过污染的水源或食物经口感染。霍乱弧菌经过胃酸屏障到达小肠，穿过黏液层黏附在小肠黏膜细胞表面迅速生长繁殖，产生霍乱肠毒素，引起一系列的临床症状。霍乱的典型症状为剧烈的腹泻及呕吐，严重时每小时失水量可高达1L，腹泻物中含有肠黏膜、上皮细胞和大量细菌，呈米泔水样。大量水和电解质的丧失可导致患者出现严重的脱水、代谢性酸中毒和电解质紊乱，也可因肾衰竭、休克而死亡。病后可获得牢固免疫力，再感染者少见。以体液免疫为主，肠黏膜表面的SIgA是防止再感染的主要抗体。

（二）幽门螺杆菌

螺杆菌属的代表菌种是幽门螺杆菌（*Helicobacter pylori*），其感染与慢性胃炎、消化性溃疡、胃癌和黏膜相关性淋巴样组织（MALT）淋巴瘤密切相关。

1. 生物学性状

（1）形态与染色：革兰染色阴性，大小为（2.0~4.0）μm×（0.5~1.0）μm，菌体在胃黏膜上皮细胞表面常呈典型的螺旋状或弧形（图3-2-5）。菌体一端有多根鞭毛，运动活泼。

（2）培养特性与生化反应：微需氧，营养要求高，对低pH有较强的耐受力，最适生长pH为4.5~7.0，生长缓慢，37℃培养3~6天可见针尖状无色透明菌落。生化反应不活泼，不分解糖类，过氧化氢酶和氧化酶阳性，快速尿素酶试验是鉴定的主要依据之一。

（3）抗原结构：不同菌株间有共同的外膜蛋白抗原，与空肠弯曲菌无交叉反应，其鞭毛抗原与弯曲菌有明显交叉反应。

2. 致病性 幽门螺杆菌在人群中的感染非常普遍，在胃炎、胃溃疡患者胃黏膜中的检出率高达80%以上，与胃腺癌或胃淋巴瘤的发生也密切相关。传染源主要是患者，

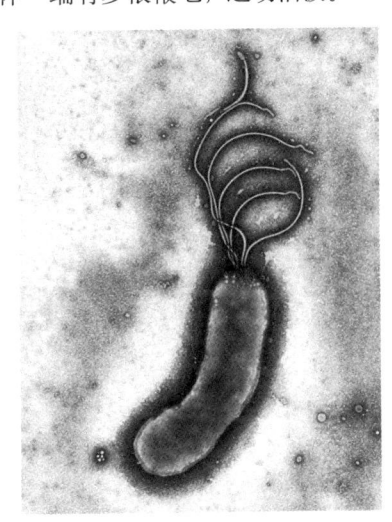

图3-2-5 幽门螺杆菌电镜图

传播途径是粪-口途径，致病机制可能与多种因素有关，确切致病物质以及致病机制尚不清晰。大多数感染者没有明显症状，少数感染者有以下临床症状。

（1）胃炎：幽门螺杆菌感染可引起急性胃炎、慢性浅表性胃炎、弥漫性胃窦胃炎，数年后可进展为多灶性、萎缩性胃炎。

（2）消化性溃疡：少数感染者可发展为胃溃疡、十二指肠溃疡。几乎所有消化性溃疡患者均有幽门螺杆菌感染性胃炎，此感染根除后溃疡可治愈，复发率也明显降低。

（3）胃癌与胃MALT淋巴瘤：幽门螺杆菌感染可能诱使细胞发生突变，诱导胃癌的发生。极少数患者病变涉及胃壁淋巴组织，有导致胃MALT淋巴瘤的危险。

（三）弯曲菌属

弯曲菌属（*Campylobacter*）是一类菌体弯曲呈S形的革兰阴性菌，广泛分布于动物界，常定居于家禽和野鸟的肠道内，引起动物的多种疾病。对人类致病的主要是空肠弯曲菌（*C.jejuni*），以空肠亚种最为常见，可引起腹泻及肠外感染等。

空肠弯曲菌形态呈逗点状、S形或海鸥状，一端或两端具有单鞭毛，运动活泼，无荚膜，无芽胞；微需氧，营养要求高，生化反应不活泼；主要有O抗原、K抗原和H抗原；抵抗力较弱，56℃维持5分钟即被杀死，干燥环境中仅能存活3小时。对氧、化学消毒剂敏感。

空肠弯曲菌是禽类肠道正常寄生菌，人通过接触禽类粪便，或通过食入污染的水源、食物和牛奶感染。空肠弯曲菌侵入小肠上皮细胞引起胃肠炎，临床表现为痉挛性腹痛、腹泻、血便或果冻样便，伴有头痛、全身不适、发热，也可引起败血症和其他脏器感染。夏秋季多见，5岁以下儿童的发病率最高。

五、变形杆菌属

变形杆菌属（*Proteus*）属于肠道杆菌，是广泛分布于水、土壤、腐败有机物及人或动物肠道中的革兰阴性杆菌，为条件致病菌。大小为（0.4~0.6）μm×（1~3）μm，有周身鞭毛和菌毛，运动活泼；营养要求不高，在普通培养基上形成以接种部位为中心的同心圆形的波纹状菌苔，称为迁徙生长现象。能迅速分解尿素。普通变形杆菌X2、X19和XK菌株的O抗原与立克次体有共同抗原，故可用来代替立克次体抗原与患者血清进行交叉凝集反应，以辅助诊断立克次体病，称为外斐反应（Weil-Felix test）。

变形杆菌为人体正常菌群，一定条件下可成为条件致病菌，是仅次于大肠埃希菌的引起尿路感染的主要病原菌，其中奇异变形杆菌和普通变形杆菌是引起泌尿系统感染的主要病原菌。在尿路感染中，易形成结石。有的菌株还可引起食物中毒、肺炎、创伤及烧伤感染等，是医院感染重要的病原菌。

六、消化道感染细菌的实验室检查及防治原则

（一）实验室检查

1. **标本采集** 大肠埃希菌引起的肠道感染和泌尿道感染，应分别采集粪便和中段尿；肠热症患者在病程1~2周内取血液，2~3周时取粪便或尿液；细菌性痢疾应取患者服药前的新鲜粪便的脓血黏液部分，并立即送检；霍乱患者应采集米泔水样粪便或呕吐物，严密包装，专人送检。

2. **形态学检查** 消化道感染细菌大多数为中等大小的革兰阴性杆菌，形态学性状相似，难以区分。霍乱弧菌可取患者米泔水样便做悬滴观察，可见弧菌运动活泼，呈穿梭样或流星状运动。

3. **分离培养和鉴定** 生化反应活泼，能分解多种糖类和蛋白质，产生不同的代谢产物，常用于鉴别不同的菌属和菌种。分离培养常用SS、伊红亚甲蓝或中国红等选择培养基，菌落的特点是鉴别细菌的基础。如大肠埃希菌在肠道选择培养基上形成有颜色的菌落，而沙门菌或志贺菌可形成无色半透明的菌落。

4. **血清学检查** 肥达试验常用于伤寒和副伤寒的辅助诊断，是一种血清学试验，是用已知伤寒菌菌体（O）抗原和鞭毛（H）抗原，以及甲、乙、丙型副伤寒沙门菌H抗原与患者血清做定量凝集试验，测定患者血清中相应抗体的含量，以辅助诊断伤寒或副伤寒。一般伤寒沙门

菌O凝集效价≥1∶80，H凝集效价≥1∶160，副伤寒沙门菌H凝集效价≥1∶80时，有诊断意义。幽门螺杆菌的快速检测方法有尿素酶试验、尿素呼吸试验等。

（二）防治原则

加强卫生宣传教育、切断传播途径是预防消化道细菌感染的重要措施。加强饮食卫生及粪便管理，培养良好的饮食卫生习惯；对患者及带菌者应早发现、早隔离、早治疗，其排泄物及时消毒；对饮食加工人员和餐饮服务人员定期进行检查，严禁带菌者从事餐饮服务工作。临床治疗是根据体外药敏试验结果选用合适抗生素，保持水及电解质的平衡，对并发症积极处理，如肠出血、肠穿孔、胆囊炎、心肌炎等。

第三节 呼吸道感染细菌

呼吸道感染细菌是一类经呼吸道传播，引起呼吸道及呼吸道以外其他组织器官病变的细菌。主要有结核分枝杆菌、白喉棒状杆菌、百日咳鲍特菌、流感嗜血杆菌等。

一、分枝杆菌属

分枝杆菌属（*Mycobacterium*）是一类菌体细长、稍弯曲的杆菌，因有分枝生长的趋势而得名。本属细菌的细胞壁含有大量脂质，革兰染色不易着色，常用抗酸染色法染色，因能抵抗盐酸乙醇的脱色，故又称抗酸杆菌。对人有致病作用的主要有结核分枝杆菌和麻风分枝杆菌。

结核分枝杆菌俗称结核杆菌，是引起人和动物结核病的病原菌。对人致病的有人型、牛型结核分枝杆菌。

1. 生物学特性

（1）形态与染色：菌体细长略带弯曲，大小为（0.4~0.6）μm×（1~3）μm，多呈分枝状，有荚膜，无鞭毛，无芽孢。抗酸染色法阳性，染成红色，其他非抗酸菌和细胞杂质被染成蓝色（图3-3-1）。

（2）培养特性：专性需氧，营养要求高，常用罗氏培养基培养。最适温度为37℃，pH为6.5~6.8。生长缓慢，繁殖一代需要约18小时，故在固体培养基中至少需要2~4周才出现菌落。菌落呈乳白色或米黄色，不透明，呈颗粒、结节或菜花状。在液体培养基中形成皱褶的菌膜浮于液面。由于抗结核药物的应用，患者标本中常培养出L型细菌。

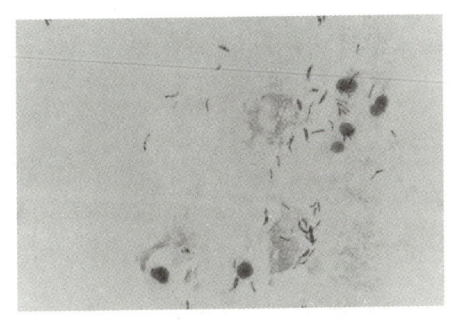

图3-3-1 结核分枝杆菌光镜图

(3) 抵抗力：结核分枝杆菌细胞壁中含大量脂质，对干燥、酸碱、染料等有较强的抵抗力。若黏附在尘埃上可保持传染性8~10天，在干燥的痰中可存活6~8个月，在3%的盐酸、6%的硫酸和4%的氢氧化钠中30分钟仍有活力，故常用酸、碱处理有杂菌污染的标本。对湿热、紫外线、乙醇较敏感，在液体中63℃加热15分钟、直接日光照射2~3小时或75%乙醇接触2分钟即可被杀死。对异烟肼、链霉素、利福平等药物敏感，但易出现耐药性。

(4) 变异性：结核分枝杆菌可发生形态、菌落、毒力和耐药性等多种变异。在不良环境中，特别是受药物的影响，结核分枝杆菌可变为L型。结核分枝杆菌易发生耐药性变异，已成了结核病防治的极大障碍。卡介苗（BCG）是将有毒的牛型结核分枝杆菌经毒力变异后制成的减毒活疫苗，经过13年230次传代，保持了免疫原性，降低了毒性，现广泛用于结核病的预防。

2. 致病性　结核分枝杆菌无内毒素，也不产生外毒素和侵袭性酶类，其致病性可能与细菌在组织细胞内大量繁殖引起的炎症反应，菌体成分和代谢产物的毒性并诱导机体产生免疫损伤有关。

(1) 致病物质

1) 脂质：细胞壁所含的脂质约占细胞壁干重的60%，与细菌毒力密切相关，主要包括索状因子、磷脂、硫酸脑苷脂和蜡质D等。索状因子能使结核分枝杆菌相互粘连，在液体培养液中呈索状排列，能破坏细胞线粒体，抑制粒细胞游走并形成肉芽肿；磷脂能促进单核细胞增生，引起结核结节与干酪样坏死；硫酸脑苷脂可使结核分枝杆菌在吞噬细胞中长期存活；蜡质D具有免疫佐剂的作用，激发机体产生迟发性免疫反应。

2) 荚膜：主要作用是抗吞噬，有助于黏附并侵入宿主细胞，阻止药物及化学物质等进入菌体内。

3) 蛋白质：主要成分为结核菌素，与蜡质D结合后能使机体发生较强的迟发型超敏反应，引起组织坏死和全身中毒症状，引进结核结节形成。

(2) 所致疾病：结核分枝杆菌可通过呼吸道、消化道和受损伤的皮肤黏膜等多种途径侵入易感机体，引起多个组织器官的结核病，其中以通过呼吸道感染引起肺结核最为常见。排菌的肺结核患者是主要的传染源。

1) 原发感染：多发生于儿童，指初次感染结核分枝杆菌后肺部发生病变。当结核分枝杆菌经呼吸道侵入肺泡后被巨噬细胞吞噬，由于该菌含有大量脂质，可抵抗吞噬杀伤作用而在巨噬细胞内繁殖，使巨噬细胞遭受破坏而崩解，释放出的大量结核分枝杆菌被其他吞噬细胞吞噬。重复此过程，在肺泡内引起以中性粒细胞及淋巴细胞浸润为主的渗出性炎症，为原发病灶。原发病灶内细菌可经淋巴管到达肺门淋巴结，引起淋巴管炎和肺门淋巴结肿大。原发病灶、淋巴管炎和肺门淋巴结肿大称为原发综合征。感染3~6周后，随着机体特异性免疫以及超敏反应的发生，病灶产生干酪样坏死，并形成结核结节。90%以上的原发感染可形成纤维化或钙化而自愈，但有些原发灶内仍有一定量的结核分枝杆菌长期潜伏，不断刺激机体产生特异性免疫，也可成为日后内源性感染的来源。极少数免疫力低下者，结核分枝杆菌可经淋巴系统和血流播散至骨、关节、肾、脑膜等部位，引起相应的肺外结核病。

2）原发后感染：为再次感染，多发生于成年人，多由潜伏在原发病灶内的结核分枝杆菌再度大量繁殖而发病（内源性感染），极少数是外源性感染所致。由于机体已有特异性细胞免疫，因此原发后感染的特点是病灶多局限，一般不累及邻近的淋巴结，呈慢性组织损伤，易发生结核结节、干酪样坏死和纤维化，被纤维素包绕的干酪样坏死可钙化而痊愈。若干酪样坏死灶液化，结节破溃，排入邻近支气管，则可形成空洞并释放大量结核分枝杆菌随痰排出体外，为开放性肺结核，传染性很强。

3）肺外感染：部分感染患者结核分枝杆菌可进入血液循环引起肺外感染，导致肺外结核病，如脑、肾、骨、关节、生殖系统等结核。痰菌被咽入消化道可引起肠结核、结核性腹膜炎等，也可通过皮肤伤口导致皮肤结核。

3.免疫性

（1）有菌免疫：结核分枝杆菌是胞内寄生菌，其免疫主要是以T细胞为主的细胞免疫。T细胞不能直接与胞内菌作用，必须先与感染细胞反应，导致细胞崩溃，释放出结核分枝杆菌。机体对结核分枝杆菌虽能产生抗体，但抗体只能与释出的细菌接触起辅助作用。只有当结核分枝杆菌或其组分在体内存在时，机体才有免疫力，属于感染免疫或有菌免疫，一旦结核分枝杆菌或其组分全部消失，免疫力也随之消失。

（2）超敏反应：随着机体对结核分枝杆菌产生保护作用的同时，也可以看到迟发型超敏反应的产生，二者均为T细胞介导的结果。从科赫现象（Koch phenomenon）可以看到，将结核分枝杆菌初次注入健康豚鼠皮下，10~14天后局部溃烂不愈，附近淋巴结肿大，细菌扩散至全身，表现为原发感染的特点。若以结核分枝杆菌对曾感染过结核的豚鼠进行再感染，则于1~2天内局部迅速产生溃烂，易愈合，附近淋巴结不肿大，细菌亦很少扩散，表现为原发后感染的特点。可见再感染时溃疡浅、易愈合、不扩散，表明机体已有一定免疫力。但再感染时溃疡发生快，说明在产生免疫的同时有超敏反应的参与。近年来研究表明，结核分枝杆菌诱导机体产生免疫和超敏反应的物质不同。超敏反应主要由结核菌素蛋白和蜡质D共同引起，而免疫则由结核分枝杆菌核糖体RNA（rRNA）引起。两种不同抗原成分激活不同的T细胞亚群，以致释放出不同的淋巴因子所致。

（3）结核菌素试验：在结核分枝杆菌感染中，特异性免疫和超敏反应同时存在，可通过检测机体对结核菌素的超敏反应来了解机体对结核分枝杆菌的细胞免疫水平。结核菌素试验是用结核菌素进行皮试，测定机体对结核分枝杆菌有无迟发型超敏反应的一种皮肤试验，以判断机体对结核分枝杆菌有无免疫力。

结核菌素：一种是旧结核菌素（OT），含有结核分枝杆菌蛋白的混合物；另一种是纯蛋白衍生物（PPD），每0.1mL含5单位。

试验方法：取0.1mL（5单位）PPD注入受试者前臂掌侧皮内，48~72小时后观察局部反应结果：

结果及意义：①注射部位无红肿硬结或硬结直径＜5mm为阴性，提示未感染过结核杆菌或未接种过卡介苗，还可见于感染初期；或机体细胞免疫功能低下等情况。②5mm≤红肿硬结直径≤15mm为阳性，表示感染过结核分枝杆菌或接种过卡介苗，机体对结核分枝杆菌有一定的免疫力。③红肿硬结直径≥15mm为强阳性，表明可能为活动性结核病。

应用：选择卡介苗接种对象及测定卡介苗接种后的免疫效果，为婴幼儿（尚未接种卡介苗者）结核病诊断的参考；在未接种卡介苗的人群中做结核分枝杆菌感染的流行病学调查，测定肿瘤等患者的细胞免疫功能。

二、其他呼吸道感染细菌

（一）白喉棒状杆菌

白喉棒状杆菌（*C.diphtheriae*）俗称白喉杆菌，是引起人类白喉的病原菌，通过呼吸道侵入人体引起感染。白喉是一种急性呼吸道传染病，因患者咽、喉等处黏膜可出现灰白色假膜而得名，多发生于儿童。

1.生物学性状

（1）形态与染色：菌体细长微弯，粗细不一，一端或两端膨大呈棒状，大小为（2.0~5.0）μm×（0.5~1.0）μm，排列不规则，多单个存在或排列呈L、V、T等形状或栅栏状。常呈革兰染色阳性，无荚膜、鞭毛，不产生芽孢。亚甲蓝染色时菌体着色不均匀，可见色深的颗粒。用Albert染色，这些颗粒呈蓝黑色，与菌体着色不同，称为异染颗粒，具有重要的鉴别意义（图3-3-2）。

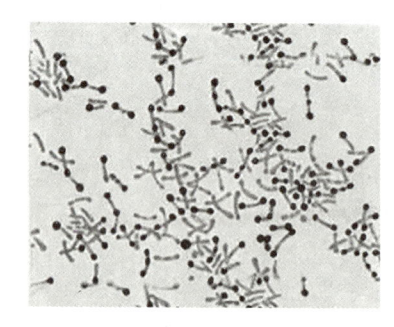

图3-3-2 白喉棒状杆菌光镜图

（2）培养特性：需氧或兼性厌氧。营养要求高，在含血液、血清或鸡蛋的培养基上生长良好。37℃培养24小时，形成直径1~3mm、灰白色、圆形凸起的光滑菌落。在亚碲酸钾血平板上培养，因细菌能还原碲元素而使菌落呈黑色，可作为棒状杆菌的选择培养基，分解葡萄糖、麦芽糖、果糖等产酸不产气。

（3）抵抗力：对湿热的抵抗力不强，对一般消毒剂敏感。60℃经10分钟或煮沸可迅速被杀死，1%苯酚中经1分钟死亡，但对干燥、寒冷和日光的抵抗力较强，在衣物、儿童玩具等物品中可存活数日至数周。对青霉素、红霉素及广谱抗生素敏感。

2.致病性与免疫性

（1）致病物质：主要致病物质是白喉外毒素，由β-棒状杆菌噬菌体的外毒素基因编码产生，只有携带该噬菌体的白喉棒状杆菌才能产生。该毒素的化学性质是蛋白质，毒素与宿主细胞结合后，干扰细胞蛋白质的合成，导致细胞变性和坏死。

（2）所致疾病：引起人类白喉。白喉多在秋冬季流行，传染源是患者和带菌者。白喉杆菌存在于患者或带菌者的鼻咽腔内，经飞沫或污染物品传播。细菌感染机体后，在鼻、咽黏膜上繁殖并分泌外毒素，引起局部黏膜上皮细胞产生炎性、渗出性、坏死性反应和全身中毒症状。局部渗出的纤维素和白细胞及坏死组织凝固在一起，形成灰白色膜状物，称为假膜。假膜与组织紧密粘连不易拭去，如强行剥离可引起出血。假膜若向气管内延伸则易脱落而引起呼吸道阻塞，导致呼吸困难甚至窒息，这是白喉早期致死的主要原因。

（3）免疫性：人对白喉棒状杆菌有较强的免疫力，在病后、隐性感染或预防接种后，以体液免疫为主，体内产生的抗毒素抗体可中和毒素，获得牢固免疫力。

（二）百日咳鲍特菌

百日咳鲍特菌（*B.pertussis*）简称百日咳杆菌，是引起人类百日咳的病原菌。百日咳是儿童常见的急性呼吸道传染病。

1.生物学性状

（1）形态与染色：百日咳鲍特菌为革兰阴性菌，属鲍特氏菌属。形态为卵圆形短小杆菌，大小为（0.5~1.5）μm×（0.2~0.5）μm，有荚膜和菌毛，无鞭毛（图3-3-3）。

（2）培养特性：专性需氧。初次分离培养时营养要求较高，需用马铃薯血液甘油琼脂培养基才能生长。37℃培养2~3天后，可见细小、圆形、光滑、凸起、银灰色、不透明的菌落，周围有模糊的溶血环。液体培养呈均匀混浊生长。生化反应弱，一般不分解糖类，过氧化氢酶试验阳性。

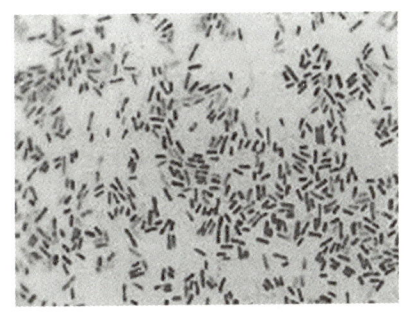

图3-3-3 百日咳鲍特菌光镜图

（3）抵抗力：抵抗力弱，对干燥和一般消毒剂敏感，56℃维持30分钟或日光照射1小时即死亡。对红霉素、氨苄西林、多黏菌素、氯霉素等敏感，对青霉素不敏感。

2.致病性

（1）致病物质：与致病性有关的物质除荚膜、细胞壁脂多糖外，尚有多种生物学活性因子。百日咳外毒素是主要的致病因子，能引起纤毛上皮的炎症和坏死，与痉挛性咳嗽有关。

（2）所致疾病：百日咳杆菌引起人类百日咳。患者尤其是症状轻微的非典型患者是重要的传染源。主要经飞沫传播，5岁以下儿童易感。由于以咳嗽为主的症状持续时间较长，故名百日咳。潜伏期1~2周。发病早期（卡他期）仅有轻度咳嗽。细菌此时在气管和支气管黏膜上大量繁殖并随飞沫排出，传染性最大。1~2周后出现阵发性痉挛性咳嗽（痉挛期），这时细菌释放毒素，导致黏膜上皮细胞纤毛运动失调，大量黏稠分泌物不能排出，刺激黏膜中的感受器产生强烈痉咳，呈现特殊的高音调鸡鸣样吼声。形成的黏液栓子能堵塞小支气管，导致肺不张和呼吸困难、发绀。此外可伴有呕吐、惊厥。4~6周后逐渐转入恢复期，阵咳减轻，趋向痊愈。但有1~10%患者易继发溶血性链球菌、流感。百日咳患者康复后体内可出现多种特异性抗体，免疫力较为持久。仅少数患者可再次感染，再发病情亦较轻。

（三）流感嗜血杆菌

流感嗜血杆菌（*H.influenzae*），俗称流感杆菌，属嗜血杆菌属。最先从流感患者鼻咽腔中分离出来而被认为是流感的病原体，直至流感病毒分离成功后，才明确流感杆菌是流感流行时引起呼吸道继发感染的细菌。现已知流感杆菌是儿童及老年人常见感染的病原体，可引起多种组织的化脓性病变，最常见的是婴幼儿脑膜炎及某些病毒性疾病的继发感染。

1. 生物学性状

（1）形态与染色：流感嗜血杆菌为革兰阴性菌，呈短小球杆状，长期培养后可呈球杆状、长杆状、丝状等多形态。无芽孢，无鞭毛，多数菌株有菌毛，有毒株在新鲜培养上生长6~18小时后可见明显荚膜，陈旧培养物中则常消失。

（2）培养特性：需氧菌，最适生长温度为37℃，最适pH为7.6~7.8。生长需要血液中的V和X因子，在加热过的血琼脂平板上生长较好。培养18~24小时后呈现无色透明小菌落，表面光滑，边缘整齐。48小时后转变为较大的灰白色菌落。一般分解葡萄糖产酸，不发酵乳糖。还原硝酸盐。产生自溶酶，可被胆汁溶解。

（3）抵抗力：抵抗力较弱，50~55℃维持30分钟被杀死，对一般消毒剂极敏感。在干燥痰中生存时间不超过48小时。

2. 致病性

（1）致病物质：流感杆菌主要致病物质是内毒素、荚膜和菌毛，内毒素在致病过程中起重要作用，无外毒素。多糖荚膜有抗吞噬作用。可产生IgA蛋白酶，水解局部的分泌型IgA而使细菌发挥致病作用。流感杆菌寄居于正常人上呼吸道，绝大多数是无荚膜的。

（2）所致疾病：所致人类疾病可分为原发性外源性感染和继发性内源性感染两类。原发性感染多为荚膜菌株所致的急性化脓性感染，常见的有脑膜炎、鼻咽炎、急性气管炎、化脓性关节炎和心包炎等。继发性感染常继发于流感、麻疹、百日咳及肺结核等感染之后，如支气管肺炎和中耳炎等。以体液免疫为主，病后有特异性抗体产生，能增强吞噬作用及补体溶菌作用。

三、呼吸道感染细菌的实验室检查及防治原则

（一）实验室检查

1. 标本采集　根据感染的部位不同采集不同标本，如痰液、小便、粪便、脓汁、脑脊液、胸腔积液、腹水等。无杂菌标本直接离心沉淀集菌，有杂菌污染的标本须经4%NaOH溶液处理15分钟后离心沉淀集菌。

2. 形态学检查　结核分枝杆菌、麻风分枝杆菌等细菌含有分枝菌酸，能与苯酚复红牢固结合，不易被脱色而染成红色，其他细菌被染成蓝色。标本直接涂片，也可浓缩集菌后涂片，进行抗酸染色后镜检，若发现抗酸杆菌，可做初步诊断。白喉棒状杆菌菌体内有鉴别意义的异染颗粒。

3. 分离培养和鉴定　结核分枝杆菌为专性需氧菌，营养要求高，必须在罗氏培养基中培养，生长缓慢，2~4周后形成粗糙型、表面干燥、乳白或米黄色菜花状典型菌落。白喉棒状杆菌营养要求高，在吕氏血清斜面培养基上形成灰白色、圆形、凸起的光滑菌落。百日咳鲍特菌培养要求高，专性需氧，形成细小、光滑、凸起、银灰色的不透明水银状菌落。流感嗜血杆菌常用巧克力琼脂平板培养，形成白色光滑、边缘整齐的较大菌落。获得培养物后，依据菌落特征以及生化反应等进行鉴别。

（二）防治原则

呼吸道感染细菌主要经飞沫传播，发现和控制传染源及切断传播途径是基本预防措施。对肺结核、白喉及百日咳患者应早发现、早隔离和早治疗，加强卫生宣传教育，对环境、患者的分泌物及接触的物品进行管理及消毒，以预防细菌扩散传播。

特异性预防是控制某些呼吸道感染细菌的关键。预防结核分枝杆菌的感染应接种卡介苗（BCG）。预防白喉棒状杆菌和百日咳鲍特菌的感染可接种白喉类毒素、百日咳疫苗和破伤风类毒素的混合制剂，简称百白破三联疫苗。治疗结核分枝杆菌的常用药物有异烟肼、利福平、乙胺丁醇、吡嗪酰胺和链霉素等。为避免耐药菌的产生，应坚持"早期、联合、适量、规律和全程使用敏感药物进行治疗"的用药原则。

第四节　厌氧性细菌

厌氧性细菌（anaerobic bacteria）是一大群必须在无氧环境下才能生长繁殖的细菌。根据菌体能否形成芽孢，可将厌氧性细菌分为厌氧芽孢梭菌和无芽孢厌氧菌两大类。

一、厌氧芽孢梭菌

厌氧芽孢梭菌（*Clostridium*）革兰染色阳性，能形成芽孢。芽孢直径大多比菌体宽，使菌体膨大呈梭状。大多数须在严格厌氧条件下才能生长，在自然界分布广泛，主要存在于土壤、人和动物肠道中，多数为腐生菌，少数为致病菌。能产生多种外毒素和侵袭性酶，引起人类和动物疾病。对人类有致病作用的厌氧芽孢梭菌主要有破伤风梭菌、产气荚膜梭菌和肉毒梭菌等。

（一）破伤风梭菌

破伤风梭菌（*C. tetani*）是引起破伤风的病原菌。大量存在于人和动物肠道中，由粪便污染土壤后经伤口感染引起疾病。

1. 生物学性状

（1）形态与染色：革兰染色阳性，菌体细长，大小为（0.5~1.70）μm×（2.1~18.1）μm，芽孢呈圆形，直径比菌体宽，位于菌体的顶端，使细菌呈鼓槌状，是本菌形态上的典型特征。有周身鞭毛、无荚膜（图3-4-1）。

（2）培养特性与生化反应：为专性厌氧菌。营养要求不高，在厌氧环境下普通琼脂平板上培养24~48小时后，可形成中心紧密、周边疏松、似羽毛状不规则菌落，易在培养基表面迁徙扩散。在血琼脂平板上有明显溶血环，在庖肉培养基中培养，肉汤浑浊，肉渣部分被消化，微变黑，产生气体，生成甲基硫醇（有腐败臭味）及硫化氢。大多数生化反应阴性，一般不发酵糖类，对蛋白质有微弱消化作用。

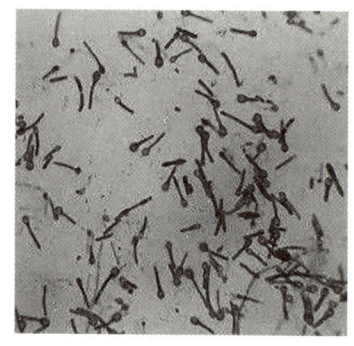

图3-4-1 破伤风梭菌光镜图

（3）抗原构造：有菌体抗原和鞭毛抗原。菌体抗原各型相同，根据鞭毛抗原的不同可分为10个血清型，不同血清型菌株所产生毒素的生物学活性与免疫学活性均相同，可被任何型别的抗毒素中和。

（4）抵抗力：破伤风梭菌繁殖体的抵抗力与一般细菌相似，芽孢抵抗力很强，耐煮沸1小时，在干燥的土壤中可存活数十年，高压蒸汽121℃维持15~30分钟，干热160~170℃维持1~2小时，5%苯酚维持15小时可将芽孢杀死。其繁殖体对青霉素非常敏感。

2.致病性

（1）致病条件：破伤风梭菌及芽孢由伤口侵入机体，其感染的重要条件是伤口局部形成厌氧微环境。窄而深的伤口（如刺伤、扎伤等），混有泥土或异物污染；大面积创伤、烧伤，创面坏死组织多造成局部组织缺血；同时伴有需氧菌或兼性厌氧菌混合感染，均可形成厌氧环境，有利于破伤风梭菌的生长繁殖。

（2）致病物质：破伤风梭菌通过分泌外毒素而引起破伤风，包括破伤风溶血毒素和破伤风痉挛毒素两种外毒素。其中破伤风痉挛毒素是一种神经毒素，是引起破伤风主要的致病物质。该毒素毒性极强，对人的致死量小于1μg，不耐热，化学成分为蛋白质，可被肠道蛋白质分解失活。破伤风痉挛毒素对脑干神经细胞和脊髓前角神经细胞有高度亲和力，能够与神经节苷脂结合，阻止抑制性神经介质的释放，干扰抑制性神经元的协调作用，使肌肉活动的兴奋与抑制失调，导致屈肌、伸肌同时发生强烈收缩，使骨骼肌出现强直性痉挛。

（3）所致疾病：破伤风发病的潜伏期不定，可从几天到几周，平均7~14天，主要与原发感染部位与中枢神经系统的距离远近有关，距离越近，潜伏期越短，病死率越高。发病初期有发热、头痛、肌肉酸痛等前驱症状，继而出现局部肌肉抽搐、张口困难、咀嚼肌痉挛、牙关紧闭、颈部/躯干和四肢肌肉强直痉挛，呈现特有的苦笑面容、角弓反张典型体征。患者多因呼吸困难窒息而死亡。机体对破伤风的免疫属于体液免疫，主要依靠抗毒素发挥中和作用。获得有效免疫的途径是人工自动免疫，即通过人工注射类毒素使机体产生抗毒素而发生免疫作用。

（二）产气荚膜梭菌

产气荚膜梭菌（*C.perfringens*）广泛分布于自然界、人或动物的肠道中，是引起气性坏疽的主要病原菌。

1.生物学性状

（1）形态与染色：革兰阳性粗大杆菌，大小为（0.6～2.4）μm×（3～19）μm。菌体两端平直，芽孢椭圆形，位于菌体中央或次极端，芽孢直径不大于菌体，无鞭毛，不能运动。在组织内生长时能形成明显的荚膜。

（2）培养特性与生化反应：为厌氧性细菌，但对厌氧程度的要求并不严格。在血平板上形成中等大小、边缘整齐的光滑菌落，多数菌株出现双层溶血环，内环是由θ毒素引起的完全溶血，外环为α毒素引起的不完全溶血。生化代谢活跃，能分解多种糖类产酸产气。在牛奶培养基中能分解乳糖产酸，同时产生大量气体，将凝固的酪蛋白冲成蜂窝状，并将液面上的凡士林层向上推挤，甚至冲开管口棉塞，气势凶猛，称为"汹涌发酵"，是本菌的特征。

（3）分型：根据不同菌株产生的毒素种类不同，可将产气荚膜梭菌分成A、B、C、D和E五个型别。对人致病的主要为A型，可引起气性坏疽和食物中毒。此外，C型中的某些菌株可引起坏死性肠炎。

2.致病性

（1）致病物质：本菌具有荚膜并能产生多种外毒素和侵袭性酶，侵袭力强。在各种毒素和酶中，以α毒素最为重要，α毒素是一种卵磷脂酶，能分解卵磷脂，能损伤多种细胞的细胞膜，引起溶血、组织坏死，血管内皮细胞损伤，使血管通透性增高，造成水肿。此外，θ毒素有溶血和破坏白细胞的作用，胶原酶能分解肌肉和皮下的胶原组织，使组织崩解，透明质酸酶能分解细胞间质透明质酸，有利于病变扩散。有些菌株可产生肠毒素，引起食物中毒。

（2）所致疾病

1）气性坏疽：60%～80%的病例由A型引起，多见于战伤和地震灾害，也可见于大面积创伤的工伤、车祸等。致病条件与破伤风梭菌相似，要求伤口形成厌氧环境。气性坏疽潜伏期短，一般仅8～48小时，病菌通过产生多种毒素和侵袭性酶，破坏组织细胞，发酵肌肉和组织中的糖类，产生大量气体，造成气肿，同时由于血管通透性增加，局部水肿，进而挤压软组织和血管，影响血液供应，造成组织坏死。严重病例表现为组织胀痛剧烈，水气夹杂，触摸有捻发感，最后产生大量组织坏死，并有恶臭。病菌产生的毒素和组织坏死的毒性产物被吸收入血，引起毒血症、休克，甚至死亡。死亡率高达40%～100%。

2）食物中毒：食入大量被细菌繁殖体污染的食物（主要为肉类食物）而引起，潜伏期约为10小时，临床表现为腹痛、腹胀、水样腹泻、便血等症状，无热、无恶心呕吐，一般1～2天后自愈。如不进行细菌学检查常难确诊。

3）坏死性肠炎：C型产气荚膜梭菌能引起坏死性肠炎，致病物质为β毒素。潜伏期短，发病急，有剧烈腹痛、腹泻、血便、肠黏膜出血性坏死，可并发肠穿孔，死亡率高。

（三）肉毒梭菌

肉毒梭菌（*C.botulinum*）主要分布于土壤以及动物粪便中。被该菌污染的食物在厌氧条件下可产生肉毒毒素，食入后可引起肉毒中毒，死亡率极高。

1. 生物学性状

（1）形态与染色：革兰阳性粗大杆菌，大小为（1~1.2）μm×（4~6）μm。芽孢呈椭圆形，宽于菌体，位于菌体的次级端，使菌体呈网球拍状。有周鞭毛，无荚膜。

（2）培养特性与生化反应：本菌严格厌氧，在血平板上形成不规则菌落，有β溶血环；在庖肉培养基上可消化肉渣而变黑，并有腐败恶臭。能分解葡萄糖、麦芽糖产酸产气，液化明胶。

（3）分型：根据所产生毒素的抗原性不同，肉毒杆菌分为A、B、Ca、Cb、D、E、F、G这八型，能引起人类疾病的有A、B、E、F型，其中以A、B型最为常见。我国引起肉毒病的毒素主要为A型毒素。

（4）抵抗力：芽孢对热的抵抗力很强，可耐煮沸1小时以上，高压蒸汽121℃维持30分钟或干热180℃维持5~15分钟才能杀死芽孢。肉毒毒素不耐热，煮沸1分钟即被破坏，但对酸的抵抗力较强，在胃液中24小时不被破坏。

2. 致病性

（1）致病物质：肉毒梭菌的致病主要依赖于肉毒毒素。肉毒毒素是目前已知生物毒素中毒性最强的一种外毒素，其毒性比氰化钾强1万倍，纯化结晶的肉毒毒素1mg能杀死2亿只小鼠，对人的致死量约为0.1μg。肉毒毒素的结构、功能和致病机制与破伤风外毒素相似。肉毒毒素为一种嗜神经毒素，食入后经胃肠道吸收进入血液扩散至全身，作用于脑神经核、外周神经肌肉接头处以及自主神经末梢，阻碍乙酰胆碱的释放，影响神经冲动的传导，引起肌肉弛缓性麻痹。

（2）所致疾病

1）食物中毒：食品被肉毒梭菌污染，在厌氧的条件下繁殖生长产生肉毒毒素，人因食入被污染且未经加热的如处于封闭保存或腌渍的肉制品以及发酵豆制品可引起食物中毒。肉毒中毒的临床症状与其他食物中毒不同，胃肠道症状较少见，主要表现为神经末梢麻痹，在整个病程中患者并不发热且神志清楚。潜伏期可短至数小时，先出现乏力、头痛，继之发生复视、斜视、眼睑下垂等眼肌麻痹症状，然后出现咀嚼吞咽困难、口齿不清等咽部肌肉和膈肌麻痹症状，严重者最终可因呼吸肌麻痹或心肌麻痹而死亡。

2）婴儿肉毒中毒：1岁以下的婴儿因肠道的特殊环境及体内缺乏能拮抗肉毒梭菌的正常菌群，当食入被肉毒梭菌芽孢污染的食品后，芽孢发芽、繁殖，产生毒素，可引起感染性中毒。症状与肉毒毒素食物中毒类似，临床表现为便秘、吮乳无力、眼睑下垂、全身肌张力降低，严重者可因呼吸肌麻痹而猝死。

3）创伤感染中毒：伤口被肉毒梭菌芽孢污染后，芽孢在局部厌氧的环境中繁殖并产生肉毒毒素，造成毒血症。

二、无芽孢厌氧菌

无芽孢厌氧菌是一大类寄生于人和动物体内的正常菌群，是人体正常菌群中的优势菌群，分布于人体皮肤及与外界相通的各种腔道中，包括革兰阳性和革兰阴性的球菌及杆菌。在一些特定条件下，它们作为条件致病菌可导致内源性感染。在临床厌氧菌感染中，无芽孢厌氧菌的感染率占90%以上，且以混合感染多见。

无芽孢厌氧菌共有23个属，其中与人类疾病相关的主要有10个属。①革兰阴性厌氧杆菌：有8个属，以类杆菌属中的脆弱类杆菌最为重要。②革兰阴性厌氧球菌：有3个属，其中韦荣菌属最为重要；该菌是寄生在咽喉部的主要厌氧菌，但在临床厌氧菌分离标本中，分离率小于1%，并且多为混合感染菌之一。③革兰阳性厌氧杆菌：有7个属，包括丙酸杆菌属、双歧杆菌属、真杆菌属等。④革兰阳性厌氧球菌：有5个属。无芽孢厌氧菌是寄居于人体皮肤及黏膜表面的正常菌群，适宜的感染环境中可成为条件致病菌。

无芽孢厌氧菌的致病力往往不强，细菌的种类不同，其致病物质也不完全相同。无芽孢厌氧菌的感染往往无特定的病型，常引起局部的炎症、脓疡和组织坏死等，并可累及全身各个部位以致疾病，如中耳炎、鼻窦炎、牙周脓肿、坏死性肺炎、肺脓疡、腹膜炎、阑尾炎、盆腔脓肿、子宫内膜炎、骨髓炎、败血症、脑脓疡等。在此类感染中，往往同时存在有几种厌氧菌，同时还可能存在需氧或兼性厌氧菌。应结合病情和标本中出现的优势菌做出厌氧感染的判断。

无芽孢厌氧菌感染为内源性感染，故缺乏特异有效的预防方法。外科清创、引流是预防厌氧菌感染的一个重要措施。大多数无芽孢厌氧菌对青霉素、氯霉素、克林霉素、头孢菌素敏感。

三、厌氧性细菌的实验室检查及防治原则

（一）实验室检查

1.标本采集　厌氧性细菌标本的采集与运送应尽量避免接触空气，常采用针筒来采集标本。标本应避免被正常菌群污染，如无芽孢厌氧菌应在正常无菌部位采集，如血液、腹腔液、深部脓肿等，采集标本后应立即排尽注射器内空气，并用无菌胶皮塞封闭针头送检。

2.形态学检查　可根据菌体的染色性、形态、有无荚膜以及芽孢的特征来初步鉴定，辅以典型的症状和病史来进一步诊断。

3.分离培养和鉴定　严格无氧环境是分离培养厌氧性细菌的必要条件，因对氧敏感，故采集的标本应立即接种到培养基中。常用的培养基有疱肉培养基和以牛心脑浸液为基础的血琼脂平板。获得纯培养物后，依据菌落特征、菌体形态、染色特性及生化反应等进行鉴定。

（二）防治原则

建立有氧微环境是防止厌氧菌感染的关键。用3%过氧化氢正确清洗伤口、及时清创扩创，防止厌氧微环境的形成；对伤口较深且污染严重者，应立即注射破伤风抗毒素（TAT）做紧急预防，注射前必须做皮肤过敏试验。对儿童、军人等易感人群，接种破伤风类毒素或百白破三联疫苗，可有效预防破伤风。目前对于无芽孢厌氧菌无特殊预防方法。

第五节　动物源性细菌

动物源性细菌是人畜共患病的病原菌，人类可通过直接接触病畜或其污染物或经媒介动物叮咬等途径感染而致病，主要发生在畜牧区或自然疫源地。动物源性细菌主要有布鲁菌、炭疽芽孢杆菌和鼠疫耶尔森菌等，感染这些细菌均可使动物或人类发病。

一、布鲁菌属

布鲁菌属（*Brucella*）是一类人畜共患病的病原菌，是布鲁菌病的病原体。布鲁菌属有6个生物种、19个生物型，其中使人致病的有牛布鲁菌（*B.abortus*，又称流产布鲁菌）、羊布鲁菌（*B.melitensis*）、猪布鲁菌（*B.suis*）和犬布鲁菌（*B.canis*）。在我国流行的主要是羊布鲁菌病，其次为牛布鲁菌病。

1. 生物学性状

（1）形态与染色：革兰阴性小球杆菌或短杆菌，无芽孢、无鞭毛、无荚膜，光滑型菌株有微荚膜，大小为（0.4~0.8）μm×（0.5~1.5）μm。

（2）培养特性与生化反应：本菌为专性需氧菌，初次分离培养时需要5%~10%二氧化碳。营养要求较高，在普通培养基上生长缓慢，若加入血清或肝浸液等可促进生长。在血平板或肝浸液培养基上经37℃培养48小时长出微小、无色、透明的光滑型（S）菌落，经人工传代培养后可转变为粗糙型（R）菌落。在血琼脂平板上不溶血，在液体培养基中呈现为轻度混浊并有沉淀。大多菌株能分解尿素，产生H_2S，根据产生H_2S的多少和在含碱性染料培养基中的生长情况，可鉴别牛、羊、猪三种布鲁菌。

（3）抗原构造：布鲁菌含有两种抗原物质，即A抗原和M抗原。两种抗原在不同的布鲁菌中含量不同，牛布鲁菌含A抗原多，羊布鲁菌含M抗原多，由于A抗原与M抗原量的比例在不同的布鲁菌中有差异，因此用A与M因子血清进行凝集试验可鉴别三种布鲁菌。

（4）抵抗力：布鲁菌抵抗力较强，在土壤、毛皮、病畜的脏器、分泌物及乳制品中可存活数周至数月。但对高温、高湿和光照的耐受性不强，在湿热60℃20分钟、日光直接照射下20分钟可死亡；对常用消毒剂均较敏感。对常用的广谱抗生素也较敏感。

2.致病性

（1）致病物质：布鲁菌的主要致病物质是内毒素。另外，荚膜与侵袭酶（透明质酸酶、过氧化氢酶等）增强了该菌的侵袭力，使细菌能通过完整皮肤、黏膜进入宿主体内，并在机体脏器内大量繁殖和快速扩散入血流。

（2）所致疾病：布鲁菌感染家畜后引起母畜流产，病畜还可表现为睾丸炎、附睾炎、乳腺炎和子宫炎等。病原体可随流产的胎畜和羊水大量排出，也可经乳汁、粪、尿等长期排菌污染外界。人类主要通过接触病畜及其分泌物或接触被污染的病畜产品，经皮肤、黏膜、眼结膜、消化道、呼吸道等不同途径感染。根据传播特点，布鲁菌病在我国的分布有明显的地域性，多发于内蒙古、东北和西北。布鲁菌侵入机体后，反复形成菌血症而致体温升高，使患者的热型呈波浪式，临床上称为波浪热。如此反复，感染易转为慢性，在全身各处引起迁徙性病变，伴随发热、关节痛和全身乏力等症状，体征有肝脾肿大。机体感染布鲁菌以细胞免疫为主，病后机体产生IgM和IgG型抗体，可发挥免疫调理作用，且各菌种和生物型之间有交叉免疫。

二、炭疽芽孢杆菌

炭疽芽孢杆菌（*E.anthracis*）是动物和人类炭疽病的病原菌，也是人类历史上第一个被发现的病原菌，俗称炭疽杆菌。发病率最高的是牛、羊，猪也可发生，人常因屠宰、食用或与病死畜接触而感染，多见皮肤炭疽，也有肠炭疽、肺炭疽和脑膜炎炭疽等。

1.生物学性状

（1）形态与染色：革兰阳性粗大杆菌，两端平切或凹陷，是致病菌中最大的细菌，大小为（1~3）μm×（5~10）μm，排列似竹节状，无鞭毛。有新鲜标本直接涂片时，常呈单个或短链排列，经体外人工培养后则形成长链，呈竹节样排列。有氧条件下易形成芽孢，呈椭圆形，位于菌体中央，其宽度小于菌体宽度。患者或病畜有毒菌株在人和动物体内或含血清的培养基中可形成荚膜，无鞭毛。

（2）培养特性与生化反应：为需氧或兼性厌氧菌，在普通培养基中易培养，易繁殖。在琼脂平板上培养24小时，长成直径2~4mm的灰白色粗糙菌落。菌落呈毛玻璃状，边缘不整齐，在低倍镜下观察边缘呈卷发状。有毒菌株的菌落有黏性，用接种针钩取可拉成丝，称为"拉丝"现象。在肉汤培养基培养24小时，管底有絮状沉淀生长，无菌膜，菌液清亮。在血琼脂平板上不溶血，但培养较久后可出现轻度溶血。本菌能分解葡萄糖、麦芽糖等，不分解甘露醇、乳糖。

（3）抗原构造：主要有三种抗原。①荚膜多肽抗原：由D-谷氨酸多肽组成，与毒力有关，具有抗吞噬作用，抗原性较弱，所产生的抗体无免疫保护性。②菌体多糖抗原：由等分子量的乙酰基葡萄糖胺和D-半乳糖组成，能耐热，与毒力无关。③保护性抗原：是炭疽芽孢杆菌代谢过程中产生的一种蛋白质，是炭疽毒素的组成部分，具有免疫原性，其相应抗体有抗炭疽芽孢杆菌感染的作用。

（4）抵抗力：繁殖体抵抗力不强，易被一般消毒剂杀灭，而芽孢抵抗力强，在干燥的室温环境中可存活20年以上，在皮毛中可存活数年。牧场一旦被污染，传染性可持续数十年。煮沸10分钟、干热140℃维持3小时或121℃高压蒸汽灭菌15分钟可将芽孢杀死。芽孢对化学消毒剂的抵抗力也很强，5%苯酚需5天才能将芽孢杀死。对碘及氧化剂较敏感，对青霉素类抗生素敏感。在含微量青霉素的培养基上，菌体可肿大形成链状的串珠状，称为"串珠反应"，是炭疽杆菌特有的反应，具有鉴别意义。

2.致病性

（1）致病物质：主要是本菌的荚膜和产生的毒素可致病。荚膜能抑制抗体和抵抗吞噬细胞的吞噬作用，促进该菌入侵后扩张繁殖。炭疽毒素是造成感染者致病和死亡的主要原因，可直接损伤脑血管内皮细胞，增强血管的通透性，使有效血容量不足，微循环灌注量减少，血液呈高黏滞状态，易发生DIC和感染性休克而导致死亡。

（2）所致疾病：炭疽芽孢杆菌主要为食草动物（牛、羊、马等）炭疽病的病原菌，可经皮肤、呼吸道和胃肠道侵入机体引起炭疽病。临床类型有皮肤炭疽、肺炭疽和肠炭疽三种。

1）皮肤炭疽：最常见。本菌由体表破损处进入体内，经1天左右局部出现小痂，继而周围形成水疱、脓疱，最后坏死、溃疡并形成特有的黑色焦痂，故名炭疽。伤口周围有浸润水肿，如不及时治疗，细菌可进一步侵入局部淋巴结或血流，引起败血症死亡。

2）肺炭疽：由于吸入含有大量病菌芽孢的尘埃所致。患者出现严重的呼吸道症状，很快出现全身中毒症状而死亡。

3）肠炭疽：较少见，由于食入未煮熟的病畜肉类、奶或被污染食物而感染。以全身中毒症状为主，并有胃肠道溃疡、出血及毒血症，发病后2~3日内死亡。

上述三型均可并发败血症，偶见引起炭疽性脑膜炎，死亡率极高。感染炭疽后可获得持久性免疫力，再次感染者甚少，主要是由于特异性抗体的产生和吞噬细胞作用加强。

三、鼠疫耶尔森菌

鼠疫耶尔森菌（$Y.pestis$），俗称鼠疫杆菌，是鼠疫的病原菌。鼠疫是一种自然疫源性烈性传染病，人类鼠疫是通过直接接触带菌动物或通过鼠蚤的叮咬而传播。

1.生物学性状

（1）形态与染色：革兰阴性短杆菌，卵圆形，大小为（0.5~0.8）μm×（1~2）μm，有荚膜，无鞭毛，无芽孢。一般单个散在，偶尔成双或呈短链。在陈旧培养基及化脓病灶中呈多形性。

（2）培养特性：本菌为兼性厌氧菌。最适生长温度为27~30℃，最适pH为6.9~7.1，营养要求不高，在普通培养基上能生长，但生长速度缓慢。在含血液或组织液的培养基上培养

24~48小时，可形成细小、圆形、黏稠的粗糙型菌落。

(3) 抵抗力：鼠疫耶尔森菌对理化因素抵抗力较弱，湿热70~80℃维持10分钟或100℃维持1分钟可以杀灭，5%甲酚或5%苯酚20分钟内可将痰液中鼠疫杆菌杀死。但在自然环境中的生存能力强，在干燥的咳痰和蚤粪中能存活数周，可耐日光直射1~4小时。对链霉素、卡那霉素和四环素敏感。

(4) 抗原构造：鼠疫耶尔森菌的抗原结构复杂，种类较多，至少有18种抗原，重要的有F1抗原、V~W抗原和外膜蛋白抗原、鼠毒素和内毒素等抗原。

2. 致病性

(1) 致病物质：本菌致病物质主要包括：①荚膜F1抗原，有抗吞噬作用，与细菌的毒力有关。抗原性较强，特异性较高，其相应抗体具有免疫保护作用。②毒力V~W抗原，V~W抗原结合物可促使产生荚膜，抑制吞噬作用，并有在细胞内保护细菌生长繁殖的能力，故与细菌的侵袭力有关。③鼠毒素或外毒素（毒性蛋白质）为可溶性蛋白，具有良好的抗原性，经0.2%甲醛处理可制成类毒素，用于预防鼠疫，或用于免疫动物制备抗毒素。该毒素只有当细菌自溶后才释放，对大鼠和小鼠的毒性很强。④内毒素，其性质与肠道杆菌内毒素相似，可引起机体发热、休克和DIC等。

(2) 所致疾病：鼠疫杆菌主要寄生于啮齿类动物，传播媒介以鼠蚤为主。鼠疫是自然疫源性传染病，一般先在鼠类间发病和流行，当大批病鼠死亡后，失去宿主的鼠蚤通过叮咬而传染人类，引起人类鼠疫。人患鼠疫后，可通过人蚤或呼吸道等途径在人群中流行。临床上常见的鼠疫主要有腺鼠疫、肺鼠疫和败血型鼠疫三种类型。

1) 腺鼠疫：鼠疫杆菌通过鼠蚤叮咬进入人体后，可被吞噬细胞吞噬并在细胞内生长繁殖，再沿淋巴引流到达局部淋巴结，引起严重的淋巴结炎。最常侵犯腹股沟，其次是腋下和颈部，一般为单侧，引起肿胀、出血和坏死。

2) 肺鼠疫：原发性肺鼠疫是由于吸入空气中的鼠疫杆菌引起的，传染性极强，在寒冷季节里很容易造成扩大流行，而继发性肺鼠疫是由腺鼠疫、败血症型鼠疫继发而致。患者以高热、寒战、咳嗽、胸痛、咯血、呼吸困难、全身衰竭等严重中毒症状为特征，如不及时治疗，多于2~4天内死亡。患者死亡后皮肤常呈紫黑色，故有"黑死病"之称。

3) 败血型鼠疫：腺鼠疫和肺鼠疫患者的病原菌可侵入血流大量繁殖，引起败血症型鼠疫。患者体温可升高至39~40℃，发生休克和DIC，皮肤黏膜出现出血点及瘀斑，常并发支气管肺炎和脑膜炎等症状，多迅速恶化而死亡。

四、动物源性细菌的实验室检查及防治原则

(一) 实验室检查

1. 标本采集　布鲁菌感染采集患者血液、骨髓、尿、乳汁及关节渗出液等，血液是最常用的标本，急性期血培养阳性率高达70%。根据炭疽病类型采集不同标本：人类皮肤炭疽取水

疱、脓疱内容物或血液；肠炭疽取粪便、血液及畜肉等；肺炭疽取痰、胸腔渗出液及血液等；脑膜炎炭疽取脑脊液。鼠疫耶尔森菌需在专用生物安全实验室进行检测，根据患者不同症状或体征，采集患者淋巴结穿刺液、痰液、血液、咽喉分泌物等。

2.形态学检查　采用直接涂片镜检法，对标本直接涂片或印片，分别进行革兰染色和亚甲蓝染色，镜检观察典型形态与染色性。免疫荧光试验可用于快速诊断。

3.分离培养和鉴定　将布鲁菌标本接种于双相肝浸液培养基中培养，菌落大多在4~7天形成，若30天仍无菌生长可报告为阴性。若有菌生长，可根据涂片染色镜检。玻片凝集试验和补体结合试验，布鲁菌素皮肤试验用来诊断慢性布鲁菌病。

炭疽芽孢杆菌标本接种于血琼脂平板和碳酸氢钠琼脂平板，孵育后观察菌落，用青霉素串珠试验、噬菌体裂解试验等进行鉴定。

鼠疫耶尔森菌标本接种于血琼脂平板，经24小时孵育后形成针尖样小菌落，经48小时后才形成1~1.5mm灰白色较黏稠的粗糙型菌落。在液体培养基中孵育48小时可形成"钟乳石"现象。分离出可疑菌落时可做涂片镜检、噬菌体裂解试验、血清凝集试验等以进一步鉴定。

（二）防治原则

动物源性细菌感染的预防主要以控制和消灭病畜、切断传播途径和预防接种为主要措施。对布鲁菌病和炭疽病的预防重点是加强病畜管理，病畜应严格隔离或处死、深埋、焚烧。对易感人群应接种减毒活疫苗进行预防，接种对象为疫区牧民、屠宰牲畜人员、兽医、制革工人等。预防鼠疫首先应灭鼠、灭蚤。

案例回顾

1.致病性的肠道杆菌往往通过污染的食物和水感染人体，临床感染常见的肠道杆菌主要有埃希菌属、志贺菌属、沙门菌属等，可根据感染的肠道杆菌的生化反应和血清学反应进行鉴别。该患者有不洁饮食史，有明显的阵发性腹痛和腹泻，大便特征为脓血黏液便，血常规提示有细菌性感染，粪常规显示为脓血便，综合以上症状初步判断为急性细菌性痢疾，为志贺菌属肠道杆菌感染。

2.加强卫生宣传、切断传播途径是预防肠道杆菌感染的重要措施。加强饮食卫生及粪便管理，培养良好的卫生习惯，对患者及带菌者应早发现、早隔离、早治疗。在饮食护理时应该嘱咐患者流质饮食，避免食入较硬或油腻食品，以促进肠道黏膜的恢复。

第四章
其他原核细胞型微生物

章前引言

1898年,诺卡德(Nocard)等发现了一种类似细菌但不具有细胞壁的原核微生物,能在无生命的人工培养基上生长繁殖,直径为50~300nm,能通过细菌滤器。1967年正式命名为支原体。肺炎支原体和解脲脲原体的致病性强,与人类感染有关。

衣原体是一种原核微生物,在自然界广泛存在,能引发人类、鸟类、家畜类的眼、关节、呼吸系统、神经系统、泌尿生殖系统疾病。衣原体能通过性接触传播。与人类疾病有关的衣原体有三种,分别是鹦鹉热衣原体、沙眼衣原体和肺炎衣原体,均可引起肺部感染。

立克次体由美国病理学家霍华德·泰勒·立克次(Howard Taylor Ricketts,1871—1910)于1909年发现。同年,法国尼柯尔博士发现斑疹伤寒的传播媒介是寄生于人体的虱子。1928年,尼柯尔博士因在斑疹伤寒研究上取得的成就而获得了诺贝尔生理学或医学奖。

螺旋体广泛存在于自然界,少部分营寄生生活而致人畜发病,如钩端螺旋体、梅毒螺旋体、猪痢疾密螺旋体,都是常见的致病性螺旋体。

在患者病灶组织和脓性物质中常有肉眼可见的黄色小颗粒,称为硫黄样颗粒,压片镜检可见菌丝向四周放射呈菊花状,故名放线菌。放线菌很少在人与人之间及人与动物之间传播,但衣氏放线菌可引起内源性感染。

学习目标

1. 能正确理解支原体的概念及与人类感染有关的主要支原体。
2. 能正确理解衣原体的概念及其所致疾病。
3. 了解立克次体的生物学特性、我国常见的立克次体及所导致的疾病。
4. 能正确理解螺旋体的概念，钩端螺旋体、梅毒螺旋体的生物学特性与致病性。
5. 了解放线菌的概念。

思政目标

1. 学习科学前辈们求实创新的工作态度和严谨细致的工作作风，培养勤于思考、注重实践、细心观察的护理职业素养和工作习惯。
2. 树立全面的健康观和以人为本的护理理念，满足患者需求，提升护理水平。

案例导入

患者男性，37岁，因反复咳嗽，出现乏力、头疼等症状后入院就诊。问诊有明显不适2~3天，有发热、干咳、咽痛、咽部和鼓膜充血、颈部淋巴结肿大和肌肉酸痛，咳嗽有时为剧咳，有黏稠痰液，偶带血丝，病程已持续1周，入院后定期遵医嘱服用大环内酯类抗生素、红霉素和阿奇霉素治疗，持续治疗1周后，患者的症状获得明显改善并出院。

> **思考题**
>
> 呼吸道和肺部的急性症状，常同时伴有咽炎、支气管炎和肺炎，通常由支原体、衣原体及常见菌引起，但在疫情期间，不排除伴有高致病性、传染性的非常见病原微生物感染，如何提前预防？

第一节　支原体

支原体（Mycoplasma）是一类缺乏细胞壁、能通过细菌滤器并能在无生命培养基上生长繁殖的最小的原核细胞型微生物。由于缺乏细胞壁，呈现高度的多形性，常形成有分支的长丝状，故称为支原体。

支原体广泛分布于自然界，也存在于人、家禽、家畜及实验动物体内，与人类感染有关的是支原体属和脲原体属。其中，对人有致病作用的主要有支原体属的肺炎支原体和脲原体属的解脲脲原体。支原体属的人型支原体、生殖支原体、发酵支原体、穿透支原体等也有一定的致病性。人类主要致病性支原体的生化反应与生物学特性见表4-1-1。此外，支原体常易污染实验室用于细胞培养的材料，给实验室工作带来一定的困难。

表4-1-1　人类主要致病性支原体的生化反应与生物学特性

支原体	发酵葡萄糖	水解精氨酸	水解尿素	还原四氮唑	吸附红细胞	致病性
肺炎支原体	+	−	−	+	+	间质性肺炎和支气管炎
人型支原体	−	+	−	−	+	泌尿生殖道感染
生殖支原体	+	−	−	+	+	泌尿生殖道感染
穿透支原体	−	+	−	?	+	条件感染，常见于艾滋病
解脲脲原体	−	−	+	−	+	泌尿生殖道感染

一、生物学特性

1.形态与结构　支原体的大小一般为0.2~0.3mm，大的有2~3mm，无细胞壁，可通过细菌滤器，呈高度多形性，有球形、杆形、丝状、分枝状等。革兰染色阴性，但不易着色，常用Giemsa染色法染成淡紫色。电镜下可见其细胞膜分内、中、外三层。内、外层含蛋白质及糖类；中间层含脂质，其中胆固醇含量较多，约占36%。所以，凡能作用于胆固醇的物质如两性霉素B和皂素等均可引起支原体细胞膜破裂而死亡。有的支原体胞膜外有多聚糖组成的荚膜，与支原体的致病性有关。另外肺炎支原体与生殖道支原体细胞膜上有一种特殊的顶端结构，具黏附作用，能黏附在宿主上皮细胞表面，有利于支原体的定居与侵入，故能增加支原体的侵袭能力。与其他原核细胞型微生物一样，支原体基因组是一环状DNA，但分子量比细菌小。

2.培养特性　支原体的营养要求较高，培养基中需加入10%～20%人或动物血清及酵母浸液。生长所需pH为7.8～8.0，pH低于7.0则支原体死亡。解脲脲原体在pH为6.0～6.5生长为宜，其适宜的生长温度为36～37℃。繁殖方式以二分裂繁殖为主，也可见出芽、分支等形式，其生长缓慢，在琼脂含量较少的培养基上孵育2～3天后，出现典型的"油煎蛋"样的小菌落。支原体也可在鸡胚绒毛膜上或细胞培养中生长。

3.生化反应、抗原与分型　根据支原体是否分解葡萄糖、水解精氨酸和尿素等，对其进行鉴别。支原体细胞膜上存在蛋白质抗原和糖脂抗原。细胞膜外层的蛋白质主要是型特异性抗原，具有免疫原性，对于鉴定支原体有重要意义。支原体抗原常用于生长抑制试验（GIT）与代谢抑制试验（MIT），这两种鉴定方法可将支原体分成若干血清型，如解脲脲原体可分为16型。

4.抵抗力　支原体无细胞壁，对多种理化因素的影响比细菌敏感，易被去污剂和消毒剂灭活。对醋酸铊、结晶紫的抵抗力比细菌强，常用于从杂菌中选择分离支原体。对青霉素、头孢菌素和溶菌酶不敏感，对四环素、卡那霉素、红霉素及喹诺酮等敏感。

5.与L型细菌的区别　支原体与L型细菌的许多特性极为相似，如高度多形性，能通过滤菌器，对青霉素不敏感，形成"油煎蛋"样菌落，均能引起泌尿生殖道炎症等。不同的是L型细菌在自然界很少存在，生长不需胆固醇，在无抗生素等诱导因素作用时可恢复为原有细菌的形态；而支原体在自然界广泛分布，培养时需加胆固醇方可生长，任何条件下都不能变成细菌。

二、主要病原性支原体

1.肺炎支原体　肺炎支原体主要引起人类原发性非典型肺炎，占非细菌性肺炎的50%左右。传染源主要是患者和支原体携带者，经呼吸道传播，一年四季均可发生，以夏末秋初多见，5～15岁的青少年易感，慢性气管炎患者常可合并肺炎支原体感染。

肺炎支原体的致病作用，首先以其顶端结构黏附于宿主细胞上，一般为细胞表面感染而不进入细胞内，从细胞膜中获得脂质与胆固醇并产生代谢产物过氧化氢等，导致细胞的损伤。患者临床表现为头痛、发热、咳嗽、胸痛、淋巴结肿大等，X线检查示肺部有明显浸润，还可引起咽喉炎、鼻炎、中耳炎、气管炎和支气管炎。其他表现有皮肤黏膜斑丘疹、溶血性贫血、心血管症状及脑膜炎等。也有感染后引起Ⅰ型超敏反应者，导致哮喘病急性发作。

机体感染肺炎支原体后，呼吸道黏膜产生的SIgA对再感染有一定的保护作用，但免疫力不强，可重复感染。

2.解脲脲原体　解脲脲原体是引起泌尿生殖道感染的重要病原体之一，可引起人类非淋菌性尿道炎及前列腺炎、附睾炎、阴道炎、盆腔炎等，还可通过胎盘感染胎儿，引起早产、流产和新生儿呼吸道感染。由于解脲脲原体可吸附于精子表面，阻碍精子运动，产生神经氨酸酶样物质干扰精子与卵子结合，它与精子有相同抗原成分，对精子可造成免疫性损伤等，常有不孕症发生。

3.其他支原体

（1）人型支原体：是寄居于泌尿系生殖道的一种支原体，主要通过性行为传播。可引起尿道炎、盆腔炎、输卵管炎、宫颈炎、肾盂肾炎等，也与卵巢脓肿、产褥热等有关。

（2）生殖支原体：可引起非淋菌性尿道炎、盆腔炎、前列腺炎等疾病，主要通过性行为传播。

（3）穿透支原体：能吸附于红细胞、单核细胞、$CD4^+T$细胞及人尿道上皮细胞，并能够穿过细胞膜在细胞内繁殖，导致宿主细胞受损与死亡。有资料提示，穿透支原体可能是艾滋病发病的一个辅助原因。

第二节 衣原体

衣原体（*Chlamydia*）是一类专性活细胞内寄生，有独特发育周期，并能通过细菌滤器的原核细胞型微生物。衣原体的共同特征：①有细胞壁，但无肽聚糖，只含微量的胞壁酸；胞质内有核蛋白体。②含DNA和RNA两种类型核酸。③具有独特的发育周期，在活细胞内以二分裂方式繁殖。④含有多种酶类，但缺乏供代谢所需的能量来源，必须要由宿主细胞提供。⑤对多种抗生素敏感。衣原体分布广泛，常寄生在人、哺乳动物及禽类体内，仅少数对人致病。能引起人类疾病的有沙眼衣原体、肺炎衣原体及鹦鹉热衣原体。

一、生物学特性

1.形态染色与发育周期　衣原体在普通光学显微镜下可见两种大小不同、形态各异的颗粒，即原体和始体。原体小（0.2~0.4μm）而致密，是发育成熟的衣原体，为细胞外形式，呈球形，有感染性，Giemsa染色呈紫色。始体大（0.5~1μm）而疏松，是具有繁殖能力的衣原体，为细胞内形式，无感染性，是繁殖型。

衣原体在宿主细胞内生长繁殖时具有独特的发育周期。原体在宿主细胞外较为稳定，但具有高度的感染性。当其吸附于易感细胞的表面，以吞饮方式进入细胞内，由宿主细胞包围原体而形成空泡，在空泡内的原体增大而发育成始体。始体在空泡内以二分裂的形式繁殖而形成众多的子代原体，并由此构成各种形态的包涵体。包涵体的形态及在细胞内所处的位置与其染色性等有助于衣原体的鉴别。成熟的原体从宿主细胞释放，再感染新的易感细胞，开始新的发育周期，整个发育周期需经24~40小时。

2.培养特性　专性细胞内寄生，不能在无生命的人工培养基上生长，可用鸡胚卵黄囊及传代细胞Hela299、HEp-2等细胞培养。我国学者汤飞凡在1956年采用鸡胚卵黄囊接种法在世界上首次分离培养出沙眼衣原体。

3.抗原构造和分类　衣原体的属特异性抗原为胞壁脂多糖，类似革兰阴性菌细胞壁成分。种特异性抗原和型特异性抗原多位于主要外膜蛋白上，是区分衣原体种和型的依据。根据抗原构造和DNA同源性特点，衣原体属可分为沙眼衣原体、肺炎衣原体、鹦鹉热衣原体和兽类衣原体四种（表4-2-1）。其中沙眼衣原体又分为沙眼生物变种、性病淋巴肉芽肿生物变种（LGV）和鼠生物变种。每个生物种又可分成不同的血清型。其中沙眼生物变种有A、B、Ba、C、D、Da、E、F、G、H、I、Ia、J和K等14个血清型，性病淋巴肉芽肿生物变种有L1、L2、L2a、L3这四个血清型。

表4-2-1　四种衣原体的主要性状比较

性　状	沙眼衣原体	肺炎衣原体	鹦鹉热衣原体	兽类衣原体
自然宿主	人、小鼠	人	鸟类、低等哺乳类	牛、羊
所致人类疾病	沙眼、性传播疾病、幼儿肺炎	肺炎、呼吸道感染	肺炎、呼吸道感染	呼吸道感染
原体形态	圆形、椭圆形	梨形	圆形、椭圆形	圆形
包涵体形态	卵圆形、疏松	不规则、致密	多种形态、致密	
包涵体糖原	+	－	－	－
血清型	18	1	4	3
对磺胺敏感性	敏感	敏感	敏感	敏感

4.抵抗力　衣原体耐冷不耐热，-70℃可保存数年，56~60℃仅能存活5~10分钟，对0.5%苯酚敏感，75%乙醇半分钟可将其杀死，衣原体对红霉素、四环素、氯霉素、螺旋霉素、利福平等抗生素敏感。

二、致病性与免疫性

1.致病物质　衣原体能产生与革兰阴性细菌相似的内毒素毒性物质即脂多糖，它存在于衣原体的细胞壁中，但不易与衣原体分离，加热能破坏其毒性，特异性抗体也能中和其毒性作用。

2.致病机制　衣原体表面的脂多糖和蛋白质能吸附易感细胞和促进易感细胞对衣原体的内吞作用。衣原体的主要外膜蛋白能阻止吞噬体与溶酶体的融合，从而有利于衣原体在吞噬体内繁殖并破坏宿主细胞。沙眼衣原体还可促进单核细胞产生IL-1等细胞因子，它是炎症和瘢痕形成的重要因素。

3.所致疾病

（1）沙眼：主要由沙眼衣原体生物变种的A、B、Ba、C型感染引起。主要经直接或间接接触传播，即通过眼-眼及眼-手-眼途径传播。沙眼在发展中国家发病率高，并呈现地方性流行。据统计，沙眼居致盲病因之首位。沙眼衣原体感染眼结膜上皮细胞，并在其中繁殖，主要表现为滤泡、结膜充血、血管翳和瘢痕形成，由此引起角膜损害，以致影响视力，最后导致失明。

（2）包涵体结膜炎：由沙眼衣原体生物变种的B、Ba、D~K血清型引起。婴儿经产道时受染，引起急性化脓性结膜炎（也称包涵体脓漏眼），本病不侵犯角膜可自愈。成人感染可经性接触、手-眼或间接接触而感染，亦可因污染的游泳池水而感染，称滤泡性结膜炎。

（3）泌尿生殖道感染：经性接触方式传播，由沙眼生物变种B、Ba、D~K血清型引起，男性多表现为非淋球菌性尿道炎，可合并附睾炎、直肠炎等，是男性的性传播性疾病。在女性可引起尿道炎、宫颈炎、输卵管炎等。输卵管炎反复发作可导致不孕症或宫外孕。衣原体合并淋病奈瑟菌感染者，沙眼衣原体分离的阳性率增高。有时可引起婴幼儿衣原体性肺炎。

（4）性病淋巴肉芽肿：主要通过性接触传播，是一种性病，由沙眼衣原体LGV生物变种的四个血清型引起。男性主要侵犯腹股沟淋巴结，引起化脓性淋巴结炎和慢性淋巴肉芽肿。女性可侵犯会阴、肛门及直肠，可导致肠-皮肤瘘管及会阴-肛门-直肠狭窄和梗阻。

（5）呼吸道感染：由鹦鹉热或肺炎衣原体引起，病原体由鸟类或尘埃经呼吸道传染给人，常可引起肺炎、支气管炎、咽炎和鼻窦炎等。有关研究，显示肺炎衣原体慢性感染，可能是引起冠心病的因素之一。

4.免疫性　病后产生型特异性的体液免疫和细胞免疫，但免疫力弱而短暂，故常可造成持续、反复感染。此外也可能出现免疫病理损伤，如由迟发型变态反应所致的疾病、性病淋巴肉芽肿等。

第三节　立克次体

立克次体（*Rickettsia*）是一类严格活细胞内寄生的原核细胞型微生物。立克次体是为纪念首先发现并在研究斑疹伤寒病原体时不幸感染而牺牲的霍华德·泰勒·立克次而命名。

立克次体的共同特征：①专性细胞内寄生，以二分裂方式繁殖。②含有DNA和RNA两类核酸。③有多种形态，主要为球杆状，革兰阴性，大小介于细菌与病毒之间。④以吸血节肢动物为传播媒介、寄生宿主或储存宿主。⑤对抗生素敏感。⑥大多是人畜共患病的病原体。

一、生物学特性

1.形态与染色　立克次体多为球杆状，但在不同宿主体内和不同发育阶段可出现多种形态，如长杆状、丝状或哑铃状，大小为（0.25~0.6）μm×（0.8~2）μm。常用Giemsa染色，呈紫蓝色。不同种立克次体在宿主细胞内分布的位置不同，借此可用于初步鉴别，立克次体的结构及化学组成与革兰阴性菌类似，部分立克次体的表面有荚膜样物质和鞭毛样结构。

2.培养特性　立克次体必须在活的真核细胞内或含有活组织的培养基中生长。常用的培养方法有鸡胚卵黄囊接种、组织培养及动物接种，最适温度为32~35℃。繁殖方式为无性二分裂。

3.抵抗力　立克次体对理化因素的抵抗力与细菌繁殖体相似，56℃维持30分钟可被杀死。对低温及干燥的抵抗力较强，如在冷藏肉类中立克次体可存活1个月以上；在干燥虱粪中能保持传染性半年以上。常用的消毒剂有苯酚、来苏、甲醛及乙醇等，能在短时间内使之灭活。Q热立克次体抵抗力较强，加热70~90℃不被杀死，在干燥血中可存活162~182天。对氯霉素、四环素等敏感。磺胺类药物能促进其生长繁殖。

4.抗原构造　立克次体有胞壁表面黏液层的群特异性可溶性耐热抗原和与外膜有关的种特异性颗粒性不耐热抗原两种主要抗原。立克次体大多具有耐热的多糖抗原，可与某些变形杆菌（OX19、OXK、OX2）菌体抗原发生交叉反应。故可用这些变形杆菌菌株代替立克次体抗原进行非特异性定量凝集反应，检测人和动物血清中相应抗体，这种交叉凝集试验称为外斐反应（Weil-Felix reaction），可用于某些立克次体病的辅助诊断。

二、致病性与免疫性

1.传播媒介与传播途径　立克次体的传播媒介为吸血节肢动物，如人虱、鼠蚤、蜱或螨等。人虱或蚤是在叮咬处排出含立克次体的粪便，污染叮咬的伤口而侵入人体；以蜱、螨为传播媒介的传播方式是在叮咬处立克次体直接进入人体；Q热立克次体也可经呼吸道或眼结膜侵入人体。

2.致病物质　立克次体的主要致病物质是内毒素和磷脂酶A，内毒素的主要成分为脂多糖，具有与肠道杆菌内毒素相似的生物学活性。磷脂酶能溶解宿主细胞膜或细胞内吞噬体膜，有利于立克次体穿入宿主细胞并在其中生长繁殖。此外，立克次体表面黏液层结构有黏附作用，可增强其侵袭能力。人类感染立克次体后，体内产生的抗原抗体复合物也可参与致病作用。

3.致病机制　立克次体自皮肤、消化道、呼吸道侵入机体后，与宿主细胞膜上的特异性受体结合，然后进入宿主细胞。立克次体先在局部淋巴组织或小血管内皮细胞中增殖，形成初次立克次体血症。再经血流扩散至全身，在全身器官组织的小血管内皮细胞中增殖后，大量释放进入血流导致二次立克次体血症。立克次体产生的内毒素等毒性物质也进入血流，引起严重的毒血症症状。若病变出现在皮肤表面即显示为斑疹，病变在肝、脾、肾、脑及心等器官，则有相应器官的功能失调和临床症状。主要病变为受染细胞肿胀破裂、血管腔堵塞、组织坏死、凝血机制障碍、DIC等，晚期形成免疫复合物时可加重病理变化和临床症状。

4. 所致疾病

（1）流行性斑疹伤寒：由普氏立克次体引起，人虱为介，在人与人之间传播，流行于冬春季节。除高热、头痛、皮疹外，可伴有神经系统、心血管系统的损伤。

（2）地方性斑疹伤寒：由莫氏立克次体引起，以鼠蚤为媒介从鼠传给人。很少累及神经系统和心血管系统。

（3）恙虫病：由恙虫病立克次体引起，以恙螨为媒介传播。该病的特征是先在叮咬局部出现红色血疹，再变成水疱并破裂，溃疡中央呈黑色焦痂。

（4）Q热：由伯纳特立克次体引起，在动物间传播媒介是蜱，当感染动物的尿及粪便污染环境后，可经呼吸道或消化道使人受染，出现发热、头痛、腰痛等临床症状。

5. 免疫性　人患立克次体病后，体内可产生中和立克次体及其毒素的抗体，还能诱发细胞免疫。由于立克次体严格的活细胞内寄生，故其免疫以细胞免疫为主，多数患者病后可获得强而持久的免疫。

第四节　螺旋体

螺旋体（*Spirochetes*）是一类细长、柔软、弯曲呈螺旋状、运动活泼的原核细胞型微生物。多数较细菌大，介于细菌与原虫之间，其基本结构与细菌相似，有细胞壁并含脂多糖和胞壁酸，有核质，二分裂形式繁殖，对抗生素敏感。菌体外无鞭毛，在胞壁与胞膜间有轴丝，借助它的收缩与弯曲能自由活泼运动，体态柔软。

螺旋体广泛存在于自然界和动物体内，种类繁多。根据其免疫原性、螺旋数目、大小与规则程度及两螺旋间距离的不同分为两科七属，能引起人和动物疾病的有三属：①钩端螺旋体属，螺旋细密、规则，且数目较多，菌体一端或两端弯曲呈钩状。②密螺旋体属，螺旋较为细密而规则，两端较尖，微需氧生长，主要有梅毒螺旋体、雅司螺旋体和品他螺旋体。③疏螺旋体属，螺旋稀疏、不规则呈波纹状，厌氧生长，有回归热螺旋体和伯氏螺旋体等。

一、钩端螺旋体

钩端螺旋体简称钩体，种类很多，分致病性与非致病性两类。致病性的钩体能引起人和动物的钩体病。本病是自然疫源性疾病，分布广，世界各地均有本病发生。

（一）生物学特性

1. 形态结构与染色　菌体呈圆柱形，（6~20）μm×（0.1~0.2）μm，螺旋盘绕细密而规则，菌体一端或两端弯曲呈C或S状，运动活泼。其结构从外向内分别为外膜、由肽聚糖组成的胞壁及胞膜包绕的胞质，外膜与胞壁之间有两根轴丝组成的中轴。革兰染色阴性，不易着色。常用镀银染色，菌体染成棕褐色。

2．培养特性　需氧或微需氧。普通培养基中加入动物血清才能生长，常用含10%兔血清的Korthof培养基，最适温度为28～30℃，钩体在人工培养基上生长缓慢，在液体培养基中生长1～2周后呈半透明云雾状混浊；在1%琼脂培养基上可形成扁平、透明、圆形菌落。

3．抵抗力　对理化因素抵抗力较其他致病性螺旋体强。夏季在水或湿土中可存活数周至数月，这对钩体病的传播有重要意义。在2～4℃冰箱中可保存2周以上，对热、干燥敏感，56℃维持10分钟后死亡。对多种化学消毒剂敏感，如来苏、苯酚、漂白粉及盐酸在短时间内均能杀死钩体。对青霉素、金霉素及庆大霉素敏感。

4．抗原构造与分类　致病性钩体有表面抗原（P抗原）和内部抗原（S抗原）两种。P抗原为多糖蛋白质的复合物，具有型特异性，为钩体分型的依据。S抗原是类脂多糖的复合物，具有属的特异性，是钩体分群的依据。目前全世界已发现25个血清群、200多个血清型，新的型别仍在不断发现。国内的钩端螺旋体约有19个血清群、74个血清型。已选定14个群，包括14个型作为我国常见的标准钩体株，以供鉴定分型用。

（二）致病性与免疫性

1．致病物质

（1）溶血素：有类似磷脂酶的作用，破坏红细胞膜使其发生溶解。注入小羊体内，可引起贫血、出血、坏死及血尿、肝大与黄疸等症状和体征。不耐热，对氧稳定，不能透析，能被硫酸沉淀。

（2）细胞毒因子：将细胞毒因子注入小鼠，出现肌肉痉挛、呼吸困难而死亡。

（3）内毒素样物质：是某些钩体细胞壁中类似革兰阴性菌的脂多糖类物质，其化学组成与脂多糖不完全相同。亦能使动物发热，引起炎症和坏死。

此外，钩体在宿主体内产生的某些代谢产物如有毒脂类以及某些酶类（如脂酶、脱氢酶等）也与其致病性有关。

2．所致疾病　钩体病是人畜共患的传染病，在我国一些地区农村广泛存在，传染源与储存宿主主要是鼠类和家畜（猪、牛、羊、犬等），动物感染钩体后一般不发病，多呈隐性或慢性感染，钩体可在其肾内长期存在，并不断随尿排出体外污染土壤及水源，钩体侵袭力较强，当人与污染的水或土壤接触而受到感染，钩体可通过破损的皮肤及眼、鼻、口黏膜侵入机体，亦可通过胎盘感染导致流产，偶有经哺乳传给婴儿或经吸血昆虫叮咬等途径感染。

钩体感染人体后，迅速入血并在其中大量增殖出现钩体血症，继而扩散至肝、肾、肺、脑及肌肉等组织器官，出现全身中毒症状，如高热、乏力、头痛、眼结膜充血、淋巴结肿大等症状与体征，尤以腓肠肌疼痛更为显著。由于钩体型别、毒力和数量的差异及机体免疫状态的不同，病情的发展和临床症状轻重的变化相差很大，根据临床表现特点，可分为黄疸出血型、流感伤寒型、肺出血型、脑膜脑炎型及肾功能衰竭型等类型。

3.免疫性　隐性感染或病后可获得对同型钩体较持久的免疫力，以体液免疫为主。随着特异性抗体的产生与增多，免疫力在逐渐加强，血液中的钩体被清除，但抗体对肾脏内的钩体作用不大，故从尿中排出钩体可达数周、数月至数年之久，产生的抗体还能与某些组织器官中的钩体发生特异性结合，出现免疫病理损伤，如眼葡萄膜炎、脑血管损伤等。

二、梅毒螺旋体

梅毒螺旋体因透明而不易着色故又称苍白密螺旋体，可引起人类梅毒。梅毒是性传播疾病中危害较重的一种。

（一）生物学性状

1.形态与染色　梅毒螺旋体纤细，（3~15）μm×（0.1~0.2）μm，螺旋致密而规则，两端较尖直，运动活泼，菌体表面有黏多糖组成的荚膜样物质，一般染料不易着色，常用镀银染色将其染成棕褐色，菌体变粗易于检查。病变标本尤其是硬性下疳的渗出液，可直接在暗视野显微镜下观察其典型形态和运动方式，在电子显微镜下菌体内有轴丝，最外层是外膜，其内为浆膜，轴丝是运动器官。

2.培养特性　梅毒螺旋体不易人工培养，1981年Fieldsteel等采用棉尾兔单层上皮细胞在微氧环境下培养成功，并能保持其典型形态和活泼的运动方式，一般接种在实验动物如兔的睾丸来保存菌种。

3.抗原结构　主要有三种抗原。①表面特异性抗原：可刺激机体产生特异性凝集抗体，与雅司螺旋体有交叉反应。②属类抗原：可刺激机体产生补体结合抗体。③复合抗原：机体组织中的磷脂黏附于螺旋体表面，形成的复合物抗原可使机体产生抗磷脂的自身抗体（称为反应素）。

4.抵抗力　梅毒螺旋体对冷、热及干燥均特别敏感，抵抗力极弱，离体干燥1~2小时死亡，4℃下3天后死亡，血库冷藏3天以上可无梅毒传染性危险，对一般化学消毒剂敏感，对青霉素、四环素、红霉素及砷剂敏感。

（二）致病性与免疫性

1.致病物质　梅毒螺旋体可产生与宿主细胞发生黏附作用的外膜蛋白；产生透明质酸酶，有利于梅毒螺旋体扩散到血管周围组织，破坏毛细血管，导致组织坏死、溃疡，形成梅毒特征性病变；黏多糖和唾液菌酸可阻止补体激活干扰补体的溶菌作用，螺旋体产生的前列腺素E2可刺激巨噬细胞的抑制活性，降低机体的免疫力，梅毒出现的组织破坏和病灶，主要是对梅毒螺旋体感染的免疫损伤所致。

2.所致疾病　梅毒螺旋体不感染动物只感染人，故患者是梅毒的唯一传染源。梅毒分为先天性和后天性两种，先天梅毒是患梅毒的孕妇经胎盘传给胎儿，后天梅毒又称获得性梅毒，主要经性接触感染，少数由输血、间接接触等途径感染。后天梅毒的传染过程分三期，有反复、潜伏和再发的特点。

（1）一期梅毒：梅毒螺旋体侵入机体的皮肤黏膜3周后，在侵入局部出现无痛性直径约1cm的硬结及溃疡，称为硬性下疳，多见部位是外生殖器，溃疡的渗出物含有大量梅毒螺旋体，此时传染性极强。下疳常自然愈合，而进入血液的梅毒螺旋体潜伏在体内，经2~3个月的无症状潜伏期后进入二期。

（2）二期梅毒：早期有类似流感的症状，全身皮肤及黏膜常出现梅毒疹，周身淋巴结肿大，有时累及骨、关节、眼及神经系统，在梅毒疹内和淋巴结中有大量梅毒螺旋体存在，不经治疗，一般在3周至3个月后症状自然消退而痊愈，少数病例呈潜伏感染状态，经4年左右的时间，又可被激活进入下一期。一、二期梅毒统称早期梅毒，传染性强而破坏性小。

（3）三期梅毒：也称晚期梅毒，一般发生在感染后2年，主要表现为皮肤黏膜的溃疡性坏死病灶或内脏器官的肉芽肿病变，重者则经10~15年后，出现心血管及神经系统的病变，还可引起梅毒瘤、脊髓痨或全身麻痹等，此期在病灶内不易找到病原体，故传染性小，但病程长、破坏性大，可危及生命。

（4）先天性梅毒：又称胎传梅毒，引起胎儿全身感染，可导致流产、早产或死胎，若出生后存活称为梅毒儿，呈现锯齿形牙、间质性角膜炎、神经性耳聋、鞍形鼻等多种表现。

3.免疫性　梅毒螺旋体感染的免疫包括细胞免疫和体液免疫，以细胞免疫为主。梅毒的免疫为传染免疫，即体内有螺旋体存在时，对再感染才有免疫力，梅毒患者的血清中出现两类抗体，一类是抗梅毒螺旋体抗体，对机体有保护作用；另一类是抗磷脂抗体，称反应素，对机体无保护作用，仅供血清学诊断。未经治疗的梅毒患者，其血清中的反应素可长期存在，机体内的巨噬细胞和中性粒细胞也有杀灭螺旋体的作用，有实验证明，梅毒螺旋体感染可导致机体出现免疫抑制现象。

三、其他螺旋体

（一）伯氏疏螺旋体

伯氏疏螺旋体又称莱姆病螺旋体，是疏螺旋体属中最长和最细的螺旋体。该螺旋体体形狭长，大小为（0.18~0.25）μm×（5~30）μm，有3~10个螺旋，螺距2.1~2.4μm，其细胞基本结构与细菌相似。伯氏疏螺旋体需要足够的营养才能生长，在富含高质量牛血清白蛋白的人工培养基上生长，最适培养温度为33~35℃，pH为7.2~7.6，以二分裂方式繁殖，一般12~24小时分裂一次，长期人工培养其致病性可降低。

伯氏疏螺旋体引起的疾病称莱姆病，该病于20世纪70年代首先发现于美国的康涅狄格州莱姆镇而得名。莱姆病是一种以野生动物为储存宿主的自然疫源性人畜共患疾病，主要分布于美国，世界上许多国家有莱姆病流行，我国有10多个省区分离到该螺旋体。该病有明显的季节性，发病高峰在夏季，其次为春季，这与蜱的季节消长与活动相一致，其传播主要是带螺旋体的蜱叮咬人所致。青壮年较多见，与本年龄组人群户外活动多，蜱咬率高有关。本病以皮肤出现慢性游走性红斑性损害为主要特征，临床表现复杂多样，一般可分为早、中、晚三期。早期以皮肤损害为主，伴有流感样症状；中期以心脏和中枢神经系统症状为主；晚期则以关节炎和精神症状为主。

（二）回归热螺旋体

回归热螺旋体是引起回归热的病原体，回归热是由多种螺旋体引起的急性传染病。其传播媒介为节肢动物，根据传播媒介的不同，回归热可分为两类。①虱传回归热，又称流行性回归热，该病原体为回归热螺旋体，其自然宿主是人。②蜱传回归热，又称地方性回归热，其病原体多达15种，例如杜通疏螺旋体、赫姆斯疏螺旋体等，其自然宿主是野生啮齿类动物。

流行性回归热主要通过人虱在人间传播，人被虱叮咬后因抓痒将虱压碎，螺旋体经皮肤抓伤处进入人体。蜱传回归热主要通过软蜱传播，在蜱的体腔、唾液及粪便内均有螺旋体存在，且可经卵传代，当蜱叮咬人时螺旋体可直接从叮咬伤口注入人体，该病原体侵入机体后，经3~7天潜伏期，突然出现高热、头痛、肌肉及关节疼、肝脾肿大，持续1周后发热骤退，血液中螺旋体消失，间隔1~2周后再次高热，血中又出现螺旋体，如此反复发作和缓解，故名回归热，反复发作的机制主要是本属螺旋体外膜蛋白抗原易发生变异之故。蜱传回归热的病程和临床表现与虱传回归热相似，但症状轻、病程短，病后机体以体液免疫为主。

第五节　放线菌

放线菌是一类丝状、呈分支生长的原核细胞型微生物，培养久后菌丝易断裂成链杆状，革兰染色阳性，由于在感染组织中或培养时，菌丝缠绕成团呈放线状排列，故称为放线菌。放线菌的种类较多，其中如链霉菌属的放线菌是抗生素的主要生产菌，对人致病的主要有放线菌属和诺卡菌属中的某些放线菌。

一、放线菌属

放线菌属（*Actinomycetes*）常寄居在人和动物的口腔、上呼吸道、胃肠道和泌尿生殖道，对人致病的主要是衣氏放线菌。放线菌主要引起内源性感染，很少在人与人之间及人与动物之间传播。

（一）生物学特性

革兰阳性、非抗酸性丝状菌。菌丝细长、无隔，直径0.5~0.8μm，有分枝，有时菌丝24小时后可断裂成链球或链杆状，在患者病灶组织和脓性物质中常有肉眼可见的黄色小颗粒，称为硫黄样颗粒，此颗粒是放线菌在组织内形成的小菌落，将颗粒制成压片或做组织切片，镜检可见菌丝向四周放射呈菊花状，故名放线菌。用革兰染色，菊花形中央部菌丝为阳性，四周菌丝末端膨大部分为阴性；用苏木精伊红染色，中央部分为紫色，而末端膨大部分为红色。放线菌为厌氧或微嗜氧菌，培养较困难，初次分离加5%二氧化碳可促进生长，用血液琼脂平板，经37℃培养4～10天，可形成微小（＜1mm）圆形的灰白色或淡黄色粗糙型菌落。

（二）致病性与免疫性

衣氏放线菌多存在于人口腔、齿垢、齿龈、扁桃体与咽部，属正常菌群，当机体抵抗力低下或拔牙、口腔黏膜损伤时，可导致内源性感染，引发软组织慢性或亚急性肉芽肿性炎症，病灶中央常坏死形成脓肿，严重时在组织内生成多发性瘘管，脓液中可查见硫黄样颗粒。本菌引起的放线菌病常侵犯面、颈部，也可进入胃肠或吸入至肺部，引起腹部或肺放线菌病。

放线菌与龋病（龋齿）和牙周炎的发生有关，从人口腔分离的内氏放线菌和黏液放线菌，接种于无菌大鼠口腔内可引起龋齿的发生，因放线菌能产生一种黏性很强的多糖物质（6-去氧太洛糖），将其他细菌黏附在牙釉质上，由细菌分解糖类产酸腐蚀牙釉质而形成龋齿。

放线菌病患者血清中可查出多种抗体，这些抗体无诊断意义，对机体也无保护作用，机体对放线菌的免疫主要是细胞免疫。

二、诺卡菌属

诺卡菌属广泛分布于土壤，多数是腐生性非致病菌，仅星形诺卡菌、巴西诺卡菌和豚鼠诺卡菌对人致病，我国以星形诺卡菌较多见。

星形诺卡菌形态与衣氏放线菌相似，革兰染色阳性，有的可呈现革兰阴性。部分诺卡菌抗酸染色呈红色，若延长脱色时间则可脱去红色，借此能与结核杆菌区别，脓汁中也可见菌丝颗粒，但菌丝末端不膨大，培养较易，为需氧菌，在沙氏培养基上于室温或37℃下均能生长，菌落呈黄色或红色颗粒状，表面干皱。

星形诺卡菌主要由呼吸道或创口侵入人体，因不属于人体正常菌群，故多为外源性感染，免疫力低下的人群，特别是T细胞缺陷（如白血病、艾滋病患者）或长期使用免疫抑制剂者易被感染，经呼吸道侵入，急性发作类似肺炎、肺脓肿，慢性发作者症状与肺结核、肺真菌病相似，还可引起脑脓肿、脑膜炎，若侵入皮下可引起慢性化脓性肉芽肿和瘘管形成，好发部位多在足和腿部，称为分枝菌病。分枝菌病为一种综合征，病原体除诺卡菌外亦可由链霉菌、马托拉放线菌等引起。

案例回顾

患者因反复咳嗽，出现乏力、头疼等症状入院就诊。问诊有明显不适2~3天，无疫情暴发地旅游史，有普通菜场、商场购物经历，有人群聚集密度相对较高的会议经历，同时因工作较繁忙、没有充分休息，因此出现发热、干咳、咽痛。开始没有引起重视，1天后咽部和鼓膜充血、颈部淋巴结肿大和肌肉酸痛，咳嗽加剧，并有黏稠痰液，偶带血丝，病程已持续1周，入院诊断为疲劳引起的上呼吸道感染和早期肺炎。环境因素变化可致人体免疫功能发生改变、机体抵抗力下降，由支原体、衣原体及呼吸道常见细菌感染引起疾病，应保持个人卫生，避免去人群密集的场所，增加体育锻炼，加强营养等。

第五章
病毒概述

章前引言

　　1886年，在荷兰工作的德国农艺化学家迈尔（Adol Mayer）发现有些烟草叶子上出现深浅相间的绿色区域，将其命名为烟草花叶病。之后他把患病烟草叶片上的汁液注射到健康植株的叶脉中，结果健康的烟草也生病了，因此迈尔认为这是一种传染病。由于深受菌原学说影响，他并没有证明这是一种病毒。1892年，俄国植物学家伊凡诺夫斯基（Ivannovsky）也重复了迈尔的实验，发现这种"致病因子"能通过当时各种细菌都无法通过的一种过滤器，且仍然具有传染性，但他也没有冲破思想上的禁区，反而认为是自己的过滤器出了毛病。1898年，荷兰微生物学家贝杰林克（Beijerinck）重复了这个实验后，终于指出引起烟草花叶病的致病因子是一种有别于细菌的有机体，并把它命名为病毒（virus）。几乎同时，德国学者勒夫勒（Loeffler）和弗勒施（Frosh）发现引起牛口蹄疫的病原也可以通过细菌滤器，从而再次证明伊凡诺夫斯基和贝杰林克的重大发现。此后，多种病毒被相继发现。

　　病毒（virus）是一类形体微小，结构简单，含单一核酸（DNA或RNA）型，必须在活细胞内寄生，并以复制方式增殖的非细胞型微生物，结构完整的具有感染性的病毒颗粒，称为病毒体（virion）。病毒与人类关系密切，在临床微生物感染中，约75%由病毒引起，而且传染性强，传播迅速广泛，病死率高，后遗症严重，尚缺乏有效的药物治疗，有些病毒感染还与肿瘤和自身免疫病的发生密切相关。

学习目标

1.能正确理解病毒的概念、结构，病毒的干扰现象，垂直传播的概念，持续性感染的概念和分类，干扰素的概念和作用。

2.能说出包膜病毒和裸病毒的区别，病毒感染标本采集与送检注意事项，病毒感染的快速诊断方法，病毒的预防及治疗方法。

3.能正确描述病毒的正常增殖过程。

思政目标

1.通过抗疫英雄事迹学习，培养同学们热爱祖国、热爱人民，舍小家顾大家，力求个人价值最大化的家国情怀。

2.学习前辈们研发新冠疫苗的艰难历程，逐步养成精益求精、勇攀科学高峰的精神品质。

案例导入

患者男性，34岁，农民。1周前感到不适、焦虑，3天前发热、头痛，饮食、饮水时喉头痉挛，后神志不清入院治疗。3天后昏迷，呼吸循环衰竭，治疗无效死亡。初步诊断：狂犬病（恐水症）。家属回忆病史，患者于1年前曾被一只狗咬伤了左脚脚趾，因伤势不重，到家后仅局部涂擦消毒药水，没有采取其他措施。医院经家属同意对死者进行了病理解剖，确诊为狂犬病。

思考题

1.对死者病理解剖时，应采集哪个部位的标本？

2.在细胞内观察到哪种结构有助于确诊？

3.人被狗咬伤后应采取哪些措施预防？该病病毒潜伏期长短取决于什么？

第一节　病毒的基本性状

一、病毒的形态结构

（一）病毒的大小

病毒大小的测量单位为纳米（nm，1/1 000 μm）。病毒的大小介于30～300nm，大多数在100nm左右；最大可达300nm，如痘病毒；最小只有27～30nm，如脊髓灰质炎病毒、鼻病毒等（图5-1-1）。一般而言，病毒必须应用电子显微镜放大上千倍至上万倍才能看见，可利用电子显微镜、超速离心机、分级超过滤术和X线衍射分析等研究其大小和结构。

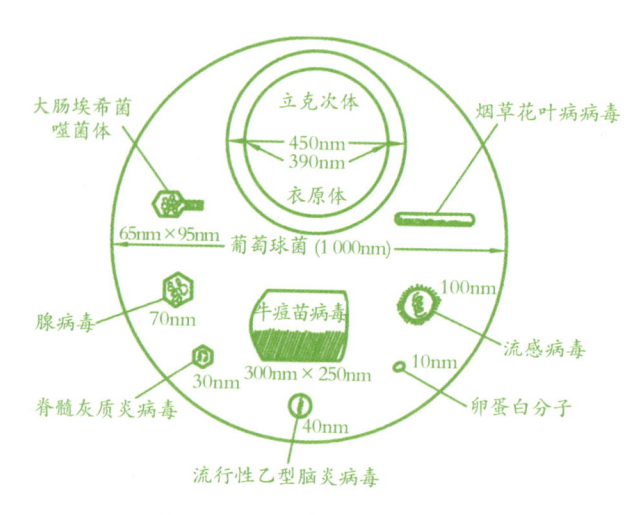

图5-1-1　病毒的大小与形态

（二）病毒的形态

病毒的形态有多种类型，大多数人或动物病毒呈球形或近似球形，少数呈杆状（烟草花叶病毒）、丝状（埃博拉病毒和初分离的流感病毒）、弹头状（狂犬病病毒）、砖块状（痘病毒），感染细菌的病毒（噬菌体）则大多呈蝌蚪状。病毒的大小及形态特征可供鉴定病毒时参考。

（三）病毒的结构与化学组成

病毒由核心和包绕在外面的衣壳构成，即核衣壳结构，是病毒的基本结构，有些病毒在核衣壳外还有包膜，称为包膜病毒。仅有核衣壳的病毒称裸病毒。包膜及衣壳外镶有的突出物是病毒的辅助结构（图5-1-2）。

1.核心　核心（core）是病毒的中心结构，含有一种类型核酸（DNA或RNA）以及少量功能蛋白，如病毒编码的酶类，核酸具有多样性，呈线状或环状（闭合环或缺口环），可为双链DNA（dsDNA）、单链DNA（ssDNA）、双链RNA（dsRNA）、单链RNA（ssRNA）或分节段RNA，这些基因决定了病毒的遗传、变异、感染、增殖等特性。

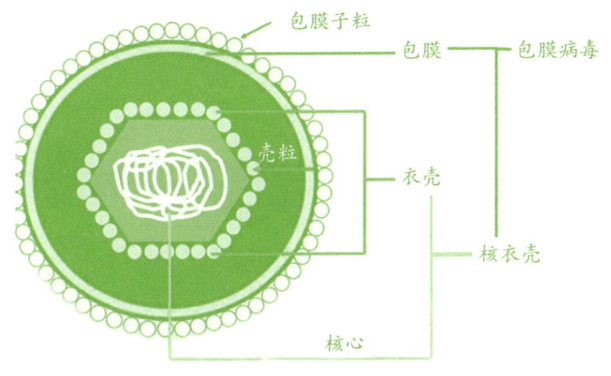

图5-1-2 病毒结构示意图

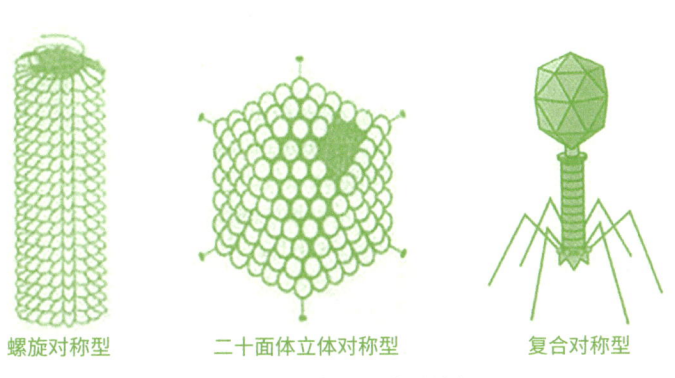

2.衣壳　衣壳（capsid）是包绕在病毒核心外的一层蛋白质，由一定数量的壳粒（capsomere）聚合而成。病毒核酸的螺旋构型不同，壳粒的数量及排列方式也不同，呈螺旋对称型、二十面体立体对称型、复合对称型三种（图5-1-3）。衣壳的作用：①保护病毒核酸，以免核酸受核酸酶及外界理化因素的破坏。②与宿主细胞表面受体结合，参与感染过程。③衣壳蛋白具有良好的抗原性，能诱发机体特异性体液免疫和细胞免疫。④衣壳的对称型和抗原性可作为病毒鉴别和分类的一个重要依据。

图5-1-3 病毒的对称型结构

3.包膜　包膜（envelop）是某些病毒在成熟过程中以出芽方式向细胞外释放时所获得的宿主细胞膜或核膜成分。包膜含有病毒基因编码的特异蛋白以及宿主细胞膜或核膜的脂质和少量糖类。包膜表面不同形状的突起称为刺突（spike）。包膜的作用：①保护核衣壳。②增加受染细胞通透性，包膜脂类成分来源于细胞膜，与宿主细胞膜易于亲和和融合。③包膜表面糖蛋白与病毒的吸附和穿入宿主细胞有关。④包膜构成病毒体表面抗原，与病毒的致病性和免疫性有关（如流感病毒包膜上的血凝素和神经氨酸酶，血凝素对呼吸道黏膜上皮细胞和红细胞具有特殊的亲和力，神经氨酸酶可以破坏细胞表面受体，利于子代病毒从细胞膜上解离释放）。因包膜的成分主要是脂类，故对脂溶剂敏感，乙醚因能破坏包膜而灭活病毒，所以常用来鉴定病毒有无包膜。

二、病毒的增殖

（一）病毒的正常增殖

病毒是在活细胞内以复制（replication）方式进行增殖的，整个过程包括吸附、穿入、脱壳、生物合成、装配与释放五个步骤，称为一个复制周期（replication cycle）（图5-1-4），病毒完成一个复制周期需10小时左右。以DNA病毒复制为例。

1. 吸附（absorption） 即病毒体与易感细胞表面相应受体特异性结合的过程。吸附是特异性的不可逆的，不同细胞表面有不同受体，它决定了病毒的亲嗜性和感染宿主的范围。如流行性感冒病毒包膜上的血凝素与宿主呼吸道黏膜上皮细胞表面唾液酸寡糖支链结合；人类免疫缺陷病毒（HIV）包膜糖蛋白gp120与人T细胞表面CD4分子结合，导致吸附。有的病毒有多种细胞受体，可引起多种途径感染，一个病毒易感细胞表面大约有10万个受体，病毒能在几分钟至十几分钟内完成吸附过程。

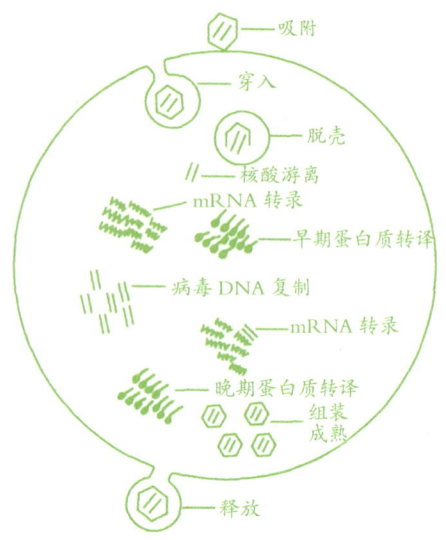

图5-1-4 病毒的复制周期

2. 穿入（penetration） 病毒与易感细胞结合后，通过三种方式穿过细胞膜。①胞饮：病毒与细胞表面结合后，细胞膜内陷将病毒包裹其中，形成类似吞噬泡的结构，将病毒吞入，无包膜病毒多以胞饮方式进入易感细胞内。②膜融合：有包膜病毒通过与宿主细胞膜融合而将病毒的核衣壳释放至细胞质中。③直接穿入：指无包膜病毒在吸附时，其衣壳蛋白的成分发生改变，使病毒可以直接穿入易感细胞内，但这种方式较少见。

3. 脱壳（uncoating） 即病毒脱去衣壳的过程。多数病毒核衣壳进入细胞质，在细胞溶酶体酶作用下，衣壳裂解释放出病毒核酸。少数病毒（如痘病毒）脱壳过程分为两步，先由溶酶体作用脱去外壳蛋白，再经病毒编码产生的脱壳酶脱去内衣壳，病毒核酸才能释放出来。

4. 生物合成 病毒核酸释放后，利用宿主细胞提供的物质和能量合成子代病毒核酸及结构蛋白，这个过程称为生物合成（biosynthesis）。包括三个重复的过程：①早期蛋白的合成：以病毒核酸为模板，转录、翻译出早期蛋白，即功能性蛋白，主要是病毒合成中所需的酶类和抑制或阻断宿主细胞代谢的酶类。②子代病毒核酸的复制：以亲代核酸为模板，利用早期蛋白复制出子代病毒核酸。③晚期蛋白的合成：以子代病毒核酸为模板，转录、翻译出晚期蛋白，即构成子代病毒衣壳和包膜刺突的结构蛋白。在此阶段宿主细胞内查找不到完整的病毒体，故称隐蔽期（eclipse period），各种病毒的隐蔽期从几小时至十几小时，病毒生物合成的方式因核酸类型而异。

（1）DNA病毒的合成：DNA病毒的生物合成过程是按半保留复制的方式进行的，即

DNA→RNA→蛋白质。首先以病毒DNA为模板，利用宿主细胞提供的依赖DNA的RNA多聚酶转录出早期mRNA，然后以mRNA为模板翻译出早期蛋白质（即病毒编码的依赖DNA的DNA多聚酶等），在此酶作用下，以亲代病毒核酸为模板，复制出大量子代病毒核酸，再以子代病毒核酸为模板转录出晚期mRNA，继而以晚期mRNA为模板翻译出大量晚期蛋白质。

（2）RNA病毒的合成：RNA病毒的遗传信息存在于RNA分子上，是按正链RNA→蛋白质或负链RNA→正链RNA→蛋白质的方式进行。单股正链RNA病毒（如小RNA病毒）的核酸（RNA+）本身就具有mRNA功能，病毒RNA可直接转译出早期蛋白质（即依赖RNA的RNA多聚酶）。然后以病毒RNA为模板，依赖RNA的RNA多聚酶复制出子代病毒核酸；单股负链RNA病毒，不具有mRNA的功能，这些病毒含有RNA聚合酶，利用这些酶首先复制出互补的正链RNA作为mRNA，再翻译出早期蛋白，然后再复制子代病毒核酸及衣壳蛋白。

（3）反转录病毒的合成：反转录病毒是带有反转录酶（依赖RNA的DNA聚合酶）的RNA病毒（如人类免疫缺陷病毒）。先以病毒RNA为模板在反转录酶作用下转录出互补DNA链，并构成RNA∶DNA杂交中间体，RNA由水解酶除去，DNA进一步产生双股DNA，并整合于宿主细胞DNA中，成为前病毒。当病毒复制时，前病毒先从细胞DNA上脱离下来，在宿主细胞提供的依赖DNA的RNA聚合酶作用下转录出病毒RNA，再按RNA病毒的复制方式进行。

5.装配与释放　在宿主细胞内，子代病毒核酸与结构蛋白组装合成成熟病毒颗粒的过程称为装配（assembly）。多数DNA病毒在细胞核内组装，RNA病毒和痘病毒在细胞质内组装，成熟病毒从宿主细胞内游离出来的过程称为释放（release）。一般来说，有包膜病毒以芽生方式释放到宿主细胞外，细胞一般不死亡；无包膜病毒组装完成后引起宿主细胞破裂而释放；巨细胞病毒通过细胞间桥或细胞融合在细胞间传播；有些与致癌有关的病毒，其基因组以整合方式随细胞的分裂而出现在子代细胞中。

从单个病毒吸附开始至所有病毒释放，此过程称为病毒的感染周期或复制周期。一个感染的细胞一般释放的病毒数为100～1 000个。

（二）病毒的异常增殖

病毒在宿主细胞内复制时，由于宿主细胞或病毒自身的原因阻碍了病毒的正常增殖，没有能组装成完整的病毒体，称为病毒的异常增殖。主要有以下两类。

1.顿挫感染（abortive infection）　病毒进入宿主细胞，若细胞缺乏病毒复制所需的酶、能量和原料等，则不能复制出完整的有感染性的病毒颗粒，称为顿挫感染。这种不能为病毒复制提供条件的细胞对该病毒来说称为非容纳细胞（non-permissive cell），非容纳细胞对另一种病毒可能会成为容纳细胞（permissive cell）。

2.缺陷病毒（defective virus）　病毒基因组不完整或基因位点发生改变，不能复制出完整的具有感染性的子代病毒，称为缺陷病毒。缺陷病毒虽不能单独复制，但具有干扰同种成熟病毒进入细胞的能力，故又称为缺陷干扰颗粒（defective interfering particle，DIP），而且在另一种病毒的辅助下可完成增殖，后者又称为辅助病毒（helper virus）。丁型肝炎病毒是一种缺陷病毒，乙型肝炎病毒是它的辅助病毒。腺病毒伴随病毒需要腺病毒的存在才能正常增殖，常被利用作为向人体细胞导入外源基因的载体。

（三）病毒的干扰现象

两种病毒同时或先后感染同一宿主细胞时，可发生一种病毒抑制另一种病毒增殖的现象，称为病毒的干扰现象（interference）。干扰现象可以发生于同种、异种、同型以及同株的病毒之间，也可以发生于正常病毒与灭活病毒或缺陷病毒之间。干扰的机制可能与下列因素有关。①与病毒诱导宿主细胞产生的干扰素（interferon，IFN）有关，IFN能抑制另一种病毒的增殖，这是产生干扰现象的最主要原因。②第一种病毒占据或破坏了宿主细胞的表面受体或者改变了宿主细胞的代谢途径，因而阻止另一种病毒的吸附或穿入，如黏病毒等。③还有可能是在复制过程中产生了缺陷干扰颗粒（DIP），能干扰同种正常病毒在细胞内复制，如流感病毒在鸡胚尿囊液中连续传代，DIP逐渐增加而发生自身干扰。因此，在使用疫苗预防病毒感染时，应注意疫苗间的合理搭配，避免因干扰现象影响免疫效果。

三、理化因素对病毒的影响

病毒受理化因素作用后失去感染性，称为灭活（inactivation）。灭活的病毒仍保留其抗原性、红细胞吸附、血凝和细胞融合等活性。

（一）物理因素

1.温度　大多数病毒耐冷不耐热，在0℃以下保持活性，特别是在干冰温度（-70℃）和液氮（-196℃）温度下更可长期保持其感染性。相反，大多数病毒于55~60℃，几分钟至十几分钟即被灭活，100℃时几秒钟内即被灭活，但乙型肝炎病毒需100℃维持10分钟才能灭活。即使是哺乳动物的体温（37~38.5℃）也可能使某些病毒灭活。冻融，特别是反复冻融可使许多病毒灭活。因此，病毒标本的保存应尽快低温冷冻并且避免不必要的冻融。有蛋白质或Ca^{2+}、Mg^{2+}存在，常可提高某些病毒对热的抵抗力。

2.酸碱度　多数病毒在pH为5.0~9.0时稳定，但肠道病毒在pH为3.0~5.0时稳定，而鼻病毒在pH为3.0~5.0则迅速被灭活，因此，耐酸试验可鉴别这两种病毒。

3.辐射　γ射线、X射线以及紫外线都能使病毒灭活。X射线与γ射线能引起核苷酸链发生致死性断裂，而紫外线照射可使核苷酸链形成胸腺嘧啶双聚体，抑制病毒核酸的复制。脊髓灰质炎病毒经紫外线灭活后，若再用可见光照射则可切除双聚体，称为光复活，故不宜使用紫外线来制备灭活疫苗。

（二）化学因素

1.脂溶剂　有包膜病毒对脂溶剂敏感。乙醚、氯仿、丙酮、阴离子去垢剂等均可使有包膜病毒灭活。借此可以鉴别有包膜病毒和无包膜病毒。

2.消毒剂　病毒对各种氧化剂、卤素、醇类物质敏感。高锰酸钾、甲醛、过氧乙酸、次氯酸盐、乙醇、甲醇等均可灭活病毒,但消毒剂灭活病毒的效果不如细菌。醛类消毒剂能破坏病毒的感染性但可保持其抗原性,故常被用来制备灭活病毒疫苗。

3. 甘油　　大多数病毒对甘油的抵抗力比细菌强,故常用50%甘油的盐水保存和运送病毒标本。

(三) 生物因素

病毒对抗生素不敏感,对干扰素敏感。近年来的研究表明,有些中药如板蓝根、大青叶、柴胡、大黄、贯众等对某些病毒有抑制作用。

四、病毒的变异

病毒与其他微生物一样,具有遗传性和变异性。病毒的变异包括多方面,如毒力变异、耐药性变异、抗原性变异、温度敏感性变异等。病毒的变异主要源于其基因组的突变和重组,变异不仅对病毒感染性疾病的治疗、预后不利,同时也影响到病毒感染的正确诊断。

(一) 基因突变

基因突变由病毒基因组中核酸链发生碱基置换、缺失或插入引起,有自发突变和诱导突变两种。病毒在增殖过程中常自发突变,突变率为$10^{-6} \sim 10^{-8}$。若用物理因素(如温度、射线等)或化学因素(如5-氟尿嘧啶、亚硝酸胍等)诱发突变,可提高突变率。基因突变后产生的病毒突变株改变了原来的特性,如温度敏感突变株(temperature sensitive mutant)在28~35℃条件下可增殖,但在37~40℃时则不能增殖。温度敏感突变株通常又是减毒株,可用来制备疫苗。

(二) 基因重组

两种不同病毒感染同一宿主细胞时,有时会发生遗传物质的交换,称为基因重组。基因重组的病毒子代具有两个亲代病毒的特征,并能稳定遗传,称为重组体。重组可发生在两种活病毒之间,也可发生在活病毒与灭活病毒之间,或两种灭活病毒之间。基因分节段的RNA病毒,如流感病毒、轮状病毒等,通过交换RNA节段而进行的基因重组被称为重配。重配的概率可高于重组几倍。流感病毒基因重配是其发生抗原性转变和发生世界性大流行的主要原因。

五、病毒的分类

国际病毒分类委员会已将病毒分为3目60余科。按照寄生的宿主范围不同,病毒可分为动物病毒、植物病毒和细菌病毒(噬菌体)。与人类疾病密切相关的是动物病毒,主要涉及20科的一些种属和朊粒(prion)。亚病毒是近年来发现的比一般病毒更小的传染因子,包括类病毒、卫星病毒和朊粒。

1. 类病毒　　均为植物病毒,仅由250~400个核苷酸组成,为单链环状RNA,不含蛋白质,无胞膜和衣壳。主要依赖宿主细胞RNA多聚酶Ⅱ进行RNA合成。类病毒主要使植物致病,与动物和人类疾病的关系尚不清楚。

2. 卫星病毒　多数是植物卫星病毒，少数与噬菌体和人类病毒有关。也仅有单链RNA组成，可分为两大类：①可编码自己的衣壳蛋白。②RNA分子（曾称拟病毒virusoid）。两者均需伴随辅助病毒才能增殖。

3. 朊粒　朊粒是1982年由美国学者普鲁西纳（Prusiner）从患羊瘙痒病的羊体内分离到的蛋白质感染因子。结构仅由一种耐蛋白酶K的蛋白分子组成。具有传染性，也称蛋白侵染颗粒，与动物和人类的中枢神经系统慢性进行性疾病有关，如疯牛病、羊瘙痒病，以及人类的克-雅病、库鲁病等。

第二节　病毒的感染与免疫

一、病毒的感染方式和途径

（一）水平传播

病毒在人群个体之间，或受染动物与人群个体之间的传播。病毒主要通过呼吸道、消化道、皮肤、黏膜和血液等途径进入人体产生水平感染。水平传播的病毒感染率高，可迅速繁殖和在体内播散。

（二）垂直传播

通过胎盘、产道或乳汁直接将病毒由亲代传给子代的方式。垂直传播是病毒感染的特点之一。目前发现有10余种病毒可通过垂直传播而感染，如风疹病毒、乙型肝炎病毒、巨细胞病毒以及人类免疫缺陷病毒为多见，可引起死胎、早产、畸形等先天感染。常见人类病毒的感染途径及传播方式见表5-2-1。

表5-2-1　常见人类病毒的感染途径及传播方式

感染途径	传播方式	病毒种类
呼吸道	空气、飞沫、痰、唾液、皮屑	黏病毒、病毒、鼻病毒、麻疹、水痘及冠状病毒
消化道	粪-口途径，被污染的水和食物	脊髓灰质炎病毒、HAV、肠道病毒、轮状病毒
眼及泌尿生殖道	直接或间接接触，如毛巾、浴盆、游泳池、性接触	单纯疱疹病毒、腺病毒、巨细胞病毒、人乳头瘤病毒、HIV、HBV
破损皮肤、伤口	昆虫叮咬、动物咬伤	脑炎病毒、狂犬病毒、出血热病毒等
血液	注射、输血或血液制品、器官移植等	HBV、HCV、HIV等
胎盘或产道	孕期经胎盘、分娩经产道、哺乳经乳汁	风疹病毒、巨细胞病毒、HBV、HIV等

（三）病毒在体内的播散

当机体防御能力降低或病毒毒力过强时，病毒可由侵入部位向全身播散，其播散方式有三种：①直接接触播散。②经血流播散。③经神经系统播散。

二、病毒的致病机制

（一）病毒感染对宿主细胞的直接作用

1.杀细胞效应　病毒在宿主细胞内复制成熟后，在很短时间内一次释放大量子代病毒，细胞被裂解而死亡，称为杀细胞性感染或溶细胞型感染。主要见于无包膜、杀伤性强的病毒，如脊髓灰质炎病毒等。体外组织细胞培养中，溶细胞型感染可致细胞变圆、坏死及脱落等，这种现象称为细胞病变效应（cyto-pathic effect，CPE）。机制：①阻断细胞大分子合成。②破坏细胞溶酶体。③病毒毒性蛋白的作用。

2.稳定状态感染　有包膜病毒（如流感病毒、疱疹病毒等）以出芽方式释放子代病毒，病毒的增殖对细胞的大分子物质合成影响不大，细胞仍能继续生长与分裂，称为稳定状态感染。有些病毒使细胞膜成分发生变化，造成邻近细胞融合，形成多核巨细胞。

3.细胞凋亡　有些病毒侵入细胞可以作用于凋亡过程的某一个环节，引起宿主细胞凋亡。有些病毒能编码细胞凋亡抑制蛋白，如腺病毒编码产物可干扰TNF诱导的细胞凋亡。有效的细胞凋亡对控制病毒增殖、防止病毒在体内的播散有积极意义。

4.细胞增生与转化　有少数病毒感染细胞后，其核酸可与宿主细胞染色质基因整合到一起。整合后的病毒DNA可随细胞分裂而传递到子代细胞中，病毒整合可促进宿主细胞DNA的合成，并使细胞形态发生变化，失去细胞间接触性抑制而成堆生长，这些细胞生物学行为的改变，称为细胞转化（transformation）。转化的细胞可导致肿瘤的发生。已知与人类肿瘤密切相关的病毒有EB病毒、人乳头瘤病毒、乙型肝炎病毒等。

5.形成包涵体　细胞被病毒感染后，在细胞质或细胞核内出现光镜下可见的斑块状结构，称为包涵体（inclusion）。病毒包涵体由病毒颗粒或未装配的病毒成分组成，也可以是病毒增殖留下的细胞反应痕迹。包涵体出现的部位、染色性等特征有助于病毒感染的诊断。包涵体破坏细胞的正常结构和功能，有时引起细胞死亡。

（二）病毒感染的免疫病理作用

病毒侵入机体后，病毒感染细胞表面除表达病毒本身的抗原外，还会出现自身抗原，从而诱导机体的免疫应答，造成宿主的免疫病理损伤。

1.免疫系统的损伤　许多病毒感染机体后会侵入免疫细胞，影响细胞的正常功能，引起病毒感染后的免疫应答低下，如麻疹病毒、人类免疫缺陷病毒（HIV）、风疹病毒、巨细胞病毒、EB病毒等。HIV能够感染CD4$^+$T细胞和巨噬细胞，严重损伤宿主的免疫功能，引起机会性感染和肿瘤。

2.超敏反应　某些病毒抗原与抗体形成的免疫复合物沉积于血管壁，可引起Ⅲ型超敏反应，如肾小球肾炎。

3.自身免疫病　病毒感染细胞后，可改变宿主细胞膜的抗原性，使细胞内隐蔽的抗原暴露或释放出来，诱发自身免疫病，如部分慢性乙型肝炎患者在肝细胞表面出现肝特异性脂蛋白抗原（liver specific protein，LSP），从而引发机体免疫系统对改变了的肝细胞发生应答，最终导致肝细胞损伤。

三、病毒的感染类型

（一）隐性感染

病毒侵入机体不引起临床症状的感染称为隐性感染或亚临床感染。通过隐性感染，机体常常可获得特异性免疫力，但有些不引起机体的获得性免疫应答，病毒不能被清除而成为病毒携带者，此时病毒在体内增殖并可向外界播散，成为重要的传染源，在流行病学上具有重要意义。

（二）显性感染

机体在感染病毒后因组织细胞受损严重而表现出明显的临床症状，称为显性感染。可分为急性感染及持续性感染两种类型。

1.急性感染　一般潜伏期短，发病急，病程数日至数周，恢复后体内不再存在病毒。如普通感冒和流行性感冒。

2.持续性感染　这类感染中，病毒可在机体内持续数月至数年，甚至数十年，可出现症状，也可不出现症状而长期带毒，成为重要的传染源。持续性感染又可分成三种。

（1）慢性感染：显形或隐性感染后，病毒未完全清除，可持续存在于血液或组织中并不断排出体外，病程可长达数月至数十年，如乙型肝炎病毒、巨细胞病毒、EB病毒等常形成慢性感染。

（2）潜伏感染：经显性或隐性感染后，病毒基因存在于一定的组织或细胞中，但并不产生有感染性的病毒体，用一般方法也不能分离出病毒。如儿童初次感染水痘-带状疱疹病毒时引起的水痘，等其临床症状消失后，病毒仍然可以潜伏在脊髓后根神经节或颅神经的感觉神经节内，当各种诱因导致局部或全身的免疫力降低时，潜伏的病毒激活，经神经扩散至皮肤，增殖后引起带状疱疹。

（3）慢发病毒感染：又称迟发病毒感染或慢病毒感染，感染后有很长的潜伏期，达数月、数年至数十年。以后出现亚急性进行性疾病，最终成为致死性感染，如HIV感染、朊粒等。

四、抗病毒免疫

机体的抗病毒免疫包括非特异性的固有免疫和特异性的适应性免疫。固有免疫在病毒感染早期能够限制病毒的增殖与扩散，但将病毒从体内彻底清除则主要依赖于适应性免疫。

（一）固有免疫

机体的固有免疫构成了抗病毒感染的第一道防线。固有免疫的屏障结构、吞噬细胞和补体等非特异性免疫机制在抗病毒感染中均起作用，但以干扰素和NK细胞最为重要。

1. 干扰素

（1）概念：干扰素（IFN）是指在诱生剂和某些细胞因子的作用下，由宿主细胞基因编码产生的一组糖蛋白，具有高度抗病毒、抗肿瘤及多种免疫调节功能。

（2）种类：根据抗原性的不同，可将IFN分为Ⅰ型和Ⅱ型，或α、β、γ三型。Ⅰ型干扰素包括IFN-α（由人白细胞产生）、IFN-β（由人成纤维细胞产生）；Ⅱ型干扰素即为IFN-γ（由活化T细胞产生，又称免疫干扰素）。

（3）产生机制：在正常情况下，干扰素基因处于静止状态，干扰素的产生受到抑制。如有病毒感染或非病毒性诱生剂作用于细胞膜上，激活干扰素编码基因，相应细胞即开始转录干扰素的mRNA，再翻译为干扰素蛋白。

（4）作用机制：诱生的干扰素很快释放到细胞外，作用于邻近的未受感染的细胞膜受体，当IFN与受体结合后，细胞即建立抗病毒状态，产生一种特殊的因子，使抗病毒蛋白（AVP）基因解除抑制，转录并翻译出AVP，主要是蛋白激酶、3'-5'A合成酶、磷酸二酯酶，这些酶可以发挥抗病毒活性。

（5）作用特点：①广谱性，IFN几乎抑制同一种属所有病毒的繁殖。②间接性，IFN的抗病毒作用是通过诱导细胞产生酶类等抗病毒蛋白而间接发挥作用的。③相对种属特异性。

2. NK细胞　NK细胞常在机体抗病毒感染早期发挥重要作用，在病毒特异性抗体出现后，NK细胞可通过IgG Fc受体介导杀伤病毒感染的靶细胞（ADCC作用）。

（二）适应性免疫

1. 体液免疫　具有吸附穿入作用的病毒表面抗原的抗体，称之为中和抗体。活病毒与中和抗体结合，导致病毒丧失感染力，称为中和作用。中和抗体在清除细胞外游离病毒中起重要作用，主要包括IgG、IgM、SIgA。不具有吸附穿入作用的病毒表面抗原及病毒颗粒内部抗原的抗体，称之为非中和抗体。非中和抗体（流感病毒NA的抗体）虽不能够阻止病毒进入细胞，但可与病毒形成抗原抗体复合物，易于被吞噬细胞降解而易被清除。体液免疫虽难以达到清除病毒的目的，但可以保护宿主抵抗同一病毒的二次感染。

2. 细胞免疫

（1）CD8$^+$CTL的抗病毒作用：CTL能特异性杀伤病毒感染的靶细胞，CTL细胞通过表面抗原受体识别和结合病毒感染的靶细胞，然后分泌效应分子（穿孔素、丝氨酸蛋白酶）导致病毒感染细胞裂解和细胞凋亡。CTL识别靶细胞受MHC-Ⅰ类分子的限制，是发挥细胞毒作用的主要细胞。对病毒感染的恢复起关键作用。

（2）CD4$^+$Th的抗病毒作用：效应性Th细胞能分泌IFN-γ、TNF-α、IL-2等多种细胞因子，通过活化单核-巨噬细胞和NK细胞，在机体抗病毒感染中起重要作用。同时，也可导致迟发型超敏反应性炎症的发生。

第三节　病毒感染的检查方法与防治原则

一、病毒感染的检查方法

（一）标本的采集、处理、送检与保存

1. 标本采集　用于分离病毒或检测病毒核酸的标本应在急性期采集。根据病毒感染部位及病期采集不同的标本（如鼻咽分泌物、脑脊液、粪便或血液）。如欲检测抗体，早期单份血清可用于检测IgM抗体。而欲检测早期与恢复期抗体效价的变化，则需采集早期与恢复期双份血清，恢复期血清效价比急性期增高4倍以上有诊断意义。

2. 标本处理　严格无菌操作是采集病毒标本的首要原则，污染的标本（如粪便、咽漱液、痰液等）可适当加入青霉素、链霉素等处理。

3. 标本送检与保存　标本应立即送检或置放于有冰块的冰壶中送检，病变组织置50%甘油缓冲盐水中，低温保存送检。血清抗体检测标本应保存于−20℃。不能立即送检的标本，应置于−70℃保存。

（二）病毒的分离培养与鉴定

病毒的分离与鉴定是病原学诊断的金标准，但方法复杂，要求严格且耗时较长，一般不适合临床诊断。病毒分离鉴定用于下列情况：①需要对疾病进行病原学鉴别诊断。②发现新的病毒或再发性病毒性疾病。③病毒性疾病的流行病学调查。④监测病毒活疫苗效果。⑤病毒生物学性状研究。

1. 组织细胞培养　目前是病毒分离培养在实验室中最常用的方法，将病毒标本接种于培养细胞内进行复制增殖。常用的细胞有：①原代细胞：敏感性高，但来源困难。②二倍体细胞株：便于实验室应用，但多次传代后细胞易老化和衰亡。③传代细胞系或株：如HeLa细胞等，便于实验室保存，对病毒感染性稳定，应用广泛。

2. 鸡胚接种　是一种比较经济简便的病毒培养方法。目前除分离流感病毒外，其他病毒的分离基本已被细胞培养所取代。

3. 动物接种　动物接种分离病毒的方法目前已很少应用。

（三）病毒感染的快速检查方法

1. 形态学检查

（1）光学显微镜检查：仅用于病毒引起的细胞病变检查和包涵体检查。

（2）电子显微镜检查：电镜直接检查和免疫电镜检查。前者用于从疱疹液、粪便或血液等患者标本中直接检查病毒颗粒，帮助早期诊断。后者先在制成的病毒标本中加入特异性抗体，使病毒颗粒凝集再进行观察，可增加阳性检出率。

2. 免疫学检查　近年来免疫标记（酶、荧光、同位素等）技术的广泛应用，使病毒抗原和

抗体的快速检查成为可能。该方法具有特异性强、敏感性高、结果判断快速和便于自动化等优点，对病毒感染的早期诊断有着重要意义。

3.病毒的核酸检查　应用核酸探针杂交技术、聚合酶链反应（PCR）技术、生物芯片技术等分子生物学方法检测病毒的核酸序列，从而对病原体做出明确的诊断。因此法具有高度敏感、特异、简便、快速等特点，故已成为对病毒感染性疾病极具诊断价值的新技术。病毒核酸检测也有缺点，病毒核酸阳性并不等于标本中存在有感染性的活病毒。此外，对于未知病毒及可能出现的新病毒，因不了解病毒核苷酸序列而不能采用这些方法。

二、病毒感染的防治原则

（一）病毒感染的免疫预防

迄今为止，对病毒感染的药物治疗效果远不如抗生素等对细菌感染的疗效，因此对病毒感染的预防显得尤为重要，其中人工免疫，尤其是接种疫苗是提高人群特异性免疫力，预防乃至消灭病毒感染最重要、最有效的措施。20世纪让我们看到严重威胁人类的天花病毒被计划免疫措施所消灭，21世纪将会有更多病毒由于免疫接种被人类征服。

1.人工主动免疫

（1）灭活疫苗：指应用物理或化学方法使病毒完全灭活而制成的疫苗。目前常用的有狂犬病疫苗、乙型脑炎疫苗、流感疫苗等。灭活疫苗只有免疫反应性，而无免疫原性，故须多次注射。

（2）减毒活疫苗：指用自然或人工方法筛选的对人低毒或无毒的变异株制成的疫苗，目前常用的有卡介苗、脊髓灰质炎活疫苗、流感活疫苗、麻疹活疫苗等。

（3）亚单位疫苗：是用化学方法裂解病毒，提取包膜或衣壳上的蛋白亚单位制成的疫苗，如提取具有免疫原性的血凝素和神经氨酸酶制备的流感亚单位疫苗。

（4）基因工程疫苗：又称重组疫苗，它是利用基因工程技术分离、重组、转化和表达基因，制备出能引起人体免疫应答的疫苗。

（5）DNA疫苗：又称核酸疫苗，是用病原体的免疫原基因的重组质粒直接接种，使体内表达蛋白抗原，从而诱发机体产生免疫应答。DNA疫苗可在体内持续表达，维持时间长，是疫苗的发展方向之一。

2.人工被动免疫　人血清丙种球蛋白和胎盘丙种球蛋白等可用于被动预防甲肝、麻疹、脊髓灰质炎等病毒感染。在乙型肝炎中，高效价的含HBIg（特异性乙肝免疫球蛋白）的人免疫球蛋白具有被动保护作用，在预防乙型肝炎的母婴传播中可与疫苗联合使用，有显著效果。

（二）病毒感染的治疗

因病毒为严格细胞内寄生微生物，凡能杀死病毒的药物，可能同时对机体细胞有损害，故目前抗病毒药物的应用仍有较大的局限性。近年来，随着分子病毒学及生物信息学的发展，研制出一些对某些病毒有较明显抑制作用的药物和制剂,其他一些治疗方法也在研究与探索中。

1. 干扰素或干扰素诱生剂　　干扰素主要用于甲型/乙型/丙型肝炎、HSV、乳头瘤病毒等的治疗。常用的干扰素诱生剂有多聚肌苷酸和多聚胞嘧啶等。

2. 抗病毒药物或制剂

(1) 核苷类药物:核苷类化合物是最早用于临床的抗病毒药物,主要是用异常嘧啶替代病毒DNA前体的胸腺嘧啶,从而抑制病毒复制或导致复制的病毒为缺陷病毒。目前来说,疗效好、毒性小的药物有无环鸟苷(阿昔洛韦)、丙氧鸟苷、阿糖腺苷、碘苷等。碘苷(IDU)常用于眼疱疹病毒的感染;其他几种药物对疱疹病毒有一定疗效。

(2) 病毒蛋白酶抑制物:某些病毒自身可编码病毒复制或转录后剪接、加工的酶。寻找抑制或阻断这些酶的功能的药物,把它们的活性位点作为靶位,是设计抗病毒新药的重要依据。

(3) 其他抗病毒药物:盐酸金刚烷胺对甲型流感病毒有预防和治疗效果。

(4) 免疫制剂:鉴于病毒的中和抗体可阻断病毒进入易感细胞,因此抗病毒的特异免疫球蛋白不仅用于预防,也可用于治疗。我国已用针对乙型脑炎病毒包膜抗原的单克隆抗体治疗乙型脑炎患者,有较好疗效。因鼠源单克隆抗体在体内存在时间短,并可能诱发超敏反应,现国内外均致力于使鼠源单克隆抗体人源化,或发展重组人源抗病毒的单克隆抗体。治疗性疫苗在病毒治疗中亦被重视,如已在临床研究中应用了单纯疱疹病毒、乙型肝炎病毒及HIV的治疗性疫苗。狂犬病疫苗是在感染后潜伏期内注射,也可被视为一种治疗性疫苗。病毒的核酸疫苗除作为预防疫苗外,亦有供治疗用的潜在价值。

3. 中草药　　中草药是中华民族同疾病斗争的有力武器,在对抗病毒性疾病方面发挥着独特的作用,如红景天的景天多糖、黄芪及黄芪总皂苷、苦参碱及氧化苦参碱、参冬心宝口服液(由北沙参、麦冬、黄芪、生地黄、炒枣仁等组成)、清心饮(含生晒参、麦冬、牡丹皮、金银花等)有抗柯萨奇病毒作用;人参皂苷和西洋参茎叶皂苷、石榴皮鞣质、甘草酸、大豆总苷、杜果苷、芦荟、大黄、大蒜、冬虫夏草等对疱疹病毒有抑制和杀灭作用;儿茶酸、苍术、艾叶、藿香黄酮、黄芩根的异黄芩素-8-甲醚、板蓝根、大青叶、白虎汤、桂枝汤、玉屏风散等能抗呼吸道病毒;甘草酸、水芹、叶下珠、苦味叶下珠、柴胡、半枝莲、五味子等能抗乙型肝炎病毒;甘草酸和甘草黄酮、绿茶多酚类化合物、姜黄素、天花粉蛋白、淫羊藿多糖、藻类多糖、雷公藤萨拉子酸、倒捻子果皮的乙醇提取物、苦瓜、黄芩、虎杖、田基黄、小柴胡汤、人参汤等能抗艾滋病病毒。值得一提的是,许多中草药不仅能直接抑制和杀灭病毒等病原体,而且可以通过增强机体免疫功能发挥其抗病毒作用。

案例回顾

1. 狂犬病是由狂犬病毒引起的人畜共患传染病。狂犬病毒属于弹状病毒科狂犬病毒属，外形呈弹状，核衣壳呈螺旋对称，表面具有包膜，内含有单链RNA，是引起狂犬病的病原体。绝大多数狂犬病均由被感染了的猫或犬咬伤或抓伤所致，狂犬病毒由咬伤或抓伤部位进入人体，沿周围传入神经到达中枢神经系统而致病，病理变化主要为急性弥漫性脑脊髓炎。所以该案例中对死者进行病理解剖时应采集脑和脊髓部位的标本做检查。

2. 在中枢神经细胞胞质内观察到一个或多个嗜酸性包涵体可帮助确诊。嗜酸性包涵体又称为内基小体，呈圆形或椭圆形，直径3～10nm，边缘整齐，内有1～2个状似细胞核的小点，最常见于海马及小脑浦肯野组织的神经细胞中，亦可在大脑皮层的锥细胞层、脊髓神经细胞、后角神经节、视网膜神经细胞层、交感神经节等处检出。

3. 人被狗或猫咬伤后，不管当时能否肯定是疯狗所为，都必须按下述方法及时进行伤口处理：①发生接触后，尽快彻底清创并对伤口进行局部处理，即以20%肥皂水、去垢剂、含胺化合物或清水充分地清洗伤口，并不断擦拭，伤口较深者需用导管伸入，以肥皂水做持续灌注清洗，清洗时间15分钟以上。②利用符合世界卫生组织标准的有效力和有效果的狂犬病疫苗接种一个疗程。③如有指征，可注射狂犬病免疫球蛋白。本案例中的患者仅局部涂擦消毒药水，没有采取其他措施，所以最终导致狂犬病的发作。从人体最初感染狂犬病毒一直到患者出现狂犬病前驱症状，这段时间称为狂犬病的潜伏期，通常为2～3个月，短则不到1周，长则1年，这取决于狂犬病毒入口位置、伤口的多少与严重程度、狂犬病毒载量以及宿主免疫功能状态等因素，因此头、颈部、上肢等处咬伤和创口面积大而深者发病机会多。本案例中狗咬伤部位在脚趾，距离中枢神经系统的距离较远，所以潜伏期较长，1年后才发病。

第六章 常见病毒

章前引言

近些年来，多种新型病毒引起的疫情，包括严重急性呼吸系统综合征（severe acute respiratory syndrome，SARS）、甲型H1N1流感、中东呼吸综合征（Middle-East respiratory syndrome，MERS）、埃博拉病毒病（Ebola virus disease，EVD）等，因传播速度快、感染性强、死亡率高等特点，引起全球范围内广泛重视。新型冠状病毒（COVID-19）疫情中，变异毒株奥密克戎出现传播速度更快、病情隐匿、临床症状轻、致死率低等新特征，因此认识病毒的特性、传播途径及其致病性并据此采取防控措施显得尤为重要。

学习目标

1.识记流感病毒的抗原结构与分型，流感病毒的抗原变异与流行的关系；乙肝病毒的抗原抗体检测结果判读及其临床意义，常见肝炎病毒的传播途径；人类免疫缺陷病毒的传播途径及其致病性。

2.理解常见呼吸道感染病毒的致病性，消化道感染病毒的共同特点，乙型肝炎病毒的主要生物学特征，人类免疫缺陷病毒的主要生物学特征。

3.学会常见呼吸道感染病毒、消化道感染病毒、病毒性肝炎的特异性预防。

思政目标

1.学会尊重患者、关爱生命。
2.培养严谨科学的工作态度。
3.树立良好的职业道德规范。
4.运用临床辩证思维，分析与解决临床案例中的问题。
5.运用专业知识客观处理突发事件，提高应急管理能力。

案例导入

2012年4月，中东地区约旦扎尔卡的最大公立医院ICU病房里，收治了1名患重症肺炎的25岁男大学生，该青年在入院不久后病情恶化死亡。紧接着，10名医务人员与2名青年家属相继发病，1名40岁女护士死亡。2012年6月，在沙特吉达市一所医院，从1名60岁严重肺炎死亡病例的肺组织里分离出一种新型冠状病毒，与2003年的SARS病毒接近，但分属不同谱系。经调查，此前扎尔卡2例死亡病例的留存标本中均检出该病毒。2012年9月，1名患急性呼吸道感染的卡塔尔男子，在英国就医期间被确诊感染了此新型冠状病毒。紧接着，在中东和欧洲部分国家相继出现该病毒的疫情报告。2013年5月，世界卫生组织正式将该种病毒命名为中东呼吸综合征冠状病毒（MERS-CoV）。2015年4月，1名68岁的韩国男子赴中东旅游，途经巴林、阿联酋、沙特及卡塔尔，5月4日归国后出现发热和肌肉疼痛症状，20日被确诊为MERS感染。2015年5月，韩国1名男子途经香港入境广东后，出现发热、咳嗽等症状，广东省疾病防控中心迅速隔离观察75名与该男子密切接触者，并将该男子收入惠州中心医院ICU隔离病房治疗。次月，该男子痊愈出院。经全基因组测序比对发现，我国境内的这一例MERS感染与沙特毒株高度符合。全球20多个国家报告的大多数确诊病例集中于中东国家。其他国家陆续报告的该病病例也与中东有直接或间接的关系，这些患者都有在中东国家旅游、工作、经商等经历。

> **思考题**
>
> 1. 中东呼吸综合征的病原体是什么？
> 2. 为什么许多病毒性传染性疾病至今未被有效控制？

第一节　呼吸道感染病毒

呼吸道感染病毒是指一大类主要以呼吸道为侵入门户，能侵犯呼吸道黏膜上皮细胞，并引起呼吸道感染或呼吸道以外组织器官病变的病毒。较为常见的呼吸道感染病毒有正黏病毒科中的流行性感冒病毒、副黏病毒科中的副流感病毒、呼吸道合胞病毒、麻疹病毒、腮腺炎病毒以及其他病毒科的一些病毒，如腺病毒、风疹病毒、冠状病毒、鼻病毒和呼肠病毒等。据统计，大约90%以上的急性呼吸道感染由病毒引起。多数呼吸道病毒感染具有传播快、传染性强、潜伏期短、发病急，可反复感染和易继发细菌性感染等特点。

一、流行性感冒病毒

流行性感冒病毒（influenza virus），简称流感病毒，属正黏病毒科，主要分为甲（A）、乙（B）、丙（C）三型，近年来发现的牛流感病毒归为丁（D）型，是流行性感冒（简称流感）的病原体。甲型流感病毒可引起人及禽类、猪、马等多种动物感染，且易发生变异，曾多次引起大流行，甚至世界性大流行，近年来频发的禽流感也与甲型流感病毒有关。乙型流感病毒一般呈地区性流行。丙型流感病毒呈散发流行，主要侵袭婴幼儿，引起普通感冒，少数动物流感病毒可引起人流感大流行。

（一）生物学性状

1.形态与结构　流感病毒颗粒多为球形，直径为80~120nm，从体内初次分离时常呈丝状或杆状，病毒体分为核心和包膜两部分（图6-1-1）。

（1）核心：病毒核心为病毒的核衣壳，呈螺旋对称，由核酸、核蛋白（NP）和RNA多聚酶（PB$_1$、PB$_2$、PA）组成，其核酸为分节段的单负链RNA（−ssRNA）。甲型、乙型流感病毒分8个节段，丙型流感病毒只有7个节段，每个节段为一个基因组，编码相应的结构或功能蛋白，这一特点使病毒在复制过程中易发生基因重组，导致基因编码的蛋白抗原发生变异而出现新的病毒株。核蛋白（NP），又称衣壳蛋白，是病毒主要的结构蛋白，抗原性稳定，为型特异性抗原。

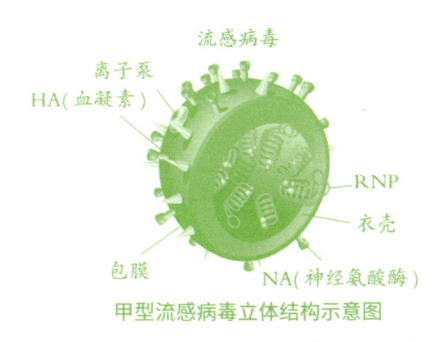

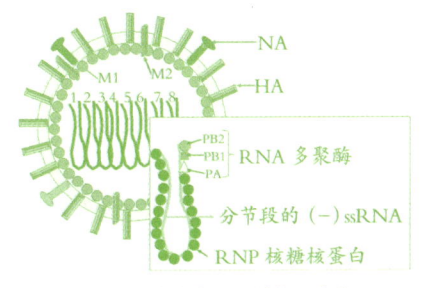

图6-1-1 流感病毒的形态与结构

（2）包膜：流感病毒有两层结构，内层为基质蛋白M1，具有保护核心和维持病毒外形的作用，为型特异性抗原，抗原性稳定。外层为脂质双层结构，来源于宿主细胞膜。包膜内镶嵌基质蛋白M2，为膜通道蛋白。包膜表面镶嵌有血凝素（HA）和神经氨酸酶（NA），两者共同组成了流感病毒表面的刺突。

1）血凝素（HA）：为糖蛋白，主要功能有四。①介导病毒吸附和穿入宿主细胞，与病毒的传播有关。HA可与上皮细胞表面的N-乙酰神经氨酸（唾液酸）受体结合，并促使病毒包膜与宿主细胞膜融合，使病毒核衣壳释放入胞质内。②红细胞凝集作用。HA能与人、鸡、豚鼠等多种动物红细胞表面的受体结合引起红细胞凝集，简称血凝，血凝试验可用于检测流感病毒的增殖。③刺激机体产生中和抗体，抑制病毒的感染。这种抗体因能抑制红细胞凝集现象，又称为血凝抑制抗体。④具有亚型和株的特异性，是甲型流感病毒亚型划分的主要依据之一。HA抗原结构不稳定，易发生变异。

2）神经氨酸酶（NA）：为糖蛋白，主要功能有三。①参与病毒的释放和扩散。NA能水解宿主细胞表面糖蛋白末端的N-乙酰神经氨酸，使病毒从感染的细胞膜上解离，有利于成熟病毒的释放。并可液化细胞表面黏液，有利于病毒的扩散。②刺激机体产生特异性抗体。此抗体可抑制神经氨酸酶的水解作用，从而抑制病毒的释放和扩散，但不能中和病毒的感染。③具有亚型和株的特异性，也是甲型流感病毒亚型划分的主要依据之一。NA抗原结构也不稳定，易发生变异。

2. 抗原分型与变异　　根据核蛋白（NP）和基质蛋白（M）抗原性的不同，可将流感病毒分为甲、乙、丙、丁四型，各型之间无交叉反应。甲型流感病毒又可根据HA和NA抗原性的不同分为若干亚型。根据NA抗原性的不同，目前已发现甲型流感病毒有11个亚型（N1~N11）。根据HA抗原性的不同，已发现甲型流感病毒有18个亚型（H1~H18）。乙型、丙型流感病毒尚未发现亚型。人际间的流行主要有H1、H2、H3和N1、N2几个亚型，历史上几次世界范围流感大流行均与这几个亚型有关。所有亚型均可引起禽类和动物感染。其中H5N1、H5N6、H10N8、H7N9等是人高致病性动物流感病毒，可使感染动物死亡，也能引起成人重症或死亡。

流感病毒中最易发生变异的是甲型流感病毒，HA和NA的抗原性易发生变异，两者变异可同时出现，也可分别发生，病毒的变异幅度与流行关系密切。流感病毒的变异形式有两种。①抗原漂移（antigenic drift）：同一亚型内HA和NA不断发生基因点突变所致，其变异幅度小，属于量变，导致局部中、小型流行。②抗原转换（antigenic shift）：HA和NA从原来的亚型转变为新的亚型（如H1N1→H2N2，H2N2→H3N2），其变异幅度大，属于质变。由于人群对新亚型缺乏免疫力，每次抗原转换都引起世界性的流感大流行（表6-1-1）。同一时期可有两个亚型同时流行，如果不同型别病毒同时流行，也可发生基因重组而形成新的亚型。乙型和丙型流感病毒抗原性较稳定，仅引起局部流行和散发流行。

表6-1-1 甲型流感病毒抗原转换

病毒流行年代	亚型类别	代表株
1918	Hsw1N1（原甲型）	可能为猪流感病毒
1947	H1N1（亚甲型）	A/FM/1/47
1957	H2N2（亚洲甲型）	A/Singapore/1/57
1968	H3N2（香港甲型）	A/HongKong/1/68
1977	H1N1，H3N2	A/USSR/90/77（H1N1）
1997	H5N1（香港）	禽流感

3.培养特性　流感病毒可在鸡胚和培养细胞中增殖。细胞培养一般用原代猴肾细胞（PMK）和狗肾传代细胞（MDCK）。流感病毒在鸡胚和细胞中均不引起明显的病变，需用红细胞凝集试验或血凝抑制试验等免疫学方法检测病毒及进行种的鉴定。

4.抵抗力　流感病毒抵抗力较弱，不耐热，56℃维持30分钟即被灭活，室温下感染力很快丧失，0~4℃能存活数周，-70℃以下可长期保存，对干燥、日光、紫外线、脂溶剂、氧化剂及酸等敏感。

（二）致病性与免疫性

流感病毒的传染源为患者和无症状感染者，传染性强。病毒主要经飞沫或气溶胶传播。病毒侵入呼吸道上皮黏膜细胞后，可在细胞内增殖，引起呼吸道局部纤毛上皮细胞空泡变性、坏死和脱落，黏膜水肿、充血等病理改变。

人对流感病毒普遍易感，潜伏期通常为1~4天，患者出现鼻塞、流涕、咽痛和咳嗽等局部症状。发病初期2~3天鼻咽部分泌物中病毒含量最高，此时传染性最强。病毒仅在局部增殖，一般不入血，但可释放内毒素样物质入血，引起畏寒、发热、乏力、头痛、全身酸痛等症状，有时伴有呕吐、腹泻、腹痛等消化道症状。流感属于自限性疾病，无并发症患者通常5~7天即可恢复。少数抵抗力低下的患者，感染5~10天后可继发细菌感染，导致细菌性肺炎。继发感染的常见细菌为肺炎链球菌、金黄色葡萄球菌和流感嗜血杆菌等。此外，年老体弱者、婴幼儿、心肺功能不全者和使用免疫抑制剂的患者，流感病毒感染可表现为肺炎型，出现高热、烦躁、剧烈咳嗽、咳血性痰等。继而出现呼吸困难，可因呼吸循环衰竭而死亡。

人感染高致病性禽流感病毒如H5N1、H7N9等，早期症状与人流感相似，主要表现为发热、咳嗽，伴有头痛、肌肉酸痛和全身不适，可出现流涕、鼻塞、咽痛等。部分患者肺部病变较重时出现胸闷和呼吸困难等症状。重症患者病情发展迅速，多在5~7天出现重症肺炎，体温大多持续在39℃以上，呼吸困难，可快速进展为急性呼吸窘迫综合征、感染性休克等。有相当比例的重症患者同时合并其他多个系统或器官的损伤或衰竭，如心肌损伤导致心力衰竭，也有的重症患者发生昏迷和意识障碍。

感染流感病毒后，可诱导机体产生特异性细胞免疫和体液免疫。特异性的$CD8^+T$细胞可产生广泛的亚型间交叉反应，在病毒清除和疾病的恢复上具有重要意义；特异性抗体包括抗HA和抗NA抗体。病后机体产生的呼吸道局部SIgA为抗HA的中和抗体，对同型病毒有免疫保护作用，对不同亚型病毒无交叉免疫保护作用。抗NA抗体为非中和抗体，但可抑制病毒从细胞释放，阻止病毒扩散。由于流感病毒易变异，机体对新出现的亚型无抵抗力，因此，病后免疫力不牢固。

隔离和治疗流感患者是减少发病和传播的有效措施。免疫接种是预防流感最有效的方法，但所用疫苗必须与当前流感病毒株型别基本相同。目前推荐使用的四联流感灭活疫苗，包含目前在人群中流行毒株的亚型成分。灭活疫苗采用皮下注射，可产生大量IgG抗体。流感治疗尚无特效疗法，主要以对症治疗和预防继发细菌感染为主。盐酸金刚烷胺及其衍生物甲基金刚烷胺可用于预防和治疗流感。干扰素及神经氨酸酶抑制剂也常用于流感病毒的治疗。此外，中药板蓝根、大青叶等也有一定疗效。

二、麻疹病毒

麻疹病毒（measles virus）是麻疹的病原体，属副黏病毒科。麻疹是以发热和呼吸道卡他症状及全身性出疹为特征的急性呼吸道传染病。麻疹病毒可感染任何年龄段的易感人群，好发于6月至5岁的婴幼儿，无免疫力者接触后发病率几乎100%。曾是儿童最为常见的急性呼吸道传染病，我国自普及接种麻疹疫苗以来，发病率显著降低。世界卫生组织已将消灭麻疹列入继消灭脊髓灰质炎后的主要目标。

（一）生物学性状

麻疹病毒多呈球形，直径120~250nm。病毒核酸为完整的不分节段的单负链RNA（-ssRNA）。基因组全长约16kb，基因组有N、P、M、F、H、L六个基因，分别编码六个结构和功能蛋白：核蛋白（NP）、磷酸化蛋白（P）、M蛋白（M）、融合蛋白（F）、血凝素蛋白（H）和依赖RNA的RNA聚合酶（L）。核衣壳呈螺旋对称，外有包膜，表面有两种刺突，即血凝素（HA）和融合蛋白（F），与病毒吸附宿主细胞有关，后者具有溶血及使细胞发生融合形成多核巨细胞的作用。麻疹病毒只有一个血清型。

麻疹病毒可在人胚肾、猴肾及人羊膜细胞及Hela、Vero等多种传代细胞中增殖，发生融合、多核巨细胞病变，并在感染细胞的胞质和胞核内见嗜酸性包涵体。本病毒对理化因素抵抗力较弱，不耐热。加热56℃维持30分钟即可灭活，对脂溶剂、一般消毒剂和日光、紫外线敏感。

（二）致病性与免疫性

人是麻疹病毒的自然宿主，急性期患者为最重要的传染源，潜伏期至出疹期均有传染性。呼吸道传播可通过飞沫、间接或密切接触传播，传染性极强，冬春季发病率最高。

麻疹的潜伏期约10~14天，病毒由易感者鼻咽部或眼结膜侵入人体，先在呼吸道上皮细胞内增殖，随后进入血流形成第一次病毒血症。病毒随血流侵入全身淋巴组织和单核巨噬细胞系统内增殖后再次入血，形成第二次病毒血症，继而侵犯全身皮肤、黏膜及中枢神经系统，并发生全身麻疹病毒感染。麻疹病毒主要侵犯部位为眼结膜、口腔黏膜、呼吸道、泌尿道、全身皮肤、小血管及中枢神经系统。

典型的临床症状分为三期。①患者出现前驱期症状，表现为发热、咳嗽、流涕、眼结膜充血。②发病2~3天后，大多数患儿口颊黏膜出现数目不等、直径0.5~1mm、周围有红晕的灰白色口腔黏膜斑，称为柯氏斑（Koplik斑），有助于临床早期诊断。此时，患者处于典型的出疹期，全身皮肤黏膜由颈、躯干、四肢相继出现皮疹，皮疹为红色斑丘疹，出疹高峰期全身中毒症状加重，患者高热可达40℃，出现嗜睡、谵妄等症状。出疹期病情最为严重。③皮疹出齐需2~3天，皮疹出齐后进入恢复期，全身症状迅速好转，皮疹随之消退。全身中毒症状减轻、热退。整个病程一般为10~14天，无并发症患者大多可以自愈，但年幼体弱的患儿易并发细菌性肺炎，常成为麻疹死亡的重要原因。最严重的并发症为急性麻疹性脑炎，亚急性硬化性全脑炎（SSPE）是麻疹晚期中枢神经系统并发症，发病率为1/10万~1/100万，大多在麻疹后2~7年发病。患者大脑功能呈进行性衰退，多于发病后1~3年内死亡。

麻疹病毒感染痊愈后，人体可获终身免疫，包括体液免疫和细胞免疫。母亲抗体能保护新生儿抵抗麻疹病毒感染。细胞免疫在麻疹的恢复中起到主要作用。血清中的HA抗体和F抗体在预防再感染中起重要作用。

疫苗接种是预防麻疹最有效的手段。目前国内外普遍使用麻疹、风疹、腮腺炎（麻-腮-风）三联疫苗（measles-mumps-rubella vaccine，MMR）。我国儿童计划免疫为8月龄以上。对接触麻疹患者的易感者，紧急应用丙种球蛋白进行人工被动免疫可防止发病或减轻症状。

三、冠状病毒

冠状病毒（coronavirus）属于冠状病毒科冠状病毒属，包括人冠状病毒、禽传染性支气管炎冠状病毒等，广泛分布于自然界，可感染人类和多种动物，引起人和动物的呼吸道、消化道、肝脏和神经系统疾病。2002—2003年，全球暴发流行的严重急性呼吸综合征（SARS）传播迅速、临床症状严重、病死率高。研究证明，SARS的病原体是一种新的冠状病毒，称为SARS冠状病毒（SARS-CoA）。2019年底引发新冠疫情的冠状病毒，其病毒基因测序与已知的SARS冠状病毒高度同源，被命名为SARS-CoV-2。

（一）生物学性状

1. **形态与结构** 冠状病毒呈多形性，电子显微镜下病毒颗粒呈圆形或椭圆形，直径60~200nm。核酸为单正链RNA（+ssRNA），基因组长27~32kb，是所有RNA病毒中最大的。核衣壳呈螺旋对称，外有包膜，包膜上有间隔较宽的突起，使病毒外形如日晕状或冠状，故命名为冠状病毒（图6-1-2）。

2. **抗原分型及变异** 人冠状病毒有多种血清型，且存在抗原变异性。用不同的分离法获得的病毒之间存在较弱的交叉免疫性，通常在一个流行季节中仅由一种血清型引起，但在新型冠状病毒暴发流行中各地存在不同的变异株。世界卫生组织提出新型冠状病毒相关变异株有五个，分别为阿尔法（Alpha）、贝塔（Beta）、伽玛（Gamma）、德尔塔（Delta）和奥密克戎（Omicron）。奥密克戎传播力更强，致病力有所减弱，一段时间内成为世界范围内的主要流行株。

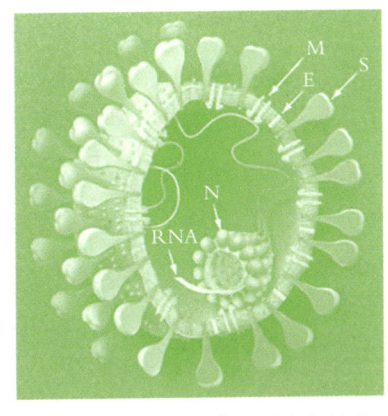

图6-1-2 冠状病毒的形态与结构

3. **抵抗力** 对理化因素抵抗力较弱，对常用消毒剂、脂溶剂、紫外线及热均敏感。56℃维持30分钟或37℃维持数小时可灭活，但SARS冠状病毒对热的抵抗力比普通冠状病毒强。冠状病毒不耐酸、不耐碱，对有机溶剂和消毒剂敏感，75%乙醇、乙醚、氯仿、甲醛、过氧乙酸和紫外线均可灭活病毒，氯己定不能有效灭活病毒。

（二）致病性与免疫性

冠状病毒感染分布在全世界多个地区，呈季节性流行，每年春季和冬季为疾病高发期。潜伏期一般为2~14天，人群普遍易感。传染源为患者及无症状感染者。不同型别病毒的致病性不同，引起的临床表现也不尽相同，典型的呼吸道感染呈普通感冒症状，主要侵犯上呼吸道，引起轻型呼吸道症状。侵犯呼吸道的冠状病毒，主要经飞沫、喷嚏、咳嗽等直接传播、气溶胶传播或间接传播，不排除存在粪-口途径传播的可能性。冠状病毒可引起普通感冒，10%~30%的上呼吸道感染由HCoV-229E、HCoV-OC43等几种冠状病毒引起，在造成普通感冒的病因中占第二位，仅次于鼻病毒。冠状病毒还可以引起以水样腹泻为主的消化道感染，偶有冠状病毒引起新生儿坏死性结肠炎的报道。MERS-CoV和SARS-CoV常引起较为严重的症状，通常包括发热、畏寒、咳嗽、身体疼痛和呼吸急促，甚至发展为肺炎，重症患者易出现呼吸窘迫综合征，病死率较高。现有资料表明，新冠感染以发热、干咳、乏力等为主要表现，少数患者伴有鼻塞、流涕、腹泻等上呼吸道和消化道症状，重症患者约1周出现呼吸困难，严重者快速发展为急性呼吸窘迫综合征、难以纠正的代谢性酸中毒和出凝血功能障碍及多器官功能衰竭等。病后患者免疫力不强，可发生再次感染。

SARS病理研究发现，患者肺内主要为细胞毒性T细胞浸润，说明肺内免疫反应主要为细胞免疫，这种免疫既可以清除感染细胞内的病毒，又可因过度反应造成病理损伤。从SARS治愈后恢复者血清中测到高效价的IgM和IgG抗体，证明体液免疫在病后有一定的预防作用。

应严格按照传染病防治条例对冠状病毒感染进行广泛预防宣教。新型冠状病毒的预防主要是严密控制传染源，严格隔离患者、无症状感染者、疑似病例等，并对密接、次密接人员做好隔离管控。我国普遍接种新型冠状病毒疫苗，加强针对性的预防措施。目前新型冠状病毒感染尚无特异性治疗药物，主要采用支持疗法及对症治疗。个人要做好卫生防护，注意保持室内环境卫生和空气流通，尽量减少到空气不流通或人流密集的公众场合活动，如有发热、呼吸道感染症状应及时到医疗机构就诊。

四、腮腺炎病毒

腮腺炎病毒（mumps virus）是流行性腮腺炎的病原体，属副黏病毒科。呈球形，直径100~200nm，病毒核酸为单负链RNA（-ssRNA）。核衣壳呈螺旋对称，外有包膜，包膜表面有血凝素-神经氨酸酶（HN）和融合因子（F）两种刺突。该病毒可在鸡胚羊膜腔或鸡胚细胞、猴肾细胞内增殖，可引起细胞融合，形成多核巨细胞，但细胞病变不明显。腮腺炎病毒只有一个血清型。该病毒抵抗力较弱，不耐热，56℃维持30分钟可被灭活，对脂溶剂、一般消毒剂和紫外线敏感。

人是腮腺炎病毒的唯一宿主，传染源为患者及病毒携带者，5~14岁儿童易感，好发于冬春季节。病毒主要经呼吸道黏膜途径传播，如飞沫传播或直接接触传播。该病传染性强，潜伏期为1~3周，病毒侵入呼吸道上皮细胞及局部淋巴结内增殖后，进入血流，形成病毒血症，随血流侵入腮腺及其他腺体器官如睾丸、卵巢等，甚至中枢神经系统。流行性腮腺炎主要临床症状为单侧或双侧腮腺肿大，伴发热、乏力、肌肉疼痛等，病程1~2周。青春期感染者易并发睾丸炎（约20%）或卵巢炎（约5%），也有少数（约0.1%）患儿并发病毒性脑膜炎。并发睾丸炎可导致男性不育症，腮腺炎也是导致儿童期获得性耳聋的常见原因。自然感染后人体可获得牢固免疫力。

对腮腺炎患者应及时隔离以防止传播、做好卫生防护及空气消毒等。疫苗接种是有效的预防措施。目前普遍采用的是腮腺炎病毒-麻疹病毒-风疹病毒三联疫苗（MMR）或腮腺炎减毒活疫苗，免疫效果良好。

五、风疹病毒

风疹病毒（rubella virus）是风疹的病原体，属披膜病毒科，多呈不规则球形，直径

50～70nm，病毒核酸为单正链RNA，核衣壳呈二十面体立体对称，有包膜，包膜刺突有血凝性。1962年自风疹患者咽部洗涤液中分离成功。该病毒可在多种细胞中增殖。风疹病毒抗原结构稳定，只有一个血清型。抵抗力弱，不耐热，56℃维持30分钟即可灭活，对紫外线和脂溶剂敏感。

人是风疹病毒的唯一宿主。人群对风疹病毒普遍易感，儿童是主要易感者。传染源为患者及病毒携带者。病毒主要通过呼吸道传播，在上呼吸道黏膜上皮细胞内增殖后入血引起病毒血症。该病毒传染性强，患儿出疹前5～7天也有传染性，好发于5岁以下婴幼儿，6个月以内婴儿因有来自母体的抗体而很少发病。患儿主要临床表现为发热、皮疹，伴有耳后和枕下淋巴结肿大。成人症状较重，可出现关节炎、血小板减少性紫癜、出疹后脑炎等。风疹一般为自限性疾病，病后机体可获得持久而牢固的免疫力。

风疹病毒易发生垂直传播，若孕妇妊娠早期感染风疹病毒，病毒可通过胎盘感染胎儿，引起流产或死胎，也可导致胎儿发生先天性风疹综合征（congenital，CRS），其主要表现是先天性心脏病、白内障和神经性耳聋等。

接种风疹减毒活疫苗或麻-腮-风（MMR）三联疫苗是预防风疹的有效措施。我国计划免疫接种对象为学龄前儿童，风疹抗体阴性的育龄妇女接种疫苗可获良好的预防效果。风疹病毒抗体阴性的孕妇，如接触风疹患者应立即大剂量注射丙种球蛋白紧急预防。

六、其他呼吸道感染病毒

呼吸道合胞病毒（respiratory syncytial virus，RSV）是引起婴幼儿下呼吸道疾病的最常见病毒，属于副黏病毒科。因在细胞培养中能形成特征性的细胞融合病变，故名。多发生于冬季和早春，传染性强，主要引起6个月以下婴儿患细支气管炎和肺炎等下呼吸道感染，以及较大儿童和成人的鼻炎、感冒等上呼吸道感染。同时也是医院内交叉感染的主要病原体之一。主要经飞沫传播，可经污染的手和物品接触眼或鼻黏膜表面感染。所有年龄普遍易感。该病毒可引起婴幼儿严重呼吸道感染，常导致细支气管炎和肺炎，较大儿童及成人引起上呼吸道感染。感染后免疫力不强，可反复感染。尚无有效疫苗。

副流感病毒（parainfluenza virus，PIV）属于副黏病毒科，核酸为单负链RNA病毒，呈球形，直径100～250nm，有包膜，包膜表面有血凝素-神经氨酸酶（HN）和融合因子（F）两种刺突。潜伏期3～6天，在幼龄儿童主要引起下呼吸道疾病，急性起病，可引起婴幼儿呼吸窘迫而缺氧，危及患儿生命。在成人主要表现为上呼吸道感染。

腺病毒（adenovirus）为无包膜DNA病毒，属于副黏病毒科。核酸为线性双链DNA，呈球形，直径70～90nm，核衣壳呈二十面体立体对称。主要通过呼吸道、胃肠道和密切接触传播，也可间接接触传播（如经手、污染的毛巾传播到眼）。腺病毒对呼吸道、胃肠道、尿道和膀胱、眼、肝脏等均可感染，感染后产生免疫力，尚无有效疫苗。

七、呼吸道感染病毒的实验室检查与防治原则

麻疹、腮腺炎、风疹等呼吸道传染病根据典型症状可以做出临床诊断，一般无须做实验室检查。流行性感冒暴发时，也可根据典型症状做出临床诊断，其实验室检查主要用于鉴别诊断和分型、监测变异株、预测流行趋势等。新型冠状病毒感染目前被纳入《中华人民共和国传染病防治法》规定的乙类传染病。

（一）实验室检查

1. 病原学检查　病原学检查主要包括病毒分离、病毒核酸检测。取急性期患者呼吸道标本如咽拭子、鼻拭子、鼻咽、痰液等，经抗生素处理后接种于鸡胚或细胞，培养后电镜观察有无多核巨细胞形成及细胞内是否出现嗜酸性包涵体。但一般细胞培养比较困难。对于甲型、乙型流行性感冒病毒，可先采用核酸检测的方法进行筛查，流感病毒核酸检测阳性的继续进行病毒分离和鉴定。冠状病毒分离培养条件较严格，该方法不适合作为常规的实验室诊断方法。

病毒核酸检测可以用于早期诊断。应及时留取多种标本（鼻、口咽拭子、痰和其他下呼吸道分泌物、粪便等）进行检测，采用PCR或RT-PCR核酸扩增检测方法检测标本中的病毒核酸，基因序列测定进行病毒分型。

2. 血清学检查　血清学检查包括特异性抗原检测和特异性抗体检测。

（1）特异性抗原检测：定性检测鼻咽、口咽拭子标本中的病毒抗原，用于筛查甲型、乙型流感病毒。定性检测血清或血浆标本中SARS-CoV核衣壳（N）抗原，用于SARS-CoV感染的早期辅助诊断。常用的特异性抗原检测方法有免疫荧光法、胶体金法等。

（2）特异性抗体检测：常用的特异性抗体检测方法有中和试验、血凝及血凝抑制实验、ELISA试验、补体结合试验等。在急性期及恢复期，双份血清检测其抗体由阴性转为阳性或抗体效价升高4倍及以上时有重要诊断意义。特异性IgM型抗体的检出有助于早期感染诊断。

（二）防治原则

呼吸道感染病毒传染性强、传播迅速，尤其流感病毒、新冠病毒易引起暴发流行，应密切监测病毒的变异，做好预防工作。疾病暴发流行期间，应控制传染源、切断传播途径、保护易感人群、对公共场所进行空气消毒。

保持良好的个人及环境卫生、均衡营养、适量运动、充足休息、避免过度劳累。养成勤洗手、戴口罩、公筷制、保持社交距离等卫生习惯和生活方式，打喷嚏或咳嗽时应掩住口鼻。保持室内通风良好，科学做好个人防护，出现呼吸道症状时应及时到发热门诊就医。

接种疫苗是预防呼吸道感染病毒的有效方法。接种使用的流感疫苗株必须与当前流行株的抗原型别相同。接种新型冠状病毒疫苗可以减少新型冠状病毒感染和发病，是降低重症和死亡发生率的重要手段，符合条件者均应接种。符合加强免疫条件的接种对象，应及时进行加强免疫接种。

流感无特效疗法，盐酸金刚烷胺及其衍生物可用于预防流感，发病24～48小时内使用可减轻症状。此外，干扰素及中药板蓝根、连花清瘟胶囊等有一定疗效。

第二节　消化道感染病毒

消化道感染病毒是一大类主要经消化道感染和传播，多在肠道细胞内增殖，可随血液到达其他组织的病毒。该类病毒感染分布广泛，其中对人类致病的主要有脊髓灰质炎病毒、柯萨奇病毒、埃可病毒、轮状病毒及新型肠道病毒等。临床表现多样，轻者只有倦怠、乏力、低热等，重者可全身感染，脑、脊髓、心、肝等重要器官受损，可引起脊髓灰质炎（小儿麻痹症）、无菌性脑炎、心肌炎、肺水肿等，预后较差，并可遗留后遗症或造成死亡。该类病毒型别较多，引起的疾病复杂，不同的肠道病毒可引起相同的临床综合征，同一种病毒也可引起几种不同的临床疾病。

消化道感染病毒的共同特点：①形态结构：病毒体积小，直径24～30nm，球形颗粒，核心为单股正链RNA，衣壳为二十面体立体对称，无包膜。②增殖与致病：多数在易感细胞内增殖，迅速引起细胞病变，临床表现多样化。③传播途径：主要经粪-口途径传播。④抵抗力：耐酸，耐乙醚，pH为3～5条件下稳定，不易被胃酸和胆汁灭活，对热、紫外线、干燥敏感，56℃维持30分钟可被灭活。

一、脊髓灰质炎病毒

脊髓灰质炎病毒（poliovirus）是脊髓灰质炎的病原体，属于微小核糖核酸病毒科的肠道病毒属。该病毒可侵犯脊髓前角运动神经细胞，导致迟缓性肢体麻痹，以儿童多见，又称为小儿麻痹症。是一种儿童急性传染性疾病，世界范围内流行。我国自1962年大规模接种脊髓灰质炎减毒活疫苗以来，发病率大大降低。由于疫苗的使用，绝大多数发达国家已经消灭了脊髓灰质炎病毒野生毒株。2001年，世界卫生组织宣布我国消灭脊髓灰质炎。但在非洲、中东一些国家，野生毒株依然存在。

（一）生物学性状

1.形态与结构　该病毒呈球形，直径20～30nm（图6-2-1），病毒核酸为单股正链RNA，无包膜，衣壳为VP_1、VP_2、VP_3、VP_4四种蛋白组成的二十面体立体对称结构（图6-2-2），VP_1、VP_2、VP_3暴露于病毒衣壳表面，是病毒与宿主细胞表面受体相结合的部位，与病毒吸附有关，可诱导中和抗体的产生。VP_4位于衣壳内部与病毒RNA相连接，与病毒的脱壳和穿入有关，可维持病毒的空间构型。

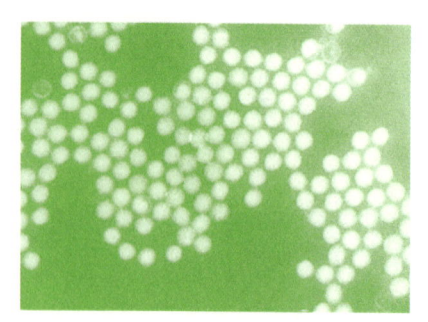

图6-2-1 脊髓灰质炎病毒

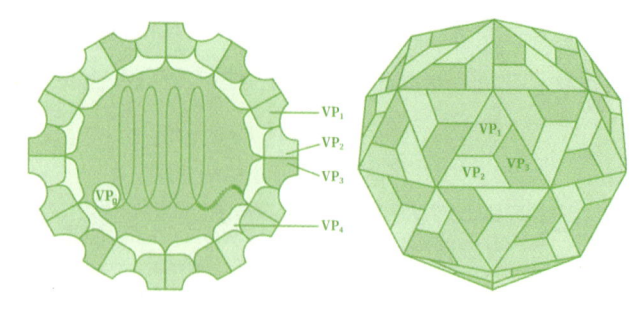

图6-2-2 脊髓灰质炎病毒结构模式图

2.培养特性　脊髓灰质炎病毒仅能在人胚肾及猴肾细胞等灵长类动物细胞中增殖。病毒在胞质内迅速增殖后出现典型的细胞病变，被感染的细胞变圆、收缩、坏死和脱落，最终裂解释放大量的病毒。

3.抗原结构与分型　脊髓灰质炎病毒有两种不同的病毒颗粒：一种为完整的病毒颗粒，具有传染性，可与中和抗体结合，具有型特异性；另一种为空壳颗粒，为完整病毒颗粒灭活后形成，或为未装配核心的空心衣壳。根据抗原免疫原性的不同，脊髓灰质炎病毒可分为三个血清型，分别为Ⅰ型、Ⅱ型和Ⅲ型，三型病毒之间无交叉反应，我国以Ⅰ型为主。

4.抵抗力　脊髓灰质炎病毒对理化因素有较强的抵抗力，在粪便及污水中可存活数月，耐酸，对胃酸、蛋白酶和胆汁抵抗力较强，但对干燥、热和紫外线敏感，56℃维持30分钟可被灭活，常用氧化剂如高锰酸钾、过氧化氢、漂白粉等可使其灭活。

（二）致病性与免疫性

1.传染源与传播途径　患者、隐性感染者及无症状病毒携带者为传染源，主要经粪-口途径传播，5岁以下儿童是主要易感人群，夏秋季是主要流行季节。

2.所致疾病　脊髓灰质炎病毒经上呼吸道、口咽和肠道黏膜侵入机体，先在呼吸道局部黏膜、咽喉部扁桃体和肠道上皮细胞、肠系膜淋巴结内增殖，90%以上感染者由于机体免疫力较强，病毒仅限于肠道，不进入血流，无症状或只出现轻微发热、咽喉痛、腹部不适等，多表现为隐性感染。少数感染者因机体抵抗力较弱，在肠道局部淋巴结内增殖的病毒可侵入血流形成第一次病毒血症，患者可出现发热、头疼等症状。随后病毒随血流扩散至全身淋巴组织和易感的非神经组织细胞内再次增殖，后再次侵入血流形成第二次病毒血症，患者主要表现为发热、头痛、咽喉痛或伴有恶心呕吐等症状。此时机体免疫系统若能阻止病毒，则中枢神经系统不受侵犯，若机体免疫力较弱，病毒突破血-脑屏障，进入中枢神经系统，在脊髓前角运动神经元和脑膜中增殖，导致细胞变性坏死，引起中枢神经系统感染性疾病（非麻痹性脊髓灰质炎、无菌性脑膜炎）。若细胞病变轻微则仅引起暂时性肢体麻痹，以四肢多见，下肢尤甚，少数患者由于细胞受损严重，造成永久性迟缓性肢体麻痹后遗症，即小儿麻痹症。极少数发展为延髓麻痹，常因呼吸、心脏功能衰竭而死亡。

3.免疫性　病后和隐性感染均可使机体获得对同型病毒的牢固免疫力。以体液免疫为主，SIgA和血清中和抗体（IgG、IgM）发挥作用。肠道局部产生的特异性SIgA阻止病毒吸附于咽喉和肠道局部黏膜，进而从肠道中清除病毒。血清中的IgM和IgG抗体可中和病毒，阻止其进入中枢神经系统。中和抗体在体内维持时间较长，对同型病毒具有牢固的免疫力，对异性病毒也有交叉免疫作用。胎儿可通过胎盘从母体获得特异性IgG，IgG在新生儿体内维持数月，6个月以内的婴幼儿少有发病。

二、轮状病毒

人类轮状病毒（human rotavirus，HRV）是引起婴幼儿秋冬季急性胃肠炎的主要病原体，属于呼肠病毒科。该病毒呈世界范围内分布，发病率很高，60%以上婴幼儿急性胃肠炎由轮状病毒引起。

（一）生物学性状

1.形态结构　轮状病毒呈圆球形，直径60~80nm，核心为11个不连续的双股RNA基因片段，周围包绕双层衣壳，无包膜，电子显微镜下可见病毒的内衣壳由22~24个呈辐射状结构的亚单位附着在病毒核心上，向外延伸与外衣壳形成车轮状，故称轮状病毒。

2.抗原结构与分型　轮状病毒基因为dsRNA，长18.55kb，共编码六种结构蛋白（VP_1~VP_4、VP_6、VP_7）和六种非结构蛋白（NSP_1~NSP_6）（图6-2-3）。VP_1~VP_3位于核心；VP_6为内衣壳，具有组特异性，是病毒的主要蛋白成分；VP_4和VP_7位于外衣壳，决定病毒的血清型。非结构蛋白为病毒的酶或调节蛋白，在病毒复制过程中起主要作用。根据病毒内衣壳抗原性的差异，将轮状病毒分为A~G七组。

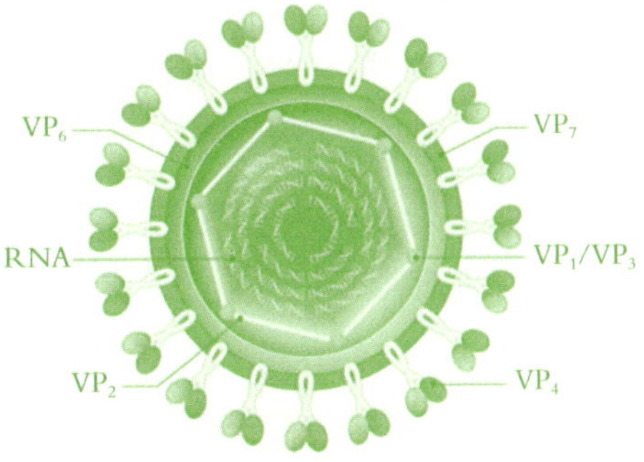

图6-2-3　轮状病毒的结构模式图

3.抵抗力　轮状病毒对理化因素及外界环境的抵抗力较强，室温下较为稳定，在污水和粪便中可存活数日到数周，耐酸、碱、乙醚，在pH为3.5或pH为10时仍有传染性，经胰酶作用后感染性增强。对热、干燥、紫外线敏感，加热56℃维持30分钟可使其灭活。

（二）致病性与免疫性

1.传染源与传播途径　患者及无症状病毒携带者为传染源，主要经粪-口途径和密切接触传播，也可通过呼吸道传播。

2.所致疾病　七组轮状病毒中，A~C组引起人类和动物腹泻，D~G组引起动物腹泻。A组轮状病毒的感染呈世界性分布，是引起婴幼儿急性胃肠炎的主要病原体，是发展中国家导致婴幼儿死亡的主要原因之一。B组轮状病毒可引起成人急性胃肠炎，表现为黄水样腹泻，一般为自限性感染，可完全恢复。C组轮状病毒对人的致病性与A组相似，发病率低，引起散发性儿童腹泻。婴幼儿轮状病毒腹泻有明显的季节性，多发生于深秋初冬季节。

轮状病毒感染造成小肠黏膜细胞微绒毛破坏和细胞溶解死亡，细胞渗透压改变，使肠道水和电解质吸收异常，导致肠腔水分增多。微绒毛破坏后，腺窝细胞增生也可导致水和电解质分泌增加，重吸收减少。受损的肠黏膜细胞合成乳糖酶的能力丧失，由于乳糖酶缺乏导致乳糖在肠腔内潴留，因此，患者可出现严重的腹泻和消化不良。除此之外，病毒还可产生肠毒素，引起肠胃炎，主要临床表现为呕吐、水样腹泻、腹痛和脱水，并伴有发热，少数患儿因严重脱水和电解质平衡紊乱而死亡。

3.免疫性　病后和隐性感染均可使机体获得对同型病毒的免疫力。以体液免疫为主，感染后很快产生IgM、IgG、IgA抗体，主要起作用的抗体是肠道局部SIgA。但不同病毒血清型之间无交叉免疫，故可再次感染。新生儿可通过胎盘从母体获得特异性IgG，从初乳中获得SIgA，因此，新生儿不易感染或仅为亚临床感染。婴幼儿自身合成抗体能力较低，病愈后仍可重复感染。

三、其他消化道感染病毒

其他消化道感染病毒有柯萨奇病毒、埃可病毒、新型肠道病毒，如肠道病毒等。

（一）柯萨奇病毒

柯萨奇病毒（coxsackie virus）是1948年从美国纽约州柯萨奇镇两名疑似麻痹型脊髓灰质炎患儿的粪便中分离出来的，故而得名。

柯萨奇病毒的生物学性状与脊髓灰质炎病毒基本相同，除了对灵长类动物细胞易感外，对新生乳鼠也致病。根据其对乳鼠致病性特点的不同，分为A、B两组。A组分为23个血清型（A1～A22，A24，其中A23归类为埃可病毒9型），B组分为6个血清型（B1～B6）。A组柯萨奇病毒（CVA）感染乳鼠后，引起松弛型麻痹。B组柯萨奇病毒（CVB）感染乳鼠后，引起痉挛型麻痹，常伴有心肌炎、脑炎。

柯萨奇病毒的传播途径及致病过程与脊髓灰质炎基本相似，以隐性感染多见。不同的是受体在组织细胞中分布更广泛。感染后大多无临床症状或仅表现为轻微的上呼吸道感染及腹泻等，偶尔可侵犯中枢神经系统，损害脊髓前角运动神经细胞，引起迟缓性肢体麻痹，症状较轻，一般无后遗症。柯萨奇病毒可侵犯多个组织和器官，导致多种疾病的发生。所致疾病复杂，同一型病毒可引起多种临床综合征，不同型别的病毒可引起相同的临床疾病。临床表现多样化，最常见引起呼吸道感染性疾病，如轻微的上呼吸道卡他症状，还可引起咽炎、疱疹性咽峡炎、支气管炎、肺炎，及无菌性脑膜炎、脑炎和肌肉麻痹等中枢神经系统感染，一般症状较轻。除了新型肠道病毒EV71是手足口病的主要病原体之外，CVA16也可引起手足口病，临床表现为手足出现斑丘疹，口腔黏膜溃疡性小疱疹。CVA24可引起急性结膜炎。人感染柯萨奇病毒后，血清中很快出现特异性抗体，对同型病毒有持久的免疫力。

(二) 埃可病毒

埃可病毒（ECHO virus）是1951年在脊髓灰质炎流行期间，偶尔从健康儿童的粪便中分离出来的，由于当时对其与人类疾病的关系不清楚，又称为人类肠道致细胞病变孤儿病毒。

埃可病毒的生物学性状与脊髓灰质炎病毒相似，尚未发现易感动物，对乳鼠也不致病，可在人等灵长类动物组织细胞中增殖。根据病毒免疫原性不同，分为29个血清型（1~9、11~21、24~27、29~33），其中11个型别的病毒具有血凝素，能凝集人的O型血红细胞。

埃可病毒经粪-口途径侵入机体，少数也可通过呼吸道感染。绝大多数是隐性感染。多发于夏、秋季。病毒进入人体在咽部及肠黏膜细胞增殖后，侵入血流，形成病毒血症。所致疾病与柯萨奇病毒相似，各型致病力和致病类型也不同。感染后常出现多种临床综合征，其中较严重的疾病是无菌性脑膜炎和脊髓灰质炎。6型、19型致病力较强，可引起类似于柯萨奇病毒B型感染所致的急性胸痛和心肌病。此外，有些型别还可引起出疹性发热、呼吸道感染和婴幼儿腹泻等。病毒感染后机体可产生特异性中和抗体，对同型病毒感染具有持久免疫力。

(三) 新型肠道病毒

新型肠道病毒（new enteroviruses）包括EV68、EV69、EV70、EV71型，杯装病毒如诺如病毒等。除EV69外，均与人类疾病有关。新型肠道病毒形态结构、基因组及理化性状与脊髓灰质炎病毒相似。

1. **肠道病毒68型（EV68）** 主要引起儿童肺炎及支气管肺炎。

2. **肠道病毒70型（EV70）** 是人类急性出血性结膜炎的病原体，不感染肠道细胞，直接通过接触传播感染眼结膜，传染性强，大多感染成人。

3. **肠道病毒71型（EV71）** 是引起人类中枢神经系统感染的重要病原体，可引起疱疹性咽峡炎、无菌性脑膜炎、脊髓灰质炎等多种疾病，严重者可致死。EV71也是手足口病（hand-foot-mouth disease，HFMD）的主要病原体之一。传染源为患者及隐性感染者，主要通过食物、飞沫及接触传播。多发于5岁以下儿童，发病急，主要表现为手、足、皮肤出现皮疹，伴有口腔黏膜溃疡等。个别患者出现心肌炎、肺水肿、无菌性脑膜炎等严重并发症。

4. **诺如病毒（Norovirus，NV）** 又称诺瓦克病毒（Norwalk viruses，NV），属于人类杯状病毒科（human calicivirus，HuCV），是全球引起人类急性病毒性胃肠炎暴发流行的主要病原体之一。其传染性很强，常在人口聚集地如学校、幼儿园、医院等引起暴发流行。

人群对诺如病毒普遍易感，主要传染源为患者、隐性感染者和病毒携带者。传播途径包括粪-口途径、接触传播或呕吐物产生的气溶胶传播。诺如病毒感染发病以轻症为主，最常见症状是腹泻和呕吐，其次为恶心、腹痛、头痛、发热、畏寒和肌肉酸痛等。诺如病毒感染病例的病程通常较短，症状持续时间平均为2~3天，一般为自限性疾病，预后好。但高龄人群和伴有基础性疾病患者恢复较慢。病后可产生相应的抗体，但不足以抵抗再次感染。

四、消化道感染病毒的实验室检查与防治原则

(一) 实验室检查

1. 病原学检查　病原学检查主要包括病毒分离、病毒核酸检测。严格按照无菌操作,采集早期或急性期患者粪便标本,经抗生素处理后接种于猴肾、人胚肾细胞培养,出现典型的细胞病变(CPE)。病毒核酸检测可以用于早期快速诊断。提取患者粪便中的病毒RNA进行凝胶电泳检测,或采用反转录聚合酶链式反应(RT-PCR)检测病毒特异性基因片段,也可以对基因序列分析进行病毒分型。

2. 血清学检查　目前临床上主要通过中和试验或ELISA法检测抗体,一般采取发病急性期与恢复期双份血清,抗体效价增长4倍及以上有诊断意义。

(二) 防治原则

由于缺乏特效药物,因此,特异性预防非常重要。预防原则应做到:控制传染源,切断传播途径,保护易感人群;对患儿采取相应隔离措施、消毒排泄物等,加强饮食卫生,保护水源,避免病从口入。我国采用儿童计划免疫,口服脊髓灰质炎减毒活疫苗OPV或接种灭活脊髓灰质炎疫苗IPV,两者均为三价混合疫苗,对脊髓灰质炎病毒的三个血清型均有较好免疫力;口服轮状减毒活疫苗,用于预防A组轮状病毒引起的胃肠炎;采用EV71型灭活疫苗预防手足口病。临床采用常规的抗病毒治疗和对症治疗,及时输液,补充液体,纠正电解质紊乱和酸中毒。

第三节　肝炎病毒

肝炎病毒(hepatitis virus)是引起病毒性肝炎的病原体。病毒性肝炎为世界性传染病,传染性强、传播途径复杂、流行广泛、发病率较高。其主要临床表现相似:乏力、食欲减退、恶心、呕吐、肝大、肝功能异常、部分有黄疸。人类肝炎病毒主要有甲型肝炎病毒(HAV)、乙型肝炎病毒(HBV)、丙型肝炎病毒(HCV)、丁型肝炎病毒(HDV)和戊型肝炎病毒(HEV)五种类型。甲型与戊型肝炎病毒为消化道传播,往往引起急性肝炎,其他类型病毒均通过消化道之外的途径传播,如血液传播、垂直传播、性接触传播及注射传播等。乙型、丙型和丁型肝炎病毒,除可引起急性肝炎之外,还可致慢性肝炎,并与肝硬化、肝癌有关。丁型肝炎病毒为缺陷病毒,需在乙型肝炎病毒或其他嗜肝DNA病毒的辅助下才能复制。

除此之外,与人类肝炎有关的病毒,还有庚型肝炎病毒和TT型肝炎病毒等,但这些病毒的致病机制还需要深入研究。另外,还有一些病毒如风疹病毒、EB病毒、巨细胞病毒、单纯疱疹病毒、黄热病毒等也可引起肝脏炎症性病变,但此症状仅为该类病毒引起全身感染的一部分,因此,不列入肝炎病毒之内。

一、甲型肝炎病毒

甲型肝炎病毒（hepatitis A virus，HAV）是1973年由芬斯通（Feinstone）运用免疫电镜技术从急性期患者的粪便标本中首先发现。甲型肝炎病毒可引起急性肝炎，主要经过粪-口途径传播，可造成暴发或散发流行，潜伏期短，发病较急，一般不转为慢性，亦无慢性携带者，预后良好。

（一）生物学性状

1. 形态与结构　HAV属于小RNA病毒科嗜肝病毒属，呈球形，直径为27～32nm，无包膜。核衣壳呈二十面体立体对称（图6-3-1）。核心为单股正链RNA，基因组长约为7 500个核苷酸，具有感染性。衣壳蛋白有VPg抗原。HAV的抗原性稳定，仅发现一个血清型。患者粪便标本中可见病毒颗粒成六角型，有成熟病毒和不成熟病毒同时存在。

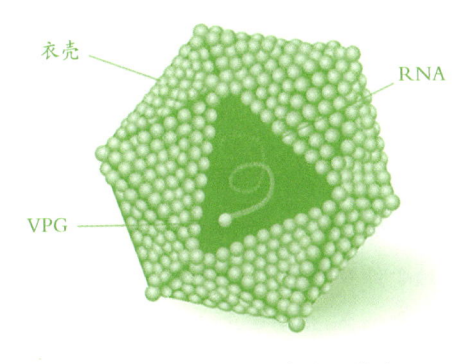

图6-3-1　甲型肝炎病毒结构模式图

2. 抵抗力　HAV在自然界存活能力强，在污水和粪便中可存活数月，干燥条件下至少存活1个月，−20℃保存数年仍有感染性。对温度、乙醚、酸、碱等抵抗力较强，较肠道病毒更耐热，60℃维持1小时不能灭活，100℃煮沸5分钟才可使其灭活。对紫外线敏感，常用的消毒剂如甲醛、乙醇、苯酚、漂白粉均可破坏其传染性，pH＜3时裂解。

（二）致病性与免疫性

1. 传染源与传播途径　HAV的主要传染源是患者和隐性感染者，主要经粪-口途径传播。病毒污染的食物、水源、海产品、食具等可引起散发性流行或大流行，其传播流行与卫生条件差和不良个人卫生习惯有密切关系。1988年我国上海发生了因食用HAV污染的毛蚶等贝类食物而暴发甲型肝炎大流行，患者多达30余万。

甲型肝炎的潜伏期通常为14～28天，在潜伏期末患者血清转氨酶升高前，病毒就可以出现在患者的血液和粪便中。感染HAV后，多数表现为隐性感染，但病毒通过粪便排出污染环境，成为重要的传染源。

2. 所致疾病　HAV经口侵入机体后，首先在口咽部或唾液腺中早期增殖，然后进入肠黏膜及局部淋巴结中大量增殖，继而进入血流形成第一性病毒血症，最终侵犯靶器官（肝脏），并通过胆汁进入肠腔，随粪便排出。HAV在体外培养的细胞中增殖缓慢，细胞损伤较轻，因此，HAV的致病机制主要与机体的免疫病理损伤有关，HAV感染后机体NK细胞的杀伤作用及特异性细胞免疫导致肝细胞变性、肿胀、溶解或坏死。甲型肝炎患者的病情程度从无症状、无黄疸到黄疸性肝炎，临床症状轻重不一，可能出现疲乏、食欲减退、恶心、呕吐、黄疸（眼睑及皮肤呈黄色）、肝脾肿大、血清氨基转移酶升高。但并非每个感染者都会出现所有症状。

3.免疫性　显性或隐性感染后机体产生持久免疫力，对再感染有免疫力。甲肝以急性肝炎为主，无慢性化，预后良好。机体可产生IgM和IgG抗体，IgM在急性期及恢复早期出现，维持2个月；IgG在急性期后期或恢复期早期出现，可维持多年，对再感染有免疫保护作用。此外，NK细胞、特异性效应CTL细胞在清除病毒、抑制HAV复制中起了重要作用。

二、乙型肝炎病毒

乙型肝炎病毒（hepatitis B virus，HBV）是乙型肝炎的病原体，属于嗜肝DNA病毒科。其发现源于1963年对一项与血清型肝炎密切相关的抗原研究。1963年，布隆伯格（Blumberg）首先在澳大利亚土著人血清中发现一种新抗原，称为澳大利亚抗原。1968年确定这种抗原与血清型肝炎密切相关，称为肝炎相关抗原。1970年，戴恩（Dane）在肝炎患者血清中发现具有传染性的完整的病毒颗粒（Dane颗粒），首次确认了HBV。HBV传播广泛，是全球性公共卫生问题。据世界卫生组织统计数据显示，全球乙肝患者及无症状携带者高达3.5亿人。我国为高流行区，HBsAg携带者约1亿左右。HBV感染呈世界性流行，是导致肝硬化和肝癌等慢性肝病的主要原因，但不同地区HBV感染的流行率差异很大。

（一）生物学性状

1.形态与结构　经电子显微镜检查，HBV感染者血清中可见三种不同形态的颗粒，即大球形颗粒（Dane颗粒）、小球形颗粒和管型颗粒（图6-3-2）。

（1）大球形颗粒：又称为Dane颗粒，是完整的病毒颗粒，具有感染性。具有双层衣壳结构，直径约为42nm。外壳层厚7nm，含脂质双层和胞膜蛋白，胞膜蛋白由乙肝表面抗原（HBsAg）及少量的前S$_1$和前S$_2$（PreS$_1$和PreS$_2$）抗原组成。内层表面的衣壳蛋白为乙肝核心抗原（HBcAg），

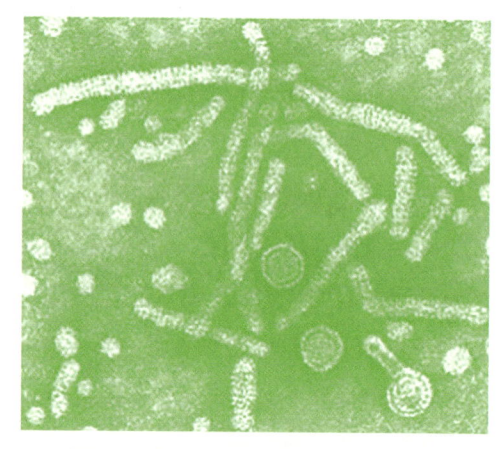

图6-3-2　三种不同形态的HBV颗粒

呈二十面体立体对称，经酶处理后可暴露乙肝e抗原（HBeAg）。HBcAg仅存在于感染的肝细胞核内，一般不存在血液循环中。HBeAg可自肝细胞分泌而存在于血清中。Dane颗粒的中心部位含有HBV的DNA和DNA多聚酶。

（2）小球形颗粒：直径约为22nm，是HBV感染者血液中最常见的颗粒，它是由过剩的HBsAg装配而成的，一般很少含有PreS$_1$或PreS$_2$抗原，不含HBV的DNA及DNA多聚酶，不具有传染性。

（3）管形颗粒：直径22nm，长100～500nm，存在于血液中，是由小形颗粒连接而形成，具有与HBsAg相同的免疫原性，同样不具有传染性。

2.基因组　HBV基因结构是由长链L（负链）和短链S（正链）组成的未闭合的环状双链DNA（图6-3-3），长链L⁻约有3 200个核苷酸，短链S⁺长度可变，为长链的50%~80%。HBV负链DNA含有病毒全部遗传密码，至少含有四个开放阅读框（ORF），启动基因表达，从而编码产生相应的蛋白质。四个开放阅读框分别为S、C、P和X基因区，均为重叠基因，以提高基因组的利用率。其中S区包括S基因、前S₁（PreS₁）基因、前S₂（PreS₂）基因，均有独立的起始密码子，分别编码HBsAg抗原、PreS₁和PreS₂三种抗原；C区包括前C基因（PreC）和C基因，分别编码HBcAg和HbeAg两种蛋白；P基因最长，约占基因组的75%以上，编码DNA多聚酶及RNA酶等与复制有关的酶。在DNA聚合酶作用下DNA复制产生子代DNA，DNA聚合酶也可修补DNA短链成为完整的双链DNA。X基因编码产生X蛋白（HBxAg），X蛋白对其他基因的表达有调控作用，如可激活细胞内的原癌基因及HBV基因，与肝癌的发生、发展有关。

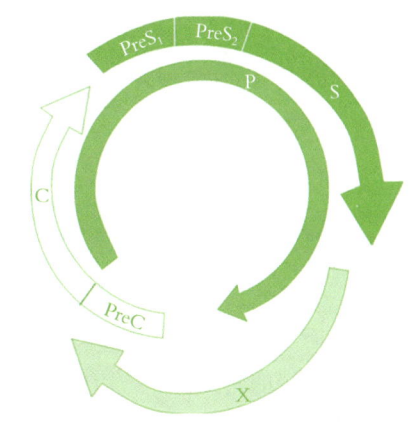

图6-3-3　HBV 基因组结构（未闭合的环状双链DNA）

HBV-DNA复制过程大致为：先以负链DNA为模板修补正链的裂隙形成完整的dsDNA，进而再产生子代环状未闭合的双链DNA，以子代负链DNA转录出X基因、S基因以及C基因的RNA，其中X基因编码产生X蛋白，S基因编码产生乙肝表面抗原和S1蛋白、S2蛋白，C基因编码产生乙肝核心抗原和e抗原，P基因编码产生DNA多聚酶。HBV的DNA多聚酶有反转录酶的作用，在DNA多聚酶的作用下，负链DNA的四个基因的RNA反转录为负链的DNA，再由负链DNA复制产生正链的DNA，正链DNA在合成过程中有一部分脱落，负链DNA和正链DNA结合在一起形成不完全的双链，即未闭合的环状双链DNA。

HBV-DNA易发生变异，特别是S区基因较易变异。基因突变影响基因复制表达，也可影响机体免疫应答。

3.抗原组成（图6-3-4）

（1）乙肝表面抗原（HBsAg）：HBsAg阳性是HBV感染的主要标志，大量存在于感染者的血液中，S蛋白作为完全抗原，能刺激机体产生相应的保护性抗体，称为乙肝表面抗体（HBsAb或抗-HBs），HBsAg是制备乙肝疫苗的主要成分。

HBsAg有10个亚型，主要的亚型有4个：adr、adw、ayr、ayw，各亚型有共同的a抗原及两组互相排斥的亚型抗原决定簇d/y和w/r，不同亚型间有交叉保护作

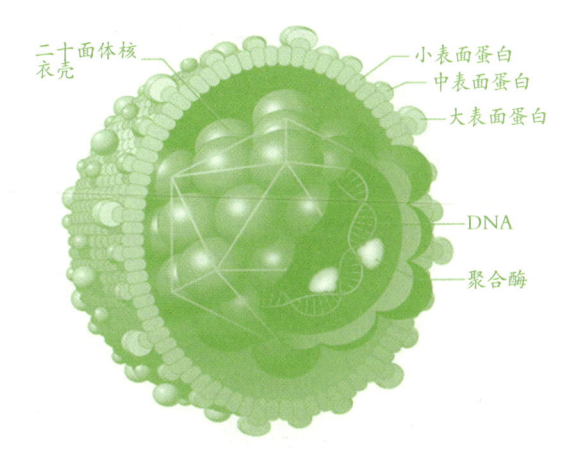

图6-3-4　HBV抗原结构示意图

用，可诱导产生细胞免疫。

PreS$_1$和PreS$_2$抗原存在于急性期患者血液中，具有与肝细胞结合的表位，有利于HBV吸附并侵入肝细胞。HBsAg可与PreS$_2$抗原组成中蛋白，中蛋白与PreS$_1$抗原组成大蛋白，两者抗原性均比HBsAg更强，诱导机体产生保护性抗体。抗-PreS$_1$和抗-PreS$_2$可阻断HBV与肝细胞结合，从而发挥抗病毒作用。

（2）乙肝核心抗原（HBcAg）：HBcAg存在于Dane颗粒核心结构的表面，为内核衣壳成分，因被乙肝表面抗原覆盖，不易游离于血液中，也存在于感染的肝细胞内。HBcAg免疫原性很强，能刺激机体产生非保护性的HBc抗体（又称HBcAb或抗HBc），其中抗HBc-IgG为非保护性抗体，抗HBc-IgM的存在提示HBV处于复制状态，可诱导产生细胞免疫。

（3）乙肝e抗原（HBeAg）：HBeAg是PreC基因和C基因编码的一种可溶性蛋白质，游离存在于HBV感染者的血液中。HBeAg与HBV复制及DNA多聚酶在血清中的消长基本一致，故HBeAg阳性可作为体内HBV复制和强感染性的指标之一。HBeAg可刺激机体产生抗HBe（HBeAb），HBeAb能与感染HBV的肝细胞表面的HBeAg结合，通过补体介导破坏感染的肝细胞，有一定的保护作用。但近些年发现，HBV存在PreC基因突变株，在PreC区出现终止密码子，使得PreC与C基因无法翻译出HBeAg，导致其感染的细胞无法被HBeAb及相应的免疫细胞识别，产生免疫逃逸。在HBeAb阳性的情况下，HBV突变株仍可大量复制。因此，对HBeAb阳性患者，应检测血液中HBV-DNA以全面了解病情、判断预后。

4.细胞培养　HBV具有种属特异性，宿主范围较窄，自然状态下只感染人和少数的灵长类动物，黑猩猩是对HBV最敏感的动物，HBV转基因小鼠被广泛用于筛选抗病毒药物及免疫研究，体外细胞培养困难，人原代肝细胞培养或病毒DNA转染肝癌细胞培养，病毒可整合至细胞基因组中并复制与表达HBsAg、HBcAg，并分泌HBeAg，有些细胞株可持续产生Dane颗粒。用S基因转染中国地鼠卵巢细胞（CHO细胞），可分泌HBsAg，用于制备疫苗。

5.抵抗力　HBV对外界环境的抵抗力很强，可在体外存活7天。对低温、干燥、紫外线、70%乙醇均有强耐受性。100℃煮沸10～20分钟、高压蒸汽灭菌、干热160℃灭菌2小时可灭活HBV。0.5%过氧乙酸、3%漂白粉、5%次氯酸钠、环氧乙烷等也可使其灭活。

（二）致病性与免疫性

1.传染源与传播途径　主要传染源是患者和无症状HBV携带者，乙型肝炎的潜伏期较长（30～160天）。处于潜伏期、急性期、慢性活动期的患者血液和体液（如唾液、乳汁、羊水、精液、阴道分泌物等）均有传染性。无症状HBV携带者不易被觉察，是更危险的传染源。

2.传播途径　HBV主要经母婴、血液和性接触传播。

（1）血液和血制品及医源性传播：HBV大量存在于感染者的血液中，人对其极易感。微量的传染物进入人体即可引起感染。因此，输血、血液制品、注射、外科和牙科手术、针刺、共用剃刀或牙刷等可造成传播。此外，医院内手术器械均可引起医院内传播。

（2）性传播及密切接触传播：HBV可存在于HBV感染者的唾液、精液、阴道分泌物中，同性或异性的性行为均可传播。

(3) 母婴传播：母婴传播又称垂直传播，HBV的母婴传播多发生于胎儿期和围生期，若母亲为HBV携带者，孕期可经胎盘感染胎儿，分娩时新生儿经过产道可被感染，也可通过乳汁感染婴幼儿。在我国实施新生儿乙型肝炎疫苗免疫规划后，母婴传播已大幅度减少。

以下人群有较高的HBV感染风险：注射毒品史者、应用免疫抑制剂治疗者、既往有输血史、接受血液透析者、丙型肝炎病毒（HCV）感染者、人类免疫缺陷病毒（HIV）感染者、HBsAg阳性者的家庭成员、有接触血液或体液职业危险的卫生保健人员和公共安全工作人员、多个性伴侣、男男性行为者、囚犯以及未接种乙型肝炎疫苗的糖尿病患者。

3.所致疾病　乙型肝炎临床表现多样，有无症状病毒携带者、急性肝炎、慢性肝炎、慢性活动性肝炎、重症肝炎多种类型，慢性肝炎可能发展为肝硬化、肝癌。病毒与宿主细胞间的相互作用以及免疫病理反应是肝细胞损伤的主要原因。免疫病理反应主要包括以下几个方面。

(1) 细胞免疫及其介导的免疫病理反应：HBV进入机体后，首先感染以肝细胞为主的多种细胞，在细胞内复制后产生完整的病毒颗粒，受感染细胞可向血清中释放多种抗原成分如HBsAg、HBcAg或HBeAg，可诱导机体产生特异性体液免疫应答和细胞免疫应答。HBV抗原致敏的特异性CTL识别带有病毒抗原的靶细胞从而起到直接杀伤作用。因此，细胞免疫具有双重性，即清除病毒的同时，也造成肝细胞损伤。免疫应答的强弱与临床症状的轻重、转归和预后有密切关系，当病毒感染的肝细胞数量不多，免疫功能正常时，特异的CTL识别并清除HBV感染的细胞。细胞外的HBV可被抗体中和而清除，临床表现为隐性感染或急性肝炎，急性肝炎可较快痊愈。而当病毒感染的肝细胞数量较多时，机体的免疫功能过强，超出了机体正常的免疫应答范围，则迅速引起大量肝细胞损伤，肝功能衰竭，表现为重症肝炎。当机体免疫功能低下，病毒在细胞内复制，部分感染的细胞受到特异性CTL的杀伤作用，病毒可不断释放，又无有效的抗体中和病毒时，病毒则持续存在，并感染其他肝细胞，造成慢性肝炎或慢性活动性肝炎，可引起肝硬化。

(2) 免疫复合物引起的Ⅲ型超敏反应：在部分乙肝患者血清中，HBsAb可中和血液循环中的病毒形成免疫复合物，免疫复合物可沉积于肾小球基底膜、关节滑液囊、肾小球肾炎、关节炎等，也可沉积于肝内，使毛细血管栓塞，并可诱导产生肿瘤坏死因子（TNF），导致急性肝坏死，临床表现为重症肝炎。

(3) 自身免疫反应引起的病理损害：HBV感染肝细胞后，引起肝细胞表面自身抗原改变，暴露出肝特异性脂蛋白抗原，诱导机体对其产生自身免疫反应，通过细胞免疫中CTL产生直接杀伤作用或细胞因子的间接作用，损伤肝细胞。自身免疫反应引起的慢性肝炎患者血清中可检出相应的自身抗体。

(4) 免疫耐受与慢性肝炎：机体对HBV免疫低应答或不应答，由于病毒感染使机体免疫力低下，机体不能有效清除病毒，也不造成严重的肝细胞损伤。宫内感染或幼年感染，因免疫系统尚未发育成熟，可对病毒形成免疫耐受，病毒可长期存在于体内，仅出现较低水平或不出现细胞免疫和体液免疫，从而形成慢性持续性肝炎或无症状携带者。

（5）免疫逃逸与慢性肝炎：HBV的PreC基因和C基因变异，致使HBeAg免疫原性改变，HBV的S基因突变，致使HBsAg抗原性改变，使病毒逃逸机体的体液免疫和细胞免疫，导致HBV感染慢性化，形成慢性肝炎或无症状携带者。

（6）HBV与原发性肝癌：HBV基因整合可导致宿主细胞DNA缺失、引起染色体畸变，HBV的X基因整合可激活细胞内原癌基因或生长因子基因，影响细胞周期，导致细胞转化，发展为原发性肝癌。流性病学研究显示：乙型肝炎患者及HBsAg携带者的原发性肝癌发生率明显高于未感染人群（危险性高217倍）。

（7）HBV感染与肠道菌群：成人感染HBV后，95%可自发清除，而90%以上的新生儿和30%的1～5岁儿童感染HBV后无法清除，发展为慢性感染。研究表明，肠道菌群可激活TLR4基因，其表达产物在特异性免疫中发挥重要作用。人类肠道细菌移植用于治疗慢性乙肝的应用正在研究中。

三、丙型肝炎病毒

丙型肝炎病毒（hepatitis C virus，HCV）是丙型肝炎的病原体，属黄病毒科。HCV主要经血或血制品传播，目前占输血后肝炎的80%～90%。其临床和流行病学特点类似乙型肝炎，但症状较轻，演变为慢性者多见，部分患者可发展为肝硬化或肝癌。

（一）生物学性状

HCV是具有包膜结构的RNA病毒，呈球形，直径为40～80nm，核衣壳外为脂质包膜和刺突（图6-3-5）。

HCV基因组为单股正链的RNA，长约9.5kb，有9个基因区，C区编码的核心蛋白组成病毒的核衣壳，核心蛋白免疫原性强。E1区和E2/NS1区编码包膜糖蛋白E1和E2，具有高度变异性，导致病毒免疫逃逸。

基于病毒基因组中至少两个相对保守区域的序列同源性，将HCV分为Ⅰ、Ⅱ、Ⅲ、Ⅳ、Ⅴ、Ⅵ六个主要的基因型，我国以Ⅱ型为主，Ⅲ型为辅。欧美多为Ⅰ型，Ⅴ型、Ⅵ型主要在东南亚。目前认为Ⅱ型复制产生病毒量多，治疗困难。

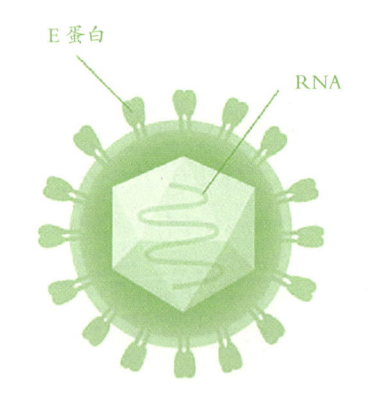

图6-3-5 HCV结构示意图

至今其细胞培养尚未成功，可在黑猩猩体内连续传代，引起慢性肝炎。HCV对氯仿、甲醛、乙醚等有机溶剂敏感。

（二）致病性与免疫性

HCV的传染源主要是丙肝患者和无症状HCV携带者。主要经输血或血制品、注射，也可通过性接触和母婴垂直传播。潜伏期平均约7周，但由输血或血制品引起的丙型肝炎潜伏期较短，大多在输血后5周左右。

多数丙型肝炎患者无症状或症状较轻，15%～45%的感染者不经任何治疗，即可在感染后6个月之内自行清除病毒。发病时易呈慢性，慢性轻重不等，55%～85%的感染者会发生慢性丙型肝炎病毒感染。在这些慢性丙型肝炎病毒感染中，10%～30%可发展为肝硬化，甚至肝癌。我国肝癌患者中约有10%为HCV抗体阳性，这可能与HCV基因易发生变异，从而逃避免疫清除有关。部分丙肝患者出现肾小球肾炎，提示HCV抗原可与相应抗体形成免疫复合物沉积于肾小球基底膜。免疫力低下者，可同时感染HBV和HCV。慢性HBV携带者感染HCV与少数急性重症肝炎的发生有关。丙型肝炎患者恢复后，仅有低度免疫力。机体感染HCV后，可相继出现IgM和IgG型抗体。

四、丁型肝炎病毒

丁型肝炎病毒（hepatitis D virus，HDV）是1977年意大利学者用免疫荧光法检测慢性乙型肝炎患者组织切片时发现的一种新的病毒抗原，当时称为δ抗原，后被证实是一种缺陷病毒，必须在HBV或其他嗜肝DNA病毒辅助下才能增殖，于1983年正式命名为丁型肝炎病毒。全球乙肝病毒表面抗原（HBsAg）阳性人群中约有5%感染丁型肝炎病毒。

（一）生物学性状

HDV呈球形，直径35～37nm（图6-3-6），核心为单股负链的环状RNA，长1.7kb，核心内含HDV的基因组RNA和丁型肝炎病毒抗原（HDAg）。有包膜，HDV的包膜蛋白来自HBV基因编码的HBsAg。HDV为缺陷病毒，不能独立复制，必须与HBV或其他嗜肝DNA病毒共同感染肝细胞并在其内增殖。

（二）致病性与免疫性

HDV感染呈世界范围分布，患者为主要传染源，其传播途径与HBV基本相同。HDV感染方式有两种类型：联合感染和重叠感染。联合感染为HBV和HDV同时感染；重叠感染为HBV或其他嗜肝病毒感染后，再发生HDV感染。一旦乙肝患者感染了HDV，尤其是在慢性乙肝的基础上感染，容易发展成重症肝炎，甚至肝硬化。HDV的致病机制可能与病毒对肝细胞的直接损伤作用和机体的免疫病理反应有关。HDV感染2周后，可刺激机体产生特异性IgM和IgG抗体，但无保护作用，也不能清除病毒。

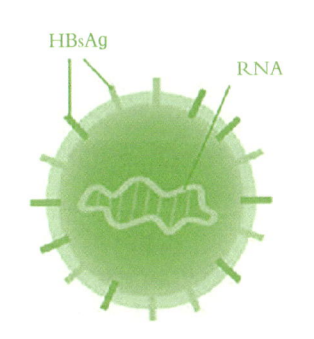

图6-3-6　HDV结构示意图

五、戊型肝炎病毒

戊型肝炎病毒（hepatitis E virus，HEV）是戊型肝炎的病原体。戊型肝炎主要经粪-口途径传播,常引起大流行,其临床和流行病学特点类似甲型肝炎。1989年应用基因克隆技术成功克隆了该病毒,并正式命名为戊型肝炎病毒。全球每年大约有2 000万人感染戊肝病毒,流行率最高的是东南亚地区。

(一) 生物学性状

HEV为单股正链的RNA病毒,呈球形,直径为27～34nm(图6-3-7),无包膜,表面有锯齿状刻缺或突起,形似杯状,曾归类于杯状病毒科。HEV细胞培养尚未成功。敏感动物为黑猩猩、恒河猴等。HEV对高盐、氯化铯、氯仿等敏感,在碱性溶液和液氮中保存稳定。在−80～−70℃条件下易裂解,煮沸可使其灭活。

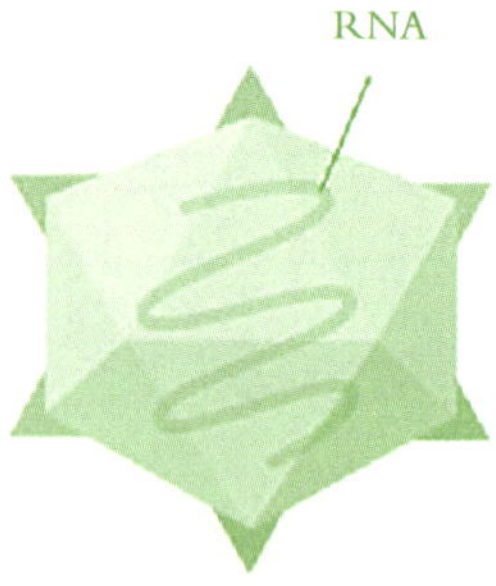

图6-3-7 HEV结构示意图

(二) 致病性与免疫性

HEV的传染源为戊肝患者和隐性感染者,经粪−口途径传播,饮水被病毒污染可造成水源性暴发流行,潜伏期为10～60天,尤其是潜伏期末和急性期初传染性最强。病毒经血液进入肝脏,在肝细胞内复制,释放入血液和胆汁中,并经粪便排出体外。HEV通过对肝细胞的直接损伤和免疫病理作用引起肝细胞的炎症和坏死,分为临床型和亚临床型,成人多见临床型,表现为急性戊型肝炎(包括急性黄疸型和无黄疸型)、胆淤型肝炎以及重症肝炎。多数患者于病后6周即好转或痊愈,不发展为慢性肝炎。HEV主要侵袭青壮年,儿童感染多表现为亚临床型,但成人感染症状较重,孕妇(尤其是怀孕第6～9个月)患戊型肝炎病情最为严重,可发生急性肝衰竭,常发生流产或死胎,病死率高达20%左右。病后免疫力不持久,可再感染。

以上介绍了五种肝炎病毒,其主要特征见表6-3-1。

表6-3-1 临床常见的甲型、乙型、丙型、丁型、戊型肝炎病毒的主要特征

病毒	HAV	HBV	HCV	HDV	HEV
直径	27～32nm	Dane颗粒:42nm 小球形颗粒:22nm 管状颗粒:22nm	60～80nm	35～37nm	27～34nm
基因组	单正链RNA	未闭合双股环状DNA	单正链RNA	单负链环状RNA	单正链RNA
主要传播方式	消化道传播(粪−口途径)	非消化道、性接触、注射、垂直传播	非消化道、垂直传播	非消化道、垂直传播	消化道传播(粪−口途径)
潜伏期	15～50天	30～60天	7周		10～60天
发病特点	急性	慢性	慢性	慢性	急性

六、肝炎病毒的实验室检查与防治原则

（一）肝炎病毒的实验室检查

1.病原学检查　病原学检查主要包括病毒分离、病毒核酸检测。甲型肝炎病毒（HAV）一般不进行病毒分离，以测定抗原或抗体为主。乙型肝炎病毒（HBV）采用实时荧光定量PCR方法可以定量检测患者血清中的HBV DNA，特异性强、敏感性高。HBV DNA的定量检测是病毒存在和复制的可靠指标，结合HBV血清学检测，广泛用于HBV的临床诊断和疗效评估。诊断丙型肝炎病毒（HCV）最常用血清学诊断，检测血清中HCV抗体来快速筛选献血者及辅助诊断丙型肝炎，HCV抗体检测呈阳性反应时，采用RT-PCR扩增与荧光标记相结合定性、定量检测极微量的RNA，以确定是否存在慢性丙型肝炎病毒感染以及丙型肝炎病毒的基因型以选择治疗方案。可采用RT-PCR检测丁型肝炎病毒（HDV）。由于难以区分于甲型肝炎，戊型肝炎病毒（HEV）感染常以病原学检查确诊。可用电镜或免疫电镜技术检测患者粪便中的HEV颗粒，或用RT-PCR法检测粪便或胆汁中的HEV RNA。

2.血清学诊断　甲型肝炎病毒（HAV）实验室检查以测定抗原或抗体为主，HAV-IgM检测用于早期快速诊断，是近期感染的重要指标。HAV-IgG检测用于检测既往感染及免疫效果，往往采集发病急性期与恢复期双份血清，抗体效价增长4倍及以上有诊断意义。

乙型肝炎的实验室检查常用血清学方法检测血清标志物，其中ELISA检测患者血清中HBV抗原和抗体最为常见，主要检测HBsAg、抗-HBs、HBeAg、抗-HBe及抗-HBc，称为乙肝五项或"两对半"。

（1）HBV抗原的检测：可检测HBsAg、HBeAg，任何一项抗原指标阳性均提示有HBV感染。HBsAg单项阳性提示处于感染早期或携带HBsAg。HBeAg、PreS$_1$和PreS$_2$阳性则提示HBV有活动性增殖和强传染性。HBsAg、HBeAg转阴，表明进入恢复期。乙型肝炎潜伏期末和急性发病期也可检出HBsAg，如在体内持续阳性6个月以上，多表明已转为慢性。

（2）HBV抗体的检测：从血清中检测出抗-HBs IgM，是HBV感染早期诊断的重要指标。HBV抗体在感染机体内消长情况与临床表现相关，如果抗-HBs在1年内不降至正常，则提示可能转为慢性肝炎。抗-HBc IgG的产生晚于IgM，慢性HBV感染者，抗-HBc IgG呈持续阳性。抗-HBs、抗-PreS$_1$、抗-PreS$_2$对HBV感染有保护作用，当这些抗体出现时，相应的HBV抗原检测结果转阴，预示病情开始好转。抗-HBe随着HBeAg的消失而出现，标志着病毒的复制减少、传染性降低。但可能存在由于PreC基因突变导致HBV不能分泌HBeAg的情况，此类患者HBV复制及肝脏炎症仍持续存在，且病情易加重，易发展为肝硬化。

临床上HBV抗原、抗体检测常用于：①筛选献血者，只有乙肝五项全阴性或仅抗-HBs阳性才可供血。②诊断乙型肝炎及判断预后。③乙型肝炎的流行病学调查。④选择乙型肝炎疫苗接种对象或检测疫苗的接种效果。⑤从事卫生食品行业人员的定期健康检查。

HBV抗原、抗体的血清学标志与临床关系较为复杂，必须对各项指标同时分析做出判断，常见的乙肝指标检测结果分析见表6-3-2。

表6-3-2　HBV抗原、抗体检测结果的临床分析

HBsAg	抗-HBs	抗-HBc	HBeAg	抗-HBe	结果分析
+	-	-	-	-	HBV感染或无症状携带者
+	-	-	+	-	急慢性乙肝或无症状携带者
+	-	+	+	-	急慢性乙肝（大三阳）
+	-	+	-	+	急性趋向恢复或慢性（小三阳）
-	+	+	-	+/-	既往感染恢复期
-	+	-	-	-	既往感染或接种过疫苗
-	-	-	-	+	既往感染或窗口期
-	-	-	-	-	未感染过HBV，易感人群，需接种疫苗

目前常用ELISA和放射免疫法等检测血清中HCV抗体，可用于快速筛选献血者及辅助诊断丙型肝炎。ELISA检测肝组织或血清中HDV抗原，检出HDAg是HDV感染与活动的指标。抗-HD IgM的检测有助于早期诊断，而抗-HD IgG持续高效价是HDV慢性感染的指标。常用ELISA法检查血清中的抗-HEV IgM或IgG，其中抗-HEV IgM是HEV感染早期诊断的依据。

（二）肝炎病毒的防治原则

病毒性肝炎属于法定分类中的乙类传染病，其预防综合措施包括控制传染源、切断传播途径与保护易感人群。

1.甲型肝炎　甲型肝炎病毒应做好隔离急性期患者，但HAV感染以隐性感染和无黄疸型病毒例占多数，故对传染源较难控制。养成良好的卫生饮食习惯，水产品不宜生吃。加强水源保护与粪便管理。甲型肝炎是自限性疾病，一般以支持治疗为主，辅以适当药物，避免饮酒、疲劳和使用损肝药物。

2.乙型肝炎　乙型肝炎在防护上应对医疗器械如牙科器械、内镜等医疗器具严格消毒。医务人员应按照规定在接触患者的血液、体液及分泌物时戴手套，严格防止医源性传播。注意个人卫生，不共用剃须刀和牙具等用品。进行正确的性教育，若性伴侣为HBsAg阳性者，应接种乙型肝炎疫苗，性交时应用安全套。对HBsAg阳性的孕妇，应避免羊膜腔穿刺，并缩短分娩时间，保证胎盘的完整性，尽量减少新生儿暴露于母血的机会。

接种乙型肝炎疫苗是预防HBV感染的最有效方法。乙型肝炎疫苗的接种对象主要是新生儿，其次为婴幼儿和高危人群（如医务人员、经常接受输血者、免疫力低下者以及HBsAg阳

性者家属等）。乙型肝炎疫苗全程接种共3针，按照0、1、6个月程序，即接种第1针疫苗后，间隔1个月及6个月注射第2针及第3针疫苗。新生儿接种乙型肝炎疫苗越早越好，要求在出生后24小时内接种。对HBsAg阳性母亲的新生儿，应在出生后24小时内尽早注射乙型肝炎免疫球蛋白（HBIg），最好在出生后12小时内，同时在不同部位接种乙型肝炎疫苗，可显著提高阻断母婴传播的效果。在意外接触HBV感染者的血液和体液后，应立即检测HBsAg、抗-HBs、ALT等，并在3个月和6个月内复查，同时对于未接种过乙型肝炎疫苗或虽接种过乙型肝炎疫苗但抗-HBs水平较低时，应立即注射乙型肝炎免疫球蛋白（HBIg），并在不同部位接种第一针乙型肝炎疫苗，于1个月和6个月后，分别接种第2针和第3针乙型肝炎疫苗。接种乙型肝炎疫苗后有抗体应答者的保护效果一般至少可持续1～2年。因此，一般人群不需要进行抗-HBs监测或加强免疫。但对高危人群可进行抗-HBs监测。

乙型肝炎主要应用干扰素、核苷酸类似药、反转录酶抑制剂（拉米夫定、泛昔洛韦）或者中草药，与护肝药物联合使用。

3.丙型肝炎　HCV免疫原性不强且易变，尚无有效疫苗。抗病毒治疗应用IFN-α、利巴韦林等，与护肝药物联合使用。慢性肝炎患者应多休息，避免劳累，适当的高蛋白质、高热量、高维生素低脂类食物有利于肝脏修复，应注意补充维生素，护肝降酶。

4.丁型肝炎　HDV传播途径与HBV相似，其防治原则与乙型肝炎基本相同，接种HBV疫苗也可预防HDV感染，目前尚无特效药。聚乙二醇干扰素α可有效抵抗丁型肝炎病毒。

5.戊型肝炎　HEV一般性预防原则与甲型肝炎相同，但无特异性免疫球蛋白和抗病毒药物。

第四节　其他病毒

一、人类免疫缺陷病毒

人类免疫缺陷病毒（human immunodeficiency virus，HIV）是获得性免疫缺陷综合征（acquired immunodeficiency syndrome，AIDS）又称艾滋病的病原体。据联合国艾滋病规划署数据，2020年全球约3 800万人感染了HIV病毒。我国国家卫健委指出，我国每年大约新增8万例艾滋病患者，其中青年学生和老年群体的感染人数逐年增加。HIV主要经性接触、输血、注射等方式传播，主要侵犯与损伤免疫系统，引起致死性条件致病菌感染或引发肿瘤。直至目前，艾滋病仍没有疫苗和特效药。

（一）生物学性状

1.形态与结构　HIV呈球形，直径80～120nm，有包膜。电镜下病毒核衣壳呈圆锥状，核心含两条相同的单正链RNA以及核酸内切酶、反转录酶等，核心外为核衣壳蛋白P7和P24，P24具有高度特异性。外层为脂蛋白包膜，嵌有特异性的糖蛋白刺突gp120和跨膜蛋白gp41。gp120是HIV与宿主细胞表面CD4分子的结合部位，gp41介导病毒包膜与宿主细胞膜的融合。HIV的基因组由两条相同的单正链RNA组成。每条RNA链含有三个结构基因（gap、pol、env）和六个调节基因。结构基因gap编码p24衣壳蛋白、p17内膜蛋白、P7核衣壳蛋白等，pol编码反转录酶、整合酶、RNA酶H，env编码gp120和gp41两种包膜糖蛋白并构成病毒包膜表面的刺突。调节基因的编码产物调控着HIV的基因表达，在HIV致病中起着重要作用。HIV具有高度的变异性，其中env基因的变异率最高，由其编码的包膜糖蛋白gp120抗原变异性也较大，这为疫苗研制带来了巨大困难。

2. 分型与变异　　HIV有HIV-1和HIV-2两个血清型，全球艾滋病大多由HIV-1所致，HIV-2多见于非洲西部。HIV具有高度变异性，包膜糖蛋白抗原的变异与HIV流行和逃避宿主免疫应答密切相关，对制备抗感染疫苗和AIDS防治有重大意义。

3. 培养特性　　HIV宿主范围和细胞范围较窄，仅感染表面有CD4分子的细胞。可用正常人或患者自身新鲜T细胞培养病毒。黑猩猩及恒河猴是易感动物，但感染过程和症状与人不同。

4. 抵抗力　　HIV对理化因素的抵抗力较弱，高压蒸汽灭菌、56℃维持30分钟可被灭活。70%乙醇、0.5%H_2O_2或0.1%漂白粉等均可灭活HIV。冻干血制品加热至68℃维持72小时可彻底灭活病毒。

（二）致病性与免疫性

1. 传染源与传播途径　　传染源为艾滋病患者和HIV无症状携带者，HIV主要存在于HIV感染者的血液、精液、阴道分泌物、乳汁及脑脊液等体液中。主要传播途径有三种。①性传播：是HIV的主要传播方式。②血液传播：包括输入带有HIV的血液、血液制品或使用未消毒彻底的注射器等医疗器械传播，静脉吸毒者共用不经消毒的注射器和针头可造成严重感染。③母婴传播：指经胎盘、产道和哺乳传播，其中经胎盘传播最为多见。

2. 所致疾病　　HIV能选择性地侵犯表达CD4分子的细胞，包括$CD4^+$T细胞、单核-巨噬细胞和树突状细胞等，使$CD4^+$T细胞数量减少和细胞免疫功能障碍，引发免疫功能进行性衰退，$CD4^+/CD8^+$下降，Ⅳ型超敏反应减弱或消失，细胞增生反应降低，细胞毒反应下降。细胞功能受损后，携带HIV播散至全身。还可进一步影响体液免疫功能。

HIV感染的过程分为四期。

（1）急性期：HIV感染初期病毒在体内大量复制，引起病毒血症。约2～3个月，患者出现发热、咽炎、乏力、淋巴结肿大、皮疹等症状，持续2～3周后症状自然消失，转入无症状感染期。急性期内可从感染者血中检测到HIV抗原P24。

（2）潜伏期：大多病毒通过整合于宿主细胞基因内进行潜伏，时间为6个月至10年甚至更长。机体多无临床症状或症状轻微，有无痛性淋巴结肿大。潜伏期内感染者血清中可检出HIV抗体。

（3）相关症状期：患者出现持续性低热、盗汗、体重减轻、慢性腹泻、全身淋巴结肿大、口腔和皮肤真菌感染（舌上白斑）或其他免疫缺陷表现。随着感染细胞数量的增多，$CD4^+T$细胞数量不断减少，免疫损伤进行性加重。如合并严重的机会感染，则导致死亡。

（4）典型AIDS期：随着病程进展，HIV感染者机体免疫功能严重下降，出现多种机会性感染、恶性肿瘤以及神经系统异常等。常见的有巨细胞病毒、白色念珠菌、卡氏肺孢子虫、弓形虫感染；AIDS相关的恶性肿瘤包括卡波西肉瘤和非霍奇金淋巴瘤等。60%的AIDS患者出现痴呆症、记忆衰退、偏瘫、颤抖等；AIDS患者5年内死亡率为90%，未经治疗的患者多在临床症状出现后2年内死亡。

3.免疫性　HIV感染后可刺激机体产生包膜蛋白抗体抗gp120和核心蛋白抗体。在HIV携带者、患者血清中测出低水平的抗病毒中和抗体，在体内有保护作用。由于抗体不能与单核-巨噬细胞内的病毒接触，且HIV包膜蛋白易发生抗原性变异，使中和抗体不能发挥应有的作用，致使HIV在体内持续复制，形成长期的慢性感染状态。

（三）微生物学检查与防治原则

1.病原学检查　目前常用荧光定量RT-PCR法测定血浆中HIV RNA的病毒载量，以监测病情进展及评估疗效，也可用于早期诊断、新生儿诊断等。

2.血清学检查　常用ELISA法、间接荧光法、间接凝集试验等检测抗体进行HIV感染的初筛，但由于HIV病毒抗原与其他反转录病毒抗原有一定的交叉反应，故存在假阳性。因此，对于抗体阳性者需采用蛋白免疫印迹进一步确证。免疫印迹实验可以检测到抗p24抗体、抗gp120和抗gp41等多种抗体。在HIV感染早期，也可检测P24抗原。

3.HIV综合防治　包括控制传染源，建立HIV感染和监测系统，对供血者进行HIV抗体检测，确保输血安全；切断传播途径，加强传染源检测和管理。

开展宣传教育，普及防治知识。①对献血、捐器官及精液者须检测HIV抗体。②禁止共用注射器、注射针、牙刷和剃须刀等，对穿刺针消毒灭菌，防止经血传播。③提倡安全性生活。④孕龄妇女HIV筛查。

目前尚无理想疫苗进行特异性预防。HIV的抗病毒治疗药物主要有反转录酶抑制剂叠氮脱氧胸苷（AZT），蛋白酶抑制剂英迪纳瓦，以及核酸类似物拉米夫定、齐多夫定。目前主要采用多种抗HIV药物的联合方案，通常选用两种核苷类反转录酶抑制剂和一种反转录酶抑制剂或蛋白酶抑制剂组合成三联疗法，抑制病毒的复制增殖，但不能完全清除病毒。

二、虫媒病毒和出血热病毒

（一）虫媒病毒

虫媒病毒（arbovirus）也称节肢动物媒介病毒，是一大类通过吸血性节肢动物（蚊、蜱、白蛉等）叮咬人、家畜等脊椎动物而传播的病毒。能引起人类感染的虫媒病毒有150多种，常见的有流行性乙型脑炎病毒、登革热病毒、汉坦病毒。虫媒病毒的共同特点：①球形小病毒，直径40~70nm，有包膜，包膜上有血凝素刺突。②核酸为单正链RNA，核衣壳为二十面体立体对称。③抵抗力较弱，对热、酸、脂溶剂敏感。④吸血性节肢动物是传播媒介，又是储存宿主。⑤所致疾病潜伏期短，起病急，病情重，有季节性和地域性。

1.乙型脑炎病毒　乙型脑炎病毒（epidemic type B encephalitis virus）简称乙脑病毒，属病毒科、黄病毒属，是流行性乙型脑炎（乙脑）的病原体，传播媒介为蚊。1935年由日本学者首先从死亡的患者脑组织中分离获得，曾称日本脑炎病毒，在我国称为流行性乙型脑炎病毒。

病毒颗粒呈球形，直径30~40nm，有脂蛋白包膜，包膜上有血凝素，可与红细胞发生凝集。核酸为单正链RNA，核衣壳为二十面体立体对称。乙型脑炎病毒仅有一个血清型。病毒在动物、鸡胚及组织细胞内均能增殖。最敏感的动物是小鼠、乳鼠，可引起明显的细胞病变。乙脑病毒抵抗力弱，对热敏感，56℃维持30分钟可被灭活。但在低温中能较长时间保存，-20℃可以存活数月，-70℃可以保存数年。对乙醚、丙酮等脂溶剂较敏感。可在短时间内被消毒剂（如3%~5%苯酚液等）灭活。

流行性乙型脑炎病毒在自然界中主要存在于蚊虫及家畜体内，主要经蚊虫（三带喙库蚊、致乏库蚊、白纹伊蚊）等昆虫叮咬人和动物传播，其传染源为带病毒的家畜家禽，在我国主要是幼猪。蚊虫叮咬猪、牛、羊等，病毒可在蚊虫和动物之间不断循环传播，猪是主要的中间宿主。当带病毒的蚊虫叮咬人时，则引起人感染致病，感染人类后主要引起流行性乙型脑炎。10岁以下儿童为易感人群，病毒感染有明显的季节性，以夏秋季流行为主。病毒进入人体后，产生两次病毒血症，主要临床表现有高热、寒战或全身不适等症状。多数不会继续发展，表现为顿挫感染；极少数免疫力低下的患者，病毒穿过血脑屏障进入脑组织，损伤脑实质和脑膜，出现高热、剧烈头痛、频繁呕吐、惊厥或昏迷等严重的中枢神经系统症状，死亡率高。部分患者恢复后可能有后遗症，表现为偏瘫、失语、智力减退等。

乙脑病后或隐性感染机体均可获得持久免疫力，以体液免疫为主，完整的血脑屏障和细胞免疫也起重要作用。防蚊、灭蚊和易感人群进行疫苗接种后对预防该病有效。条件允许时，可给幼猪接种疫苗，降低幼猪感染率，以防止流行性乙型脑炎的流行。

2.森林脑炎病毒　森林脑炎病毒（forest encephalitis）又称蜱传脑炎病毒（tick-borne encephalitis virus）。森林脑炎病毒呈球形，直径30~40nm，衣壳为二十面体对称，外有包膜，核酸为单正链RNA。该病毒嗜神经性较强，是引起中枢神经系统的急性传染病，属于自然疫源性疾病。

森林脑炎由蜱传播，主要发生在春夏季。感染者以林区人群、野外工作者等为主，在我国东北和西北的一些林区有森林脑炎的流行。蜱在春夏季大量繁殖，当易感人群进入林区，可被蜱叮咬感染。人被病毒感染后，潜伏期为10~14天，起病急，突然出现高热、头痛、恶心和呕吐，继而出现昏睡、外周型迟缓性麻痹等症状。病后可获得牢固而持久的免疫力。

森林脑炎的预防应以灭蜱及防蜱叮咬为重点，尤其是林区工作者应当采取防护措施。对易感人群或进入疫区人员接种疫苗预防，对患者早期注射高效价的免疫血清可缓解症状。

3.登革病毒　登革病毒（dengue virus）主要通过蚊虫等昆虫媒介传播，引起登革热以及发病率和死亡率很高的登革出血热（dengue hemorrhagic fever，DHF）以及登革休克综合征（dengue shock syndrome，DSS）。其广泛流行于热带和亚热带地区，分布广、发病多，危害性大。

登革病毒呈球形，核心由单股正链RNA和病毒衣壳蛋白C共同组成的二十面体核衣壳结构。对脂溶剂、胃酸、胆汁和蛋白酶均敏感，乙醇、2%～3%过氧化氢、氯仿、丙酮等脂溶剂、脂酶等均可使其灭活。对热、紫外线、γ射线敏感。56℃维持30分钟可使其灭活。

登革病毒多引起无症状的隐性感染。患者的主要临床表现有登革热、登革出血热以及登革休克综合征。登革热主要表现为发热、肌肉痛及骨或关节酸痛，伴有皮疹或轻微的皮肤出血点，血小板轻度减少。登革出血热病情较重，伴有明显的皮肤和黏膜的出血症状，除上述症状之外，出现循环系统衰竭、血压降低和休克等称为登革休克综合征。登革病毒感染后产生的同型病毒特异性抗体可以保持终身免疫，但同时获得的对其他血清型的免疫能力仅持续6～9个月。

（二）出血热病毒

出血热病毒（hemorrhagic fever virus）是引起病毒性出血热的病原体，包括不同病毒科、属的病毒。病毒性出血热主要由节肢动物或啮齿类动物传播，具有出血和发热等症状，属于自然疫源性疾病。其中埃博拉病毒引起的埃博拉疫情于2015年在西非地区爆发，造成不少人类患者和数种动物死亡。几内亚、塞拉利昂以及利比里亚是该疫情最严重的国家。我国已发现的出血热病毒主要有汉坦病毒和新疆出血热病毒。

1.汉坦病毒　汉坦病毒（hantavirus）属于布尼亚病毒科汉坦病毒属，可引起以发热、出血和严重的肾功能衰竭为主要症状的肾综合征出血热（hemorrhagic fever with renal syndrome，HFRS）。由于该病毒是在韩国汉坦河附近的肾综合出血热疫区分离到的，因此命名为汉坦病毒。汉坦病毒对热、酸（pH<3）及各种脂溶剂敏感。60℃维持1小时可使其灭活。

我国汉坦病毒的传染源主要是鼠类。汉坦病毒在鼠体内增殖后，可随呼吸道分泌物、尿液、粪便等长期、大量排出污染周围环境，经呼吸道、消化道或直接接触等途径传播给人。实验证明，汉坦病毒感染的大鼠或小鼠实验动物也可以传播病毒，引起实验室感染。

人感染汉坦病毒后，经1～3周的潜伏期，出现以发热、出血及肾脏损害为主的肾综合征出血热（HFRS），其中以肾脏损伤最为突出，表现为肾小球出血管的充血和出血、上皮细胞变性和坏死、肾间质水肿出血等。HFRS的典型临床症状分为五期，即发热期、低血压（休克）期、少尿期、多尿期及恢复期。病死率与病毒类型、病情轻重及治疗情况等有关。

HFRS病后可获得持久免疫力，再感染概率极低。应采取有效措施防鼠、灭鼠，加强实验鼠及鼠排泄物管理，注意个人与居家环境卫生；野外工作人员和动物实验工作者需加强个人防护，避免与啮齿类动物密切接触，并防止经呼吸道或消化道摄入其排泄物、污染物等。目前已有相应的疫苗进行接种预防。

2. 新疆出血热病毒　新疆出血热病毒（Xinjiang hemorrhagic fever virus, XHFV）属于布尼亚病毒科内罗病毒属，因于1966年首次从我国新疆塔里木盆地出血热患者的血液中分离而得名。该病毒为新疆出血热的病原体，主要经蜱传播，临床表现主要为发热、出血。啮齿类野生动物和羊、牛、马、骆驼、狐狸等是自然宿主和传染源。蜱是该病毒的长期储存宿主，由于蜱在4~6月间大量繁殖，此时是该疾病发病的高峰期。新疆出血热主要发生于牧场、荒漠，属于自然疫源性疾病，呈明显的地区和季节性流行。病后可获得持久免疫力。病毒灭活疫苗具有一定的预防效果。

3. 埃博拉病毒　埃博拉病毒（Ebola virus）可引起非洲出血热，其主要临床症状为高热、皮肤淤血、紫癜、鼻出血、消化道和泌尿生殖道出血、血小板减少以及明显的全身中毒症状，常导致休克和死亡。埃博拉病毒的储存宿主是啮齿类动物，可经密切接触传播给人。人际之间可通过密切接触及尿液、粪便等体液的污染传播。

传染源为埃博拉病毒感染者，病毒可通过血流感染全身的组织细胞，特别是肝脏细胞，在细胞内增殖后释放入血，引起相应的症状。潜伏期为3~7天，发病急，早期出现流感样非特异性症状（如发热、肌肉疼痛等），发病后5~7天出现严重的内脏出血，伴有剧烈腹泻、呕吐和皮肤瘀斑，严重者出现循环衰竭如失血性休克等，发病后7~16天死亡，死亡率高达50%以上。

应加强对感染者的隔离及对实验室人员和医护人员的防护，避免接触感染者的血液、分泌物等以减少暴露的机会。主要采用纠正水和电解质紊乱、控制出血和休克等支持疗法。高效价的埃博拉病毒抗体在一定程度上可以预防感染，或感染埃博拉病毒后48小时内使用高效价的埃博拉病毒抗体有较高的保护作用，可用于意外感染人员的紧急处理。

三、狂犬病病毒

狂犬病病毒（rabies virus, RV）是引起狂犬病的病原体，属于弹状病毒科。该病毒是一种嗜神经性病毒，狂犬病是一种人畜共患的中枢神经系统急性传染病。临床表现为头痛、发热、不安、怕风、饮水时反射性咽喉痉挛，又称为恐水病（hydrophobia）。后期可发生昏迷和呼吸衰竭。狂犬病病死率极高，近乎100%。至今尚无有效的治疗方法，以预防为主，被狂犬咬伤后，若能及时进行预防注射，几乎均可避免发病。

（一）生物学性状

1. 形态与结构　病毒外形呈子弹状，直径50~90nm，长160~240nm。核衣壳螺旋对称，核酸为单股负链RNA。有包膜，包膜上有糖蛋白刺突（图6-4-1）。

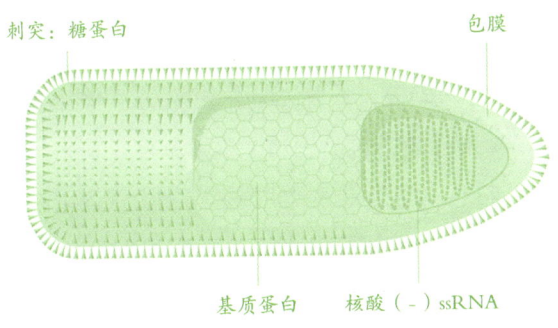

6-4-1 狂犬病病毒结构示意图

2.培养特性　狂犬病病毒在易感动物如犬类或人的中枢神经细胞（主要是大脑海马回椎体）中增殖时，在细胞质内形成的圆形或椭圆形嗜酸性包涵体，直径20~30nm，又称为内基小体（Negri bodies），用于辅助诊断狂犬病。

3.抗原分型　分为四个血清型，Ⅰ型为狂犬病病毒，Ⅱ、Ⅲ、Ⅳ为狂犬病相关病毒。病毒的毒力可变异。从自然感染动物体内分离的病毒株称为野毒株，毒性强，潜伏期长，致病性强。野毒株在家兔脑内连续传50代后，毒力减弱，潜伏期缩短至4~6天，继续传代不再缩短，称为固定毒株。固定毒株对人及动物致病力较弱。用固定毒株免疫马，可以制备抗毒素疫苗。

4.抵抗力　对外界抵抗力不强，60℃维持5分钟可以灭活。对热、日光或紫外线和X线敏感。易被强酸、强碱、甲醛、乙醇等灭活。室温下，病毒传染性可保持1~2周。

（二）致病性与免疫性

1.传染源与传播途径　主要是病犬，其次是家猫和狼。患病动物唾液中含有大量病毒，发病前5天即有传染性。隐性感染的犬、猫等动物也有传染性。但尚未发现人际传播。主要经咬伤、抓伤或密切接触传播。破损皮肤、黏膜也是病毒的重要侵入门户。

2.所致疾病　潜伏期一般为1~3个月，短则几天，长者可达数月、数年。人被病犬咬伤后，有一定的发病率（30%以上）。咬伤部位距头愈近，伤口愈深，潜伏期越短。入侵病毒的数量、毒力及宿主的免疫力与狂犬病发生有关。人被咬伤后，病毒通过伤口进入体内，先在肌纤维细胞中缓慢增殖，沿着传入感觉神经纤维上行至脊髓后角神经节中大量增殖，然后扩散至中枢神经系统，侵犯脑干及小脑等处神经细胞。在发病前数日，病毒从脑内和脊髓沿着传出神经进入唾液腺内增殖，不断随唾液排出。也可以沿着传出神经到达舌、眼、心脏、肾脏，侵入部位有刺痛或出现虫爬蚁走的异样感觉。

狂犬病的临床症状可分为四期：潜伏期、前驱期、兴奋期和麻痹期。前驱期常出现全身症状如低热、头痛、乏力、全身不适等，继而烦躁、恐惧不安。兴奋期患者高度兴奋，怕水、怕风、怕声、怕光，最典型的是恐水症，对各种刺激兴奋增高，吞咽、饮水或听到水声等刺激，都可引起喉头肌、呼吸肌痉挛。麻痹期患者由兴奋转为安静和昏迷，出现会厌麻痹、昏迷，最终因呼吸循环衰竭而死亡。

病毒感染可诱导机体产生中和抗体，该抗体对机体有一定的保护作用，可阻断病毒进入神经细胞内，但由于狂犬病病程短，自然感染产生的免疫力在抗感染过程中难以发挥作用。疫苗接种后对预防该病有效。管理好传染源、正确处理动物咬伤、积极进行狂犬病疫苗接种对于预防本病的发生和降低病死率具有重要意义。应加强家犬管理，注射犬用疫苗。易感人群（兽医、动物管理员等）应注意防护，要及时彻底处理伤口，使用肥皂水、弱碱性清洁剂或清水反复冲洗15分钟以上，再用医用酒精、碘酒涂擦。狂犬病潜伏期长，人被咬伤后，应及早接种灭活疫苗。目前我国人工主动免疫采用两种接种法。①5针法：0、3、7、14和28天各接种1针。②4针法：0、2、7、21天各接种1针。人工被动免疫采用抗狂犬病病毒血清和抗狂犬病病毒免疫球蛋白，伤口四周和底部注射。

四、单纯疱疹病毒

疱疹病毒（herpes virus）是一群中等大小、结构相似、有包膜的DNA病毒，与人类有关的疱疹病毒称为人类疱疹病毒，目前已发现八种（表6-4-1）。

表6-4-1 人类疱疹病毒的种类及所致疾病

命　名	常用名	所致疾病
人类疱疹病毒1型	单纯疱疹病毒1型	皮肤黏膜疱疹性疾病，如唇疱疹、角膜结膜炎、咽炎、齿龈炎、疱疹性脑炎及脑膜炎
人类疱疹病毒2型	单纯疱疹病毒2型	生殖器疱疹、新生儿疱疹
人类疱疹病毒3型	水痘-带状疱疹病毒	水痘、带状疱疹
人类疱疹病毒4型	EB病毒	传染性单核细胞增多症、伯基特淋巴瘤、鼻咽癌
人类疱疹病毒5型	巨细胞病毒（CMV）	先天性畸形、巨细胞病毒感染、肝炎、间质性肺炎、输血型传染性单细胞增多症
人类疱疹病毒6型	人类疱疹病毒6型	婴儿急疹、幼儿急性发热病
人类疱疹病毒7型	人类疱疹病毒7型	幼儿急疹
人类疱疹病毒8型	单纯疱疹病毒8型	卡波西肉瘤

疱疹病毒的共同特征是：呈球形，直径多为120~250nm，有包膜的DNA病毒。单纯疱疹病毒、水痘-带状疱疹病毒及巨细胞病毒在宿主的细胞核内产生嗜酸性或嗜碱性包涵体，形成多核巨细胞病变。主要引起皮肤黏膜的疱疹性疾病。

疱疹病毒在人群中广泛感染，主要类型如下。①增殖性感染：又称显性感染，病毒感染增殖引起细胞病变，包括原发感染和复发感染，如单纯疱疹病毒。②潜伏感染：病毒潜伏不增殖，特定条件下病毒被激活，如单纯疱疹病毒和水痘-带状疱疹病毒。③整合感染：病毒一部分基因组整合到宿主细胞DNA中，导致细胞转化，与致癌作用有关，如EB病毒与鼻咽癌密切相关。④先天性感染：病毒经胎盘感染胎儿，造成先天性畸形等，如CMV、HSV。

单纯疱疹病毒（herpes simplex virus，HSV）是疱疹病毒的典型代表，由于急性期发生水疱性皮疹即单纯疱疹而命名。

（一）生物学性状

单纯疱疹病毒呈球形，直径为120~150nm，有包膜，核酸为双股环状DNA。单纯疱疹病毒有两个血清型，即HSV-Ⅰ型和HSV-Ⅱ型。HSV-Ⅰ型常引起皮肤黏膜的疱疹性疾病，HSV-Ⅱ型主要引起生殖器疱疹，多数通过直接接触传播。

（二）致病性与免疫性

1. 传染源及传播途径　人是HSV唯一的自然宿主，传染源为患者和带毒者，感染率达80%~90%，呈全球性分布。病毒存在于疱疹病灶或健康带毒者唾液中。密切接触传播、间接接触传播（主要是HSV-Ⅰ型）以及性接触传播（HSV-Ⅱ型）是主要的传播途径，也可通过飞沫传播，病毒经口腔、呼吸道及生殖器黏膜以及破损的皮肤进入机体，孕妇生殖道感染分娩时可通过产道传给胎儿。

2. 所致疾病　HSV多为隐性感染，仅少数为显性感染。原发感染表现为感染部位皮肤或黏膜出现成群的疱疹，甚至引起严重的全身感染。HSV-Ⅰ型主要引起唇疱疹、龈口炎、眼结膜炎、疱疹性脑炎等，多为隐性感染，一般不表现出症状。HSV-Ⅱ型多侵犯躯体腰以下部位，主要引起生殖器疱疹，是引起性病的主要病原体之一。病变部位会产生米粒般大小的水疱，呈现为单一或群集小水疱。除此之外，HSV还可通过胎盘感染，引起胎儿流产、畸形、智力低下等。

3. 免疫性　原发感染后，部分病毒沿神经髓鞘潜伏在神经节，不引起临床症状。不同型别的单纯疱疹病毒潜伏部位不同，HSV-Ⅰ型潜伏部位为三叉神经节和颈上神经节，HSV-Ⅱ型潜伏部位为骶神经节。当机体受非特异性刺激或免疫力低下时，潜伏的病毒被激活，沿神经节下行到末梢部位的上皮细胞增殖，引起复发性局部疱疹。

患过生殖器疱疹的妇女，宫颈癌的发病率高；宫颈癌患者HSV-Ⅱ抗体阳性率高、效价高；用免疫荧光检查子宫颈癌脱落细胞涂片可在细胞中查到HSV-Ⅱ抗原；HSV-Ⅱ感染地鼠胚成纤维细胞可引起细胞转化，将转化细胞注射地鼠可诱生肿瘤；原发感染后，机体迅速产生特异性免疫力，但不能完全清除病毒。

五、水痘-带状疱疹病毒

水痘-带状疱疹病毒（varicella-zoster virus，VZV）是水痘和带状疱疹的病原体，在儿童时期初次感染引起水痘，恢复后病毒潜伏在体内，少数患者成年后由于受到某些刺激再发而引起带状疱疹，故被称为水痘-带状疱疹病毒。其基本性状与HSV相似，具有典型疱疹病毒形态与结构，只有一个血清型。可在人或猴成纤维细胞中增殖，形成多核巨细胞，受感染细胞核内可见嗜酸性包涵体。

人是VZV的唯一自然宿主。传染源为水痘或带状疱疹患者，水痘好发年龄为3～9岁，带状疱疹多见于成人。主要经呼吸道飞沫、直接或间接接触传播。同一种病毒引起两种不同的病症。儿童初次感染引起水痘，病毒潜伏于脊髓后跟神经或脑神经节内，复发引起带状疱疹。初次感染时，病毒经呼吸道、口、咽、结膜、皮肤等处侵入人体，先在淋巴结中增殖，进入血液，在单核-巨噬细胞内大量增殖后，再次入血播散并定位于皮肤。经2～3周潜伏期后，全身皮肤广泛分布发生丘疹、水疱疹和脓疱疹。皮疹分布主要是向心性、以躯干较多。皮疹内含大量病毒，病毒感染的细胞内生成嗜酸性核内包涵体和多核巨细胞。水痘消失后一般不留痕迹，但偶有并发间质性肺炎和感染后脑炎。细胞免疫缺陷病、白血病、肾脏病患者，或使用皮质激素、抗代谢药物的儿童病情较严重。

带状疱疹是患过水痘愈合后，病毒潜伏在脊髓后根神经节或脑感觉神经节中，当机体免疫力下降或细胞免疫功能受损或低时，潜伏病毒激活并沿感觉神经的轴索下行，到达该神经所支配的皮肤细胞内增殖，在皮肤上沿着感觉神经的通路发生串联的水疱疹，形似带状，故名。带状疱疹多发生于腰腹部和面部，局部疼痛剧烈。

儿童患水痘后，机体产生持久的细胞免疫和体液免疫，极少再患水痘。特异性免疫的主要作用为限制VZV扩散以及水痘和带状疱疹痊愈，但不能有效地清除神经节内的病毒以及阻止带状疱疹的再次发生。VZV减毒活疫苗可预防水痘感染与传播，VZV免疫球蛋白可紧急预防和减轻水痘的症状。阿昔洛韦、阿糖腺苷用于缓解水痘和带状疱疹的局部症状，干扰素治疗有效。

六、人乳头瘤病毒

人乳头瘤病毒（human papilloma，HPV）属于乳多孔病毒科，主要侵犯人类皮肤和黏膜，引起人类皮肤和黏膜的良性乳头状疣和瘤。HPV的生殖器感染主要通过性行为传播，是性传播疾病的病原体之一。

HPV呈球形，直径为52～55nm，核衣壳为二十面体立体对称，无包膜。核酸为双股环状DNA。HPV有100多个血清型，对皮肤和黏膜上皮细胞有高度亲嗜性，根据感染部位不同，可以分为嗜皮肤性和嗜黏膜性两大类，两类之间有一定交叉。在易感细胞核内增殖形成嗜酸性包涵体。

不同型别可引起不同的临床表现（表6-4-2），根据侵犯部位不同可分为皮肤低危型、皮肤高危型、黏膜低危型、黏膜高危型等。

表6-4-2 常见HPV及其所致主要疾病

类 型	感染部位	引起疾病
皮肤型：HPV1，2，4等	皮肤	各类皮肤疣、寻常疣、扁平疣等
黏膜低危型：HPV6，11	生殖道；呼吸道黏膜	尖锐湿疣；喉乳头瘤、口腔乳头瘤
黏膜高危型：HPV16，18	生殖道	与宫颈上皮内瘤和宫颈癌密切相关

人类是HPV唯一自然宿主，主要传染源为患者及隐性感染者。主要通过直接接触传播或间接接触传播，如共用毛巾、洗澡、游泳也可感染。皮肤受紫外线或X线照射造成的损伤及其他理化因素造成的皮肤、黏膜损伤均可为HPV感染创造条件。生殖器感染主要经性接触传播。新生儿可通过产道感染进行垂直传播。HPV只感染人的皮肤和黏膜，引起良性乳头状瘤或疣，不产生病毒血症。

HPV常见临床疾病有：①寻常疣：可发生于任何部位，手部最常见。②跖疣：生长在胼胝下面，行走易引起疼痛。③扁平疣：好发于面部、手背。④尖锐湿疣：生殖器发病率最高、传染性强，是常见的性传播疾病之一。

HPV的DNA整合到宿主细胞的基因组，激活癌基因，导致正常细胞恶变，形成宫颈上皮内瘤与宫颈癌。HPV16、18、31、33型与宫颈上皮内瘤和宫颈癌的发生密切相关。

病毒感染后可产生特异性抗体，但无保护作用。可注射疫苗预防某些型别HPV感染的疾病，目前最有效的预防措施是采用HPV二价、四价、九价疫苗。HPV病毒样颗粒疫苗，对子宫颈癌和生殖器疣有预防效果，是世界上第一个上市的肿瘤疫苗，也可以说是"癌症防治的革命性成果"。对于疣多采用局部涂药、液氮冷冻、激光、电烙术等物理方法，或局部注射干扰素。

案例回顾

1. 中东呼吸综合征的病原体是中东呼吸综合征冠状病毒。

2. 病毒传染性疾病种类繁多，呼吸道感染病毒、消化道感染病毒、肝炎病毒、人类免疫缺陷病毒等严重危害人类健康。近年来，新冠等具有发病隐匿性强、潜伏期长、传染性强、极易发生变异等特点，可通过呼吸道飞沫、气溶胶、接触等多种途径传播，易造成全球范围大流行，成为严重的公共卫生事件。消化道感染病毒型别较多，引起的疾病较为复杂。

第七章
病原性真菌

章前引言

真菌（fungus）是一类具有细胞壁，不分根、茎、叶和不含叶绿素，以寄生或腐生方式生存，大多数为多细胞，少数为单细胞，能进行无性或有性繁殖的真核细胞型微生物。真菌在自然界分布广泛，种类繁多，有10余万种，绝大多数对人类有利，如利用真菌酿酒、制酱，发酵饲料，增肥农田，生产抗生素，加工食品及提供中草药药源等。能引起人类疾病的真菌有300余种，包括致病性真菌、条件致病性真菌、产毒以及致癌真菌等。近年来，由于广谱抗生素、免疫抑制剂和抗癌药的广泛应用，导致菌群失调或免疫功能低下、真菌感染明显上升，越来越多的真菌被发现可以引起人类的疾病。

学习目标

1. 能正确理解真菌的基本概念。
2. 能说出真菌的基本形态与结构。
3. 能描述真菌的培养特性与菌落特征，真菌的致病性特点。
4. 列举常见的浅部感染真菌与深部感染真菌的种类及致病特点。

思政目标

1. 学习学科前辈们求实创新的工作态度和严谨细致的工作作风，培养勤于思考、注重实践、细心观察的护理职业素养和工作习惯。
2. 树立全面的健康观和以人为本的护理理念，满足患者需求，提升护理水平。

案例导入

患者男性，16岁，皮肤红斑，瘙痒1年，曾在几家皮肤专科医院按泛发皮炎、银屑病治疗，有所好转，但很快复发并致全身。来院门诊，不同部位的皮屑真菌镜检均为阳性，同时追问病史和查体，发现患者身体状态不错，如果以前不是超敏体质，很少会形成大面积的皮炎，注意到他的指甲有许多真菌感染的改变，综合患者病情，给予口服抗真菌的药对症治疗后，患者的症状获得明显改善。

思考题

为什么患者皮肤会有反复感染？护理工作中要注意哪些问题？

第一节　真菌的基本特性

一、真菌的分类

真菌在生物学分类上已成为独立的真菌界，与医学有关的真菌有四个亚门。

1.接合菌亚门　菌丝无隔，无性孢子为囊孢子，有性孢子为接合孢子，如毛霉菌属、根霉菌属。

2.子囊菌亚门　原始子囊菌呈单细胞，菌丝有隔，无性孢子为分生孢子，有性孢子为子囊孢子，如酵母菌属、赤霉菌属。

3.担子菌亚门　菌丝分隔，有性孢子为担孢子，这类真菌包括食用真菌和药用真菌，如银耳、木耳、香菇、灵芝、猪苓等。

4.半知菌亚门　对其生活史了解不完全，未发现其有性阶段，故称为半知菌，菌丝有隔，无性孢子为分生孢子，如青霉菌属、曲霉菌属、各种皮肤癣菌、假丝酵母菌属等。

此外，真菌又可根据其细胞组成分为单细胞和多细胞真菌两大类。

二、真菌的形态与结构

与细菌比较，真菌的大小、结构和化学组成等均存在很大差异，真菌比细菌大几倍至几十倍，用普通光学显微镜放大几百倍就能清晰地观察到，真菌的细胞壁中无肽聚糖，但含有由多聚N-乙酰氨基葡萄糖构成的大分子几丁质，其坚韧性主要依赖于几丁质，故不受青霉素、头孢菌素的作用。

（一）单细胞真菌

单细胞真菌呈圆形或椭圆形，以出芽方式繁殖，芽生孢子成熟后与母体分离，形成新的个体，能引起人类疾病的有新生隐球菌和白假丝酵母菌等。

（二）多细胞真菌

多细胞真菌又称丝状菌或霉菌，由菌丝和孢子组成，各种真菌的菌丝和孢子的形态不同（图7-1-1、图7-1-2），是鉴别不同真菌的重要标志。

1.菌丝　由孢子长出芽管并逐渐延长形成，菌丝又可长出许多分支，并交织成团形成菌丝体。

（1）按功能不同可分为：①营养菌丝，即能伸入培养基中吸取营养物质的菌丝。②气中菌丝，即能向空气中生长的菌丝。③生殖菌丝：即可产生孢子的气中菌丝。

（2）按结构不同可分为：有隔菌丝和无隔菌丝，前者在菌丝内形成隔膜，将菌丝分成数个细胞，后者在菌丝内无隔膜，整条菌丝内含有多个细胞核，大多数致病性真菌的菌丝为有隔菌丝。

（3）按形态不同可分为：螺旋状、球拍状、结节状、鹿角状、梳状和关节状菌丝等，因不同真菌菌丝的形态不同，故可据此鉴别真菌。

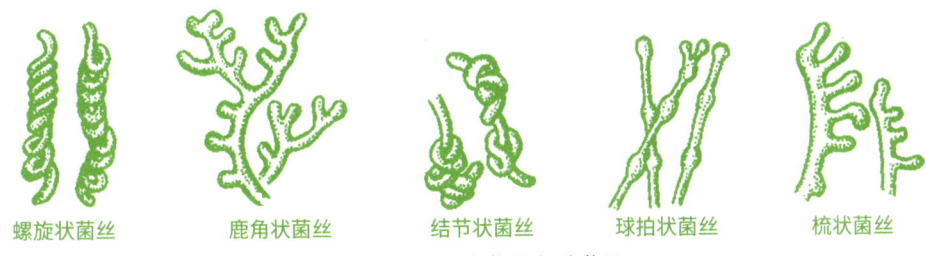

螺旋状菌丝　　鹿角状菌丝　　结节状菌丝　　球拍状菌丝　　梳状菌丝

图7-1-1　真菌的各种菌丝

2.孢子　是真菌的繁殖结构，根据繁殖方式不同，孢子分为有性孢子和无性孢子两种。病原性真菌大多通过形成无性孢子而繁殖，无性孢子按形态不同分为三种。

（1）分生孢子：真菌中最常见的一种无性孢子，由生殖菌丝末端的细胞分裂或收缩形成，也可由菌丝侧面出芽形成。分生孢子又分为大分生孢子和小分生孢子两种，前者由多个细胞组成，体积较大多成梭状、棒状或梨状，后者仅由一个细胞构成，体积较小。

（2）叶状孢子：由菌丝内细胞直接形成，包括由细胞出芽生成的芽生孢子，由菌丝内胞质浓缩、胞壁增厚形成的厚膜孢子，以及由菌丝细胞壁变厚并分隔成长方形的节段而形成的关节孢子三种类型。

（3）孢子囊孢子：菌丝末端膨大形成孢子囊，囊内含有许多孢子，孢子成熟后破囊而出。

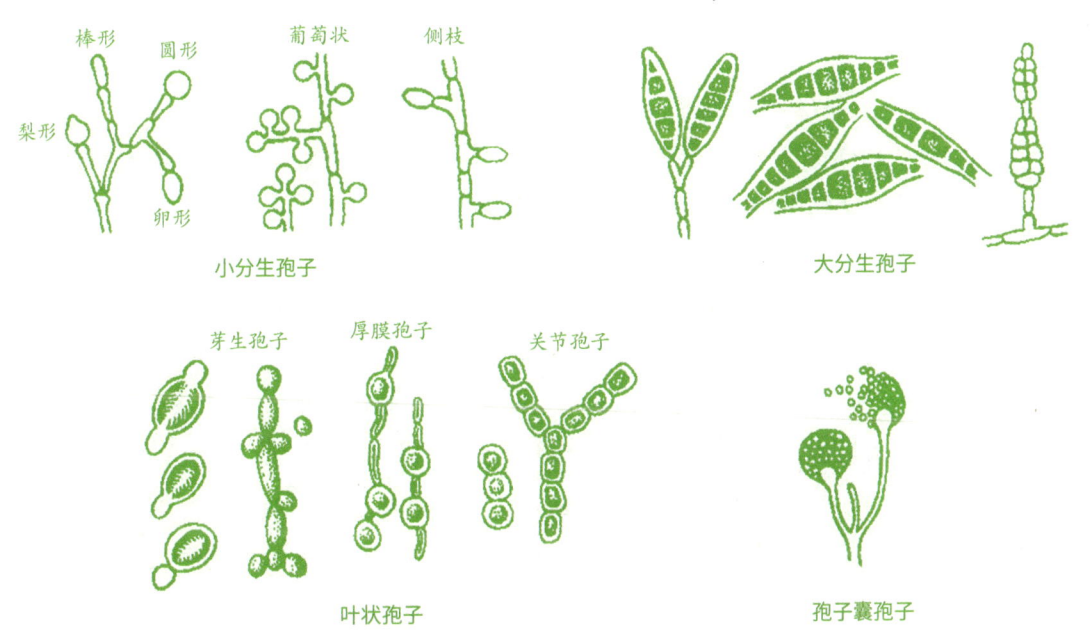

棒形　圆形　　葡萄状　　侧枝
梨形
　　卵形
　　　　小分生孢子　　　　　　　　　　　大分生孢子

芽生孢子　　厚膜孢子　　关节孢子
　　　　叶状孢子　　　　　　　　孢子囊孢子

图7-1-2　真菌的各种孢子

第七章　病原性真菌

三、真菌的培养特性与菌落特征

（一）培养特性

真菌能分泌酶使有机物降解成可溶性营养成分，吸收至细胞内进行新陈代谢。大多数真菌营养要求不高，在沙保培养基（含4%葡萄糖、1%蛋白胨、pH为4.0~6.0）、22~28℃生长良好，但某些深部真菌一般在37℃生长最好，大多于1~2周出现典型菌落。

（二）菌落特征

真菌菌落一般有三种类型。

1. 酵母型菌落　为单细胞真菌的菌落，形态与一般细菌菌落相似，以出芽形式繁殖，如新型隐球菌。

2. 类酵母型菌落　外观似酵母菌落，但可见伸入培养基中的假菌丝，它是由伸长的芽生孢子形成，如白假丝酵母菌（白色念珠菌）。

3. 丝状菌落　为多细胞真菌的菌落，由许多菌丝体组成，丝状菌落呈棉絮状、绒球状、粉末状或石膏粉样，在下面和背面可显示各种不同色素。

有些真菌在不同寄生环境和培养条件下出现两种形态，称二相性真菌，即在机体内或含血培养中37℃孵育，呈现酵母型菌落，而在沙保培养基上室温孵育，则形成丝状菌落，如荚膜组织胞质菌、皮炎芽生菌等。

四、真菌的繁殖方式与抵抗力

（一）繁殖方式

1. 无性繁殖　无性繁殖方式简单、速度快、产生个体多，是真菌繁殖的主要方式，其方式有：①菌丝断裂。②细胞裂殖。③无性孢子萌发出芽、长出菌丝，发育成新的个体。

2. 有性繁殖　有性生殖是通过有性孢子的一种生殖方式，有性孢子是由同一菌体或不同菌体上的2个细胞融合经减数分裂形成。

（二）抵抗力

真菌对干燥、阳光、紫外线及一般化学消毒剂有较强的抵抗力，但不耐热，菌丝与孢子60℃维持1小时均可被杀死，对2.5%碘酒、10%福尔马林都敏感。被真菌污染的房间可用福尔马林熏蒸杀灭真菌。真菌对抗生素不敏感，抗真菌药物如灰黄霉素、制霉菌素B、两性霉素B、氟康唑和酮康唑等对多种真菌均有抑制作用。

五、真菌的致病性与免疫性

（一）致病性

不同种类真菌的致病形式不同，真菌性疾病大致包括以下几种。

1.致病性真菌感染　属于外源性感染，由真菌侵入机体而致病，根据感染部位可分为浅部真菌感染和深部真菌感染，浅部感染的真菌有亲嗜表皮角质特性，侵犯皮肤、指甲及须发等组织，顽强繁殖，发生机械刺激损害，同时产生酶及酸等代谢产物，引起炎症反应和细胞病变，深部感染的真菌可侵犯皮下、内脏及脑膜等处，引起慢性肉芽肿及坏死。

2.条件致病性真菌感染　主要是内源性感染，这类真菌多属于寄居在人体的正常菌群和非致病的腐生性真菌，其感染多发生于长期应用抗生素、激素、免疫抑制剂、化疗和放疗的患者，机体免疫功能降低或菌群失调的情况下，常见的条件致病性真菌有白假丝酵母菌、新生隐球菌、卡氏肺孢菌等。

3.真菌超敏反应性疾病　某些真菌如青霉菌、镰刀菌、着色真菌等的孢子或其代谢产物可作为变应原，引发超敏反应，导致哮喘、过敏性鼻炎、荨麻疹、变态反应性肺泡炎等。

4.真菌毒素中毒症　真菌毒素已发现100多种，可侵害肝、肾、脑、中枢神经系统及造血组织。如黄曲霉素可引起肝变性、肝细胞坏死及肝硬化，并致肝癌。实验证明，用含0.045PPM黄曲霉素饲料连续喂养小白鼠、豚鼠、家兔等可诱生肝癌。桔青霉素可损害肾小管、肾小球发生急性或慢性肾病。黄绿青霉素可引起中枢神经损害，包括神经组织变性、出血或功能障碍等。某些镰刀菌素和黑葡萄穗霉主要引起造血系统损害，导致造血组织坏死或造血机能障碍，引起白细胞减少症等。

（二）免疫性

1.非特异性免疫　人类对真菌感染有天然免疫力，包括皮肤分泌的短链脂肪酸和乳酸的抗真菌作用，血液中转铁蛋白扩散至皮肤角质层的抑真菌作用，中性粒细胞和单核巨噬细胞的吞噬作用，以及正常菌群的拮抗作用，且许多真菌感染受生理状态影响，如婴儿对假丝酵母菌易感，学龄前儿童易患头癣。

2.特异性免疫　真菌感染中细胞免疫是机体排菌杀菌及复原的关键，T细胞分泌的淋巴因子可加速表皮角化和皮屑形成，随皮屑脱落，将真菌排除。以T细胞为主导的迟发型变态反应引起免疫病理损伤能局限和消灭真菌，以终止感染。

第二节　致病性真菌

一、浅部感染真菌

浅部真菌主要为皮肤丝状菌，此类真菌可侵犯人的皮肤、毛发和指（趾）甲，引起各种癣症，又称皮肤癣菌。皮肤癣菌分为三个菌属，即毛癣菌属、表皮癣菌属和小孢子癣菌属。皮肤癣菌在沙保培养基上生长，形成丝状菌落，可根据菌落的形态、颜色以及镜检孢子、菌丝的形态，对皮肤癣菌进行初步鉴定（表7-2-1）。

皮肤癣菌感染属外源性感染，通过接触癣症患者或患癣的动物（如狗、猫等）而受到传染。一种癣菌可引起机体不同部位的感染，而同一部位的病变也可由不同癣菌引起。微生物学检查可取皮屑、指（趾）甲屑或病发，经10%氢氧化钾消化后镜检，皮屑和甲屑中见到菌丝，病发内、外见到菌丝和孢子，可初步诊断为皮肤癣菌感染。若要做出菌种的鉴定，可经沙保培养基培养或玻片小培养后，根据菌落特征、菌丝和孢子的特征鉴定是何种皮肤癣菌。

表7-2-1　皮肤癣菌的种类、形态特点及侵犯部位

菌　属	主要致病性皮肤癣菌	菌落特点	孢子和菌丝的形态	皮肤	指（趾）甲	毛发
毛癣菌属	有红色、紫色、须毛与断发等毛癣菌20余种	可呈颗粒、粉末、绒毛状等，可为红、白、黄、棕等色	大分生孢子呈细长棒状，小分生孢子为侧生葡萄状，菌丝呈螺旋状、球拍状和鹿角状等	+	+	+
表皮癣菌属	絮状表皮癣菌	初为白色鹅毛状，后转为黄绿色粉末状	卵圆形大分生孢子，陈旧培养物可见厚膜孢子，菌丝为球拍状、结节状	+	+	−
小孢子癣菌属	铁锈色小孢子癣菌等10余种	由绒毛状渐变至粉末状，颜色为灰色、橘红色或棕黄色	大分生孢子为厚壁梭形，小分生孢子为卵圆形，菌丝为结节状、梳状和球拍状等	+	−	+

二、深部感染真菌

深部感染真菌是指能侵犯深部组织和内脏的真菌，包括致病性真菌和条件致病性真菌，致病性深部感染真菌属外源性感染，真菌侵入机体后即可致病，如组织胞质菌、副球孢子菌、皮炎芽生菌等，引起的感染多见于美洲，我国少见。在我国主要是条件致病性真菌所致的感染，条件致病性真菌亦称机会致病性真菌，多数是宿主的正常菌群成员，宿主免疫力降低是其致病的主要条件。近年来，条件致病性真菌引起的深部感染日益增多，已成为导致危重患者死亡的重要原因。人体深部感染真菌的主要种类及侵害部位见表7-2-2。

表7-2-2 人体深部感染真菌的种类及侵害部位

菌类	菌属	菌种名称	肺	肝	脾	肠	心	脑膜	淋巴结	骨	口鼻黏膜	阴道	皮肤	指甲
类酵母菌	念珠菌属	白色念珠菌	+			+	+	+			+	+	+	+
酵母菌	隐球菌属	新型隐球菌	+					+	+	+			+	
二相真菌	球孢子菌属	厌酷球孢子菌	+						+		+		+	
	组织胞质菌属	荚膜组织胞质菌	+	+	+	+	+		+	+		+	+	
	孢子丝菌属	申克氏孢子丝菌	+							+				
	芽生菌属	皮炎芽生菌	+	+	+		+		+	+			+	
	地丝菌属	白色地丝菌	+			+					+			
霉菌	曲霉菌属	烟色曲霉菌	+					+		+	+		+	
	毛霉菌属	丛生毛霉菌	+						+		+			
	青霉菌属	某些青霉菌	+											

（一）白假丝酵母菌

白假丝酵母菌（Candida albicans）俗称白色念珠菌，是念珠菌属中主要的条件致病菌。白假丝酵母菌通常存在于正常人的口腔、上呼吸道、肠道及阴道，一般在正常机体中数量少，不引起疾病，当机体免疫功能下降或菌群失调时，本菌大量繁殖并改变生长形式（芽生菌丝相），侵入细胞引起疾病。

1.生物学特性　菌体呈卵圆形，很像酵母菌，比葡萄球菌大5～6倍，革兰染色阳性，但着色不均匀，以芽生孢子出芽繁殖，孢子伸长形成芽管，不与母细胞脱离，形成丝状称为假菌丝。在沙保培养基中于37℃培养1～3天形成灰白乳酪样菌落，涂片镜检，可看到表层为卵圆形芽生细胞，底层有较多假菌丝；在玉米粉培养基上可长出厚膜孢子，假菌丝和厚膜孢子有助于白假丝酵母菌的鉴定。

2. 致病性　白假丝酵母菌通常存在于正常人的口腔、上呼吸道、阴道及肠道内，当机体免疫功能低下或菌群失调时可引起疾病，白假丝酵母菌可侵犯人体许多部位，主要引起以下类型感染。

（1）皮肤念珠菌感染：皮肤感染好发于皮肤皱褶处，如腋窝、腹股沟、乳房下、肛门周围及指（趾）间等皮肤潮湿部位，感染部位皮肤潮红、潮湿、发亮，有时盖上一层白色或呈破裂状物，病变周围有小水泡。

（2）黏膜念珠菌感染：以鹅口疮、口角炎、阴道炎最多见，在黏膜表面盖有凝乳大小不等的白色薄膜，剥除后留下潮红基底，并产生裂隙及浅表溃疡。

（3）内脏念珠菌感染：可由皮肤黏膜等处病菌播散引起，常可引起支气管炎、肺炎、食管炎、肠炎、膀胱炎、肾盂肾炎、心内膜炎及心包炎等，偶尔可引起败血症。

（4）中枢神经系统感染：可引起脑膜炎和脑脓肿等，常由呼吸系统及消化系统病灶播散所致。

3. 微生物学检查　采取检材直接检查可见卵圆形细胞，有芽生孢子和假菌丝，接种于沙保培养基可长出类酵母型菌落。与其他念珠菌鉴别方法：①玉蜀黍或米粉培养基上可产生厚膜孢子。②在动物血清或人血清中37℃维持1~3小时形成芽管。③发酵葡萄糖麦芽糖产酸不产气，不发酵乳糖。④静脉接种家兔或小白鼠致死，在肾皮质上可形成许多小脓肿。

4. 防治原则　注意个人清洁，合理使用抗生素、激素，增强机体免疫功能。治疗浅表感染可擦甲紫、间苯二酚或制霉菌素；两性霉素B或咪唑药物可局部应用；全身性感染可静脉滴注两性霉素B，口服5-氟胞嘧啶，克霉唑或大蒜素静脉滴注等。

（二）新型隐球菌

新型隐球菌（*Cryptococcus neoformans*）又名溶组织酵母菌，是土壤、鸽类、牛乳、水果等的腐生菌，也可存在于人体口腔中，可侵犯人和动物，一般为外源性感染，但也可为内源性感染。对人类而言，它通常是条件致病菌。本菌在组织液或培养物中呈较大球形，直径可达5~20μm，菌体周围有肥厚的荚膜，折光性强，一般染料不易着色，因此难以发现，称为隐球菌。用墨汁阴性显影法镜检，可见到透明荚膜包裹着菌细胞，菌细胞常有出芽，但不生成假菌丝。

在沙保琼脂及血琼脂培养基上，于25℃及37℃不能生长，非病原性隐球菌在37℃不能繁殖，培养数日后生成酵母型菌落，初呈白色，1周后转淡黄或棕黄，湿润黏稠，状似胶汁。本菌能分解尿素，以此与酵母菌和念珠菌鉴别。本菌大多由呼吸道侵入，在肺部引起轻度炎症，或隐性感染，亦可由破损皮肤及肠道传入，当机体免疫功能下降时可向全身播散，主要侵犯中枢神经系统，引发脑膜炎、脑炎、脑肉芽肿等。此外，可侵入骨骼、肌肉、淋巴结、皮肤黏膜引起慢性炎症和脓肿。

实验室检查从脑脊液中可见圆形厚壁并围以厚荚膜的酵母样细胞，在沙保培养基上形成棕黄色黏液样菌落，脑内或腹腔注射小白鼠可导致死亡，用血清学方法检出隐球菌荚膜多糖抗原，可对该病诊断提供重要帮助。在已确诊的隐球菌脑膜炎患者，94%脑脊液和70%血清标本中可检出该菌抗原。

预防本菌感染，除应增强机体免疫力外，应避免带菌土壤及鸟粪等感染创口，治疗药物可用碘化钾或碘化钠、大蒜精、两性霉素B，亦可联合应用两性霉素B与5-氟胞嘧啶，慢性肺损害或骨病损则可辅以外科手术切除。

（三）曲霉菌

曲霉菌在自然界分布广泛，为条件致病性真菌，常由许多因素降低机体免疫力时，继发感染引起疾病，最常见的有烟曲霉菌、黑曲霉、黄曲霉菌等。本菌生长迅速，形成丝状菌落，开始为白色，随孢子的产生呈绿色或暗红色，镜检见分生孢子柄，顶端有包囊，在包囊表面有带着成串孢子的菌丝。

原发曲霉菌病常局限于耳、眼睛与肺部，继发则见于肿瘤、结核等患者，成年男性多见，特别在灰尘环境中的工作者及家禽饲养员等。最多见的肺曲霉菌病主要表现为慢性气喘，局限性浸润性损害，或形成肉芽肿样的真菌球。此外，皮肤、外耳道、鼻窦、眼眶及骨和脑膜等也可发生炎症性肉芽肿，伴有组织坏死与脓肿，在病变组织中可找到有隔菌丝，长短不一呈杆状，有分枝，并有圆形小孢子散在或堆积成团。

诊断可取患者痰、体液或组织，用氢氧化钾处理制成片子，镜检找菌丝和孢子，或培养鉴定。

治疗局部曲霉菌病可用甲紫溶液、碘化钾、制霉菌素等，过敏性肺曲霉菌病可用皮质类固醇，全身性的用两性霉素B和5-氟胞嘧啶，曲霉菌肉芽肿瘤可做外科手术切除。

（四）毛霉菌

引起疾病的毛霉菌主要为丝生毛霉菌，可侵犯血管壁，引起血栓、组织坏死，多继发于糖尿病或其他慢性消耗性疾病，病程多为急性，症状严重者可以致死。

依据临床表现可分为三种：①脑型毛霉菌病，系毛霉菌从鼻腔、鼻旁窦沿小血管到达脑部，引成血栓及坏死。②肺毛霉菌病，主要表现为支气管肺炎，亦有肺梗死及血栓形成。③胃肠道毛霉菌病，多见于回肠末端，盲肠及结肠、食道及胃亦可累及。

取病变组织直接镜检，可见无隔菌丝，与曲霉菌比较，菌丝较粗大，分枝少，孢子亦不多。标本接种于沙保培养基上，生长的菌落开始为白色，以后渐变为灰黑色，菌丝体可长出孢子柄，末端生有孢子囊孢子，偶可看到接合孢子。治疗可用两性霉素B，有时结合外科切除或引流。

> **案例回顾**
>
> 　　皮肤感染通常为真菌伴随需氧细菌感染，患者皮肤反复感染主要与患者的生活、工作环境、卫生习惯、有无遵守医嘱等有很大关系。不同程度的感染其护理处理方法不同，具体如下：
>
> 　　（1）轻度皮肤感染：比如皮肤表面有细菌性毛囊炎或者少数脓疱疮，一般护理处理比较简单，局部外用消毒碘酊，然后外用抗菌消炎药膏，比如用莫匹罗星软膏、夫西地酸乳膏、多联菌素B乳膏等进行治疗，通常就能控制。
>
> 　　（2）感染进一步发展：形成相对明显的疖肿，有红、肿、热、痛等症状，在外用药基础上，可能要加用口服抗生素进行治疗，比如口服头孢类、青霉素类、大环内酯类、喹诺酮类抗生素才能有效控制皮肤感染。
>
> 　　（3）急性严重感染：比如丹毒、蜂窝织炎类疾病，最好及时静脉输注抗生素，比如静脉输注青霉素类或头孢类抗菌药物，才能有效控制局部感染，如果局部感染已经形成脓肿，可能要到医院做局部脓肿切开、清创、换药，才能促进皮肤感染尽早痊愈。

第八章
人体寄生虫

章前引言

　　人体寄生虫学（human parasitology）是一门研究与医学相关寄生虫的形态、结构、生活史、致病性的科学，进而揭示寄生虫与人体及外界环境的相互关系，以达到控制、消灭与预防寄生虫病的目的。作为病原生物学的重要组成部分，人体寄生虫学是临床医学和预防医学的基础课程，同时也是联系基础与临床的桥梁课程。人体寄生虫的种类繁多，按照生物学分类可分为医学原虫、医学蠕虫和医学节肢动物。

学习目标

1. 掌握寄生、寄生虫、宿主、生活史的概念。
2. 掌握常见人体寄生虫的寄生部位、感染阶段及感染途径。
3. 掌握寄生虫病流行的基本环节及流行与防治方法。
4. 熟悉常见人体寄生虫的形态结构、生活史、流行特点及流行与防治原则。
5. 熟悉常见人体寄生虫的致病作用及实验诊断。
6. 熟悉医学节肢动物常见种类与疾病的关系及流行与防治原则。

思政目标

1. 弘扬科学家精神。对于当代大学生而言，由疟原虫引发的疟疾与两个名字密不可分，一个是疟疾的有效治疗药物青蒿素，另一个就是它的发现者——科学家屠呦呦。屠呦呦于1969年临危受命，带领科研小组历时近3年，翻阅上千本医学古籍，研究了超过2 000种中药，经过层层筛选、反复尝试、亲身试药，终于在1971年找到了抗疟良药——青蒿素。这一发现拯救了数百万人的生命，为全世界的抗疟征程翻开了新篇章，屠呦呦也因此获得了2015年的诺贝尔生理学或医学奖。希望学生们树立现代科学家榜样，学习屠呦呦刻苦钻研、甘于奉献、勇于创新、不轻言放弃的科学家精神。

2. 增强社会责任感。了解全球寄生虫病流行情况，及流行与防治方法。寄生虫病防控难度大，稍有不慎极有可能引起大传播，因此不能掉以轻心，要在未来的工作中时刻保持警惕，切实担负起医护人员的社会责任与职业使命。

案例导入

患者男性，28岁，江苏人。主诉发热、腹痛、脓血便1个月。3个月前患者乘船到湖北、湖南农村，由于天气炎热，多次在河、湖边洗澡、洗脚，当时足、手臂等处皮肤有小米粒状的红色丘疹，发痒，有时出现风疹块，以为是蚊叮咬所致。几天后发热、咳嗽、吐痰，吃了些感冒药，几天后就好了。1个多月后又开始发热，腹泻，有脓有血，每天2~4次；上腹部疼痛，食欲减退，消瘦。曾到乡卫生院，认为是痢疾，多次服药无效；后到镇人民医院就诊。既往曾患过疟疾，经有效治疗未再复发。查体：体温39℃，发育尚可，消瘦病容，神志清楚，心、肺无异常，腹部稍膨隆，肝剑突下3cm有压痛，脾可触及，四肢无异常，体重60kg。化验：血常规WBC 19200，N 48%，L 35%，E 17%，尿常规正常。胸部X线片：正常。

> **思考题**
> 1. 根据上述病史、体检及化验结果，患者可能患了什么病？
> 2. 还应当进行哪些检查及化验以便确诊？
> 3. 应当如何正确处理患者？

第一节 概述

一、寄生虫的生物学

（一）共生现象

在生物界，为了寻求食物或逃避敌害，生物之间形成了各种错综复杂的关系。任何生物在其生命中的某一阶段或终生与另一种生物之间存在共同生活的关系，即共生（symbiosis）。但这种共生只表示在一起生活，并无利害关系。根据生物与生物间利害关系的不同，将共生分为三种类型：共生、共栖（commensalism）和寄生（parasitism）。

1. 共生 是指两种生物共同生活在一起，对双方都有利的一种生活现象。如纤毛虫生活在牛、马等草食动物的胃内，牛、马为纤毛虫提供生存、繁殖的条件，而纤毛虫为牛、马分解植物纤维提供帮助。同时，纤毛虫本身的大量繁殖死亡也为牛、马提供了蛋白质。

2. 共栖 是指两种生物共同生活在一起，一方受益，另一方既不受益也不受害的生活现象。如人与结肠内阿米巴，结肠内阿米巴在人结肠中以细菌为食物，但不侵犯组织，对人无损害。

3. 寄生 是指两种生物共同生活在一起，一方受益，另一方受害的生活现象。受益的一方称为寄生虫或寄生物，受害的一方称为宿主。如蛔虫寄生在人体肠道内，对人体可致多种疾病，而蛔虫本身靠吸取人体的营养得以生存。

（二）寄生虫和宿主的种类

1. 寄生虫的种类

（1）根据寄生部位分为：①体内寄生虫，如钩虫。②体外寄生虫，如虱。

（2）根据寄生时间分为：①长期性寄生虫，如蛔虫，其成虫期必须过寄生生活。②暂时性寄生虫，如蚊、蚤吸血时暂时侵袭宿主。

（3）根据寄生性质分为：专性寄生虫、兼性寄生虫、偶然寄生虫和机会致病性寄生虫。①专性寄生虫，指整个生活史或生活史的某个阶段必须营寄生生活的寄生虫，如疟原虫。②兼性寄生虫，可寄生，也可不寄生而营自生生活，如粪类圆线虫。③偶然寄生虫，是指由于偶然的机会进入非正常宿主体内寄生的寄生虫,如蝇蛆。④机会致病性寄生虫,是指在宿主的免疫功能正常时表现为隐性感染状态,当宿主免疫功能低下时导致宿主出现明显临床症状的寄生虫,如卡氏肺孢子虫、刚地弓形虫等。

2.宿主的种类　寄生虫需有适宜宿主,才能完成其生长、发育和繁殖过程。被寄生虫寄生的人或动物称为宿主。有的寄生虫只需1个宿主,有的需要2个以上的宿主。根据寄生虫不同发育阶段所寄生的宿主不同,可将宿主分为以下类别。

（1）终宿主（definitive host）:寄生虫成虫或有性生殖阶段所寄生的宿主。如华支睾吸虫成虫寄生于人体,人是华支睾吸虫的终宿主。

（2）中间宿主（intermediate host）:寄生虫幼虫或无性生殖阶段所寄生的宿主。若有2个以上的中间宿主,按其寄生的先后顺序分为第一中间宿主、第二中间宿主等。如华支睾吸虫的第一中间宿主为淡水螺,第二中间宿主为淡水鱼、虾。

（3）保虫宿主或储存宿主（reservoir host）:部分寄生虫除了在人体内寄生,也可在其他脊椎动物体内寄生,这些脊椎动物可作为该寄生虫病的传染源,这些脊椎动物即是保虫宿主或储存宿主。如华支睾吸虫成虫除寄生于人体外还可寄生于猫、狗体内,故猫、狗是华支睾吸虫的保虫宿主。在流行病学上,保虫宿主是重要的传染源。

（4）转续宿主（paratenic host）:部分寄生虫的幼虫侵入非正常宿主,无法发育为成虫,当幼虫有机会侵入正常宿主体内时,仍可继续发育为成虫。这类含有滞育状态寄生虫幼虫的非适宜宿主称为转续宿主。例如,感染曼氏迭宫绦虫裂头蚴的蛙被非适宜宿主蛇、鸟等食入,裂头蚴在其体内存活而不发育,当猫、犬等食入含裂头蚴的蛇、鸟后,裂头蚴可继续发育为成虫。

3.寄生虫的生活史　寄生虫生活史（life cycle）是指寄生虫完成一代的生长发育与繁殖和宿主转换的整个过程。这一过程具有多样性,依据是否需要中间宿主,可大致分为两种类型。以蠕虫为例,不需要中间宿主,虫卵或幼虫在外界发育到感染期后直接感染人,称直接型生活史（direct life cycle）,如蛔虫（Ascaris Lumbricoides）、钩虫（hookworm）等;需要中间宿主,幼虫在体内发育到感染期后才能感染人,称间接型生活史（indirect life cycle）,如丝虫（filaria）、血吸虫（schistosome）等。间接型生活史较直接型生活史复杂。有些寄生虫生活史仅有无性生殖,如阴道毛滴虫等。有些寄生虫生活史仅有有性生殖,如蛔虫等。还有些寄生虫兼有有性和无性两种生殖方式才能完成一代发育,称世代交替,如疟原虫及吸虫类。

寄生虫生活史中具有感染人体能力的发育阶段称为感染阶段（infective stage）。例如,受精蛔虫卵必须发育到感染性虫卵（含蚴卵）,被人误食后才能在人体内发育为成虫;华支睾吸虫生活史中有虫卵、毛蚴、胞蚴、雷蚴、尾蚴、囊蚴、童虫及成虫阶段,只有囊蚴阶段能使人感染,故囊蚴是华支睾吸虫的感染阶段。

二、寄生虫与宿主的相互作用

（一）寄生虫对宿主的损害

寄生虫与宿主的关系主要是寄生虫对宿主的致病作用和宿主对寄生虫的免疫作用。寄生虫在入侵、移行及定居于宿主体内（或体表）的过程中，对宿主可产生不同程度的损害，而宿主对寄生虫的反应则是产生一系列免疫应答，以损伤或清除人体的寄生虫。寄生虫侵入人体并能生活或长或短一段时间，这种现象称为寄生虫感染（parasitic infection）。有明显临床表现的寄生虫感染称为寄生虫病（parasitosis）。人体感染寄生虫后，若没有明显的临床表现，但病原体还存在，这些感染者能传播病原体，称为带虫者（carrier）。带虫者是最危险且难以控制的传染源。

1.掠夺营养　寄生虫在宿主体内生长、发育和繁殖所需的营养物质全部来源于宿主，这些营养还包括宿主不易获得而又必需的物质。如蛔虫和绦虫寄生于肠道，以宿主半消化的食物为食，使宿主失去大量养料，并影响肠道的消化吸收功能，引起宿主营养不良。

2.机械性损伤　寄生虫在侵入宿主及在宿主体内移行、定居等，均可能对宿主造成局部破坏、压迫或阻塞等机械性损伤。如钩虫幼虫进入皮肤时引起钩蚴性皮炎；猪囊尾压迫脑组织引起癫痫；蛔虫进入胆管造成胆管堵塞等。

3.毒性与免疫损伤　寄生虫的分泌物、排泄物、虫体或虫卵死亡分解物可对宿主有毒性作用或引起免疫病理反应。如溶组织内阿米巴滋养体侵入肠黏膜和肝时，以溶组织酶侵入组织、细胞，致肠壁形成溃疡和肝脓肿。

（二）宿主对寄生虫的影响

宿主对寄生虫感染可产生一系列防御反应，表现为非特异性免疫和特异性免疫。

1.非特异性免疫　非特异性免疫是机体在种族长期进化过程中形成的，具有先天性、遗传性等特征，包括皮肤、黏膜和胎盘的屏障作用，吞噬细胞的吞噬作用，正常体液中的免疫分子作用。另外，人类或某些特定人群对某些寄生虫具有先天不感受性，如鼠疟原虫不能感染人，这亦为非特异性免疫。

2.特异性免疫　特异性免疫是宿主在受到寄生虫感染后形成的特异性免疫应答，又称为获得性免疫，包括体液免疫和细胞免疫两种。特异性免疫对寄生虫可以发挥消除或杀伤效应，对同种寄生虫的再感染有一定的抵抗力，可以分为消除性免疫和非消除性免疫。

（1）消除性免疫：宿主既能消除体内寄生虫，又能对再感染产生完全的抵抗力。例如，人体感染热带利什曼原虫引起的皮肤利什曼病，产生获得性免疫，原虫被完全消除，临床症状消失，并对再感染有长期的免疫力，但这类免疫在寄生虫感染中较为少见。

（2）非消除性免疫：人体感染寄生虫后既不能完全消除体内寄生虫，又对再感染具有一定程度防御能力的免疫。一旦虫体被完全清除后，这种免疫力将在短时间内消失。这类免疫是寄生虫感染常见的两种免疫状态，即带虫免疫和伴随免疫。①带虫免疫：是指体内有活的寄生虫时，宿主对同类寄生虫再感染的童虫有一定的免疫力，但当体内成虫被消灭后，宿主对该虫的免疫力亦随之消失。②伴随免疫：是指宿主感染寄生虫后产生的免疫力仅对再感染的童虫有一定的抵抗力，但对体内的成虫无消除作用。如人体感染血吸虫后，人体对血吸虫幼虫的感染有一定的抵抗力，但对体内成虫没有消除作用。

3. 超敏反应　若机体已被某种寄生虫抗原致敏，当再次接触相同抗原时则二次免疫应答增强，或长期受染，早期过去后的机体反应相似于再次免疫应答反应，其发病机制可有Ⅰ、Ⅱ、Ⅲ、Ⅳ型超敏反应。在寄生虫感染中，同一寄生虫抗原可引起不同型的超敏反应。

三、寄生虫病的流行与防治

（一）寄生虫病流行的基本环节

寄生虫病作为病原生物所致的一类疾病，能在一定地区流行，必须具备三个基本环节，即传染源、传播途径和易感人群。

1. 传染源　传染源是指存在寄生虫感染，并能将寄生虫传入外界或另一新宿主的人或者动物，包括患者、带虫者、保虫宿主。有些寄生虫感染的早期尚不能构成传染源，如疟疾患者在血中配子体出现之前；也有些晚期不再排出病原体，如晚期血吸虫病等。

2. 传播途径　传播途径是指寄生虫从传染源传播到易感宿主的过程。由于寄生虫的生活史类型不同，其传播途径也不相同，主要可以通过口、皮肤、媒介昆虫、接触、胎盘、输血、自身重复感染等途径传播。

3. 易感人群　是指对该寄生虫缺乏免疫力或免疫力低下的人群，这类人群容易感染寄生虫。一般来说，人对人体寄生虫普遍易感。

除上述三个基本环节外，寄生虫病的流行还受三个因素的影响，即自然因素（如环境、温度、光照、雨量等）、生物因素（如中间宿主、媒介等）和社会因素（如政治、经济、文化、卫生、人们的生活习惯和生产方式等）。

（二）寄生虫病流行的特点

1. 地方性　受气候条件、中间宿主及媒介昆虫的地理分布等因素的影响，寄生虫病流行具有明显的地方性。如血吸虫病流行区与钉螺的分布一致。西北高寒地区因外界不适宜钩蚴发育，而无钩虫病流行。

2. 季节性　由于温度、湿度、雨量等自然因素对寄生虫及其中间宿主和媒介节肢动物种群数量的消长和活动产生影响，寄生虫病的流行往往呈现出明显的季节性。如蚊媒传播的疟疾和丝虫病与蚊的季节消长呈正相关。

3. 自然疫源性　有些寄生虫可在原始森林或荒漠地区的脊椎动物之间传播，当人偶然进入该地区时，可通过一定途径传播给人，这种地区称为自然疫源地。在脊椎动物和人之间自然传播的寄生虫病，称为人畜共患寄生虫病（parasitic zoonoses）。这些寄生虫具有明显的自然疫源性。

（三）寄生虫病的防治原则

寄生虫生活史因虫种而异，影响其流行的因素多种多样，因此要达到有效的流行与防治目的，必须根据寄生虫病流行的三个基本环节、三个因素和三个特点，采取下列几项措施，从而控制或消灭寄生虫病。

1. 控制或消灭传染源　在流行区，普查、普治患者和带虫者是控制传染源的重要措施。在非流行区，监测和控制来自流行区的流动人口，是防止传染源输入和扩散的必要手段。同时，应加强对保虫宿主的控制与管理。

2. 切断传播途径　针对不同传播途径的寄生虫病，采取综合措施，加强粪便和水源管理，注意环境和个人卫生，以及控制和杀灭媒介节肢动物和中间宿主是切断寄生虫病传播途径的重要手段。

3. 保护易感人群　加强个人和集体防护，包括预防服药等，广泛进行健康教育，改变不良饮食习惯及生产方式，提高自我预防和保护意识。

第二节　医学蠕虫

蠕虫（helminth）是一类体软、借助肌肉收缩而蠕动的多细胞无脊椎动物。寄生于人体的蠕虫称为医学蠕虫，包括线虫纲、吸虫纲、绦虫纲。

根据蠕虫的生活史是否需要中间宿主可分为：①土源性蠕虫，发育过程不需更换中间宿主，虫卵或感染幼虫在外界发育至感染阶段，经口或者经皮侵入人体，在终宿主内发育为成虫，如蛔虫、钩虫等。②生物源性蠕虫，幼虫需要在中间宿主体内发育至感染阶段，再在终宿主内发育成为成虫，人多数由于接触中间宿主而被感染，如各种吸虫及绝大多数绦虫。

一、线虫纲

（一）似蚓蛔线虫

似蚓蛔线虫（*Ascaris lumbricoides*）又称蛔虫，是最常见的人体寄生虫，寄生在人体的小肠。

1. 形态特征

（1）成虫：呈长圆柱状，两端较细，外形似蚯蚓，活时为粉红色或者乳脂色，死后呈灰白色。体表有横纹和两条侧线，口位于虫体顶端，三个唇瓣呈"品"字形（图8-2-1），唇瓣内缘各有乳突一对，肛门位于虫体末端。雌虫长约30cm，尾尖直，生殖器官为双管型，雄虫长约20cm，尾端有一对交合刺（图8-2-2）。

（2）虫卵：分为受精卵和未受精卵。①受精卵：呈宽椭圆形，大小为（45~75）μm×（35~50）μm。卵壳表面有一层凹凸不平的蛋白质膜，棕黄色，卵壳厚而透明，自外向内由受精膜、壳质层及蛔苷层组成，卵内含有一个卵细胞，卵细胞与卵壳两端常见新月形间隙。②未受精卵：呈长椭圆形，大小为（88~94）μm×（39~44）μm。蛋白质膜及卵壳较薄，无蛔苷层，卵内含有许多大小不等的屈光颗粒。受精卵及未受精卵的蛋白质膜易脱落成为无色透明的虫卵（图8-2-3）。

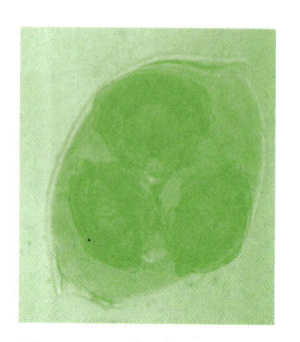

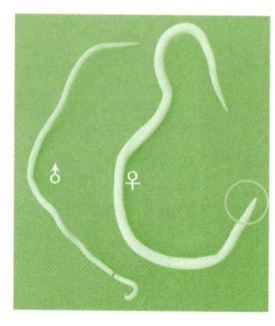

图8-2-1 蛔虫品形唇瓣　　图8-2-2 蛔虫成虫　　图8-2-3 受精蛔虫

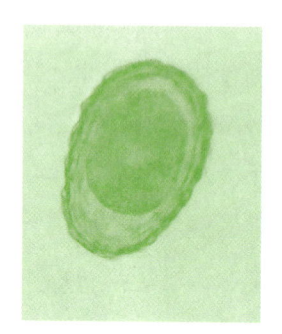

2.生活史　成虫寄生于人体的小肠，多见于空肠，以半消化食物为营养物质。雌雄交配产卵（一条雌虫每日排卵数可高达24万），虫卵随粪便排出体外，污染土壤。受精卵在隐蔽、潮湿、充足氧气的土壤，适宜的温度（21~30℃）下，约经过2周发育成幼虫，再经1周在卵内第一次蜕皮后发育成二期幼虫，此期间的虫卵具有感染性，称为感染期虫卵。人若误食感染期虫卵，卵内幼虫在小肠内孵化，侵入人体肠黏膜钻入肠壁小静脉或淋巴管，经静脉入肝，再经右心到肺，穿破肺毛细血管进入肺泡，在此进行第二、第三次蜕皮，然后再沿支气管、气管移行至咽，被宿主吞咽，经食管、胃到小肠，在小肠内进行第四次蜕皮后经数周发育成成虫。自食入感染期虫卵到成虫产卵需要60~75天。蛔虫在人体内能生长1年左右（图8-2-4）。

3.致病性　蛔虫的成虫、幼虫均有致病性，其中以成虫对人体的危害最大。蛔虫的致病是蛔虫与宿主相互作用的结果，主要表现为机械性损伤、变态反应及肠功能障碍。人感染蛔虫后，是否出现症状以及症状的轻重与感染虫数的多少及宿主的反应性有关。

（1）幼虫的致病作用：幼虫进入人体小肠，在肝脏、肺脏内移行发育，由于机械性损伤，分泌物及代谢产物的释放，引起人体的超敏反应，尤以肺的反应明显，主要表现为发热、哮喘、咳嗽、痰中带血，临床称为蛔蚴性肺炎。

（2）成虫的致病作用：蛔虫成虫寄生于小肠内掠夺营养，造成宿主营养不良，临床表现为食欲不振、腹痛、腹泻或便秘，儿童感染还可出现发育障碍，蛔虫的分泌物、代谢产物作为抗原还能刺激机体引起Ⅰ型超敏反应，患者出现荨麻疹、哮喘等症状。

（3）并发症：成虫有钻孔习性，可侵入阑尾、胆道、胰腺，分别引起阑尾炎、胆道蛔

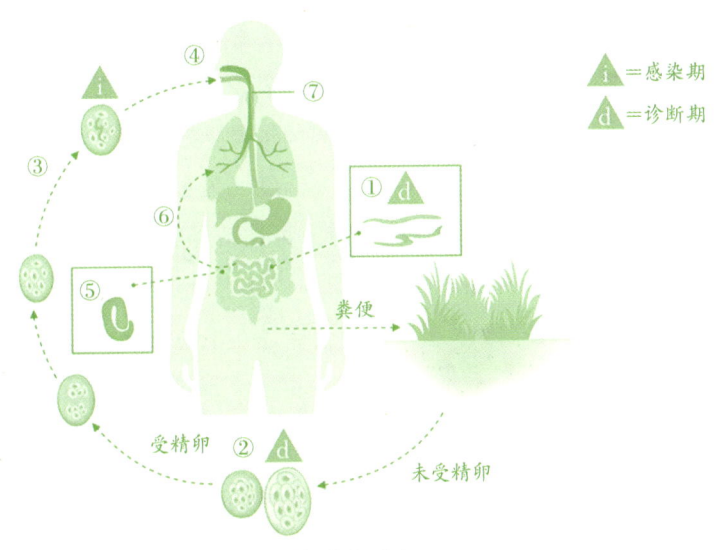

图8-2-4 蛔虫的生活史

虫病及胰腺炎，蛔虫多时还可引起肠梗阻。

4.实验室诊断　虫卵检查取粪便，可用直接涂片法、饱和盐水漂浮法或沉淀法检查。成虫检查可根据粪便排出的或呕吐出的成虫虫体形态、特征进行确诊。

5.流行与防治　加强卫生宣传教育，注意个人卫生及饮食卫生，防止食入感染期虫卵。加强粪便的管理及粪便无害化处理改善环境卫生，用无害化处理的粪便施肥，消灭苍蝇，是阻断传播途径的重要措施。药物治疗常用阿苯达唑等。

（二）蠕形住肠线虫

蠕形住肠线虫（*Enterobius vermicularis*）又称蛲虫，成虫寄生于人体肠道的回盲部，可引起蛲虫病。

1.形态特征

（1）成虫：虫体细小，乳白色，似线头，体前端两侧角皮膨大形成头翼，口囊不明显，咽管末端膨大呈球形。雌雄异体，雌虫大于雄虫，雌虫大小为（8~13）mm×（0.3~0.5）mm，雌虫虫体膨大，尾直而尖细，呈纺锤状。雄虫大小为（2~5）mm×（0.1~0.2）mm，尾部较钝向腹弯曲（图8-2-5）。

（2）虫卵：无色透明，呈不对称椭圆形，一侧扁平，一侧凸起，似柿核状，大小为（50~60）μm×（20~30）μm，卵壳厚。内含一幼虫，是感染期虫卵（图8-2-6）。

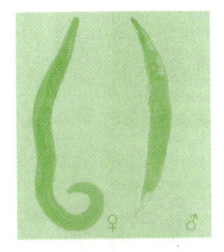

图8-2-5　蠕形住肠线虫成虫　　图8-2-6　蠕形住肠线虫虫卵

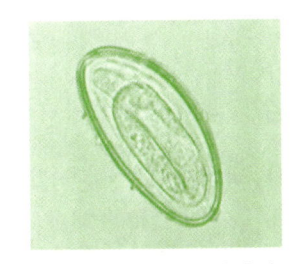

2.生活史　成虫寄生于人体的盲肠、阑尾、结肠、直肠及回肠末端，可游离于肠腔或借助头翼、唇瓣和咽管球收缩附着于肠黏膜上，以肠内容物、组织或血液为食。雌雄交配后，雄虫很快死亡。子宫内充满虫卵的雌虫脱离肠壁随肠内容物移行至直肠。当宿主入睡后，肛门括约肌松弛，部分雌虫移行至肛门外，受温度、湿度改变及冷空气刺激在肛门外皱裂处开始大量产卵。雌虫产卵后多干枯死亡，少数可蠕动经肛门返回肠腔，偶尔可移行进入女性阴道、尿道致异位寄生。卵黏附在肛门周围皮肤上，虫卵内的蝌蚪期胚蜕皮1次，约经6小时发育为幼虫，成为感染期卵。虫卵被吞食后，在小肠内孵出幼虫，一般来说雌虫的寿命为2～4周。

3.致病性　蛲虫的致病比较简单，雌虫在肛周爬行产卵，刺激肛周及会阴部皮肤、黏膜，引起局部瘙痒，可引起局部肠黏膜轻度损伤，进而引起继发感染。同时，异位寄生可导致阴道、尿道等相应部位的炎症。症状表现为烦躁不安、失眠、夜间磨牙、食欲下降、消瘦等。由于蛲虫存活的寿命比较短，感染后如果没有重复感染，可不治自愈。

4.实验室诊断　由于蛲虫一般不在肠道内产卵，故粪便检查虫卵的阳性率极低。诊断蛲虫病常采用透明胶纸拭子法或棉签拭子法于清晨排便前或洗澡前在肛周采集虫卵，检出率高。也可在宿主夜晚入睡后1～2小时在肛周检查成虫。

5.流行与防治　由于其生活史较为简单，虫卵发育快，感染期虫卵对外界的抵抗力强，故蛲虫病的流行比较广泛。患者和带虫者是该病的传染源，主要应该防止反复感染。应加强卫生知识的宣传，注意个人卫生、家庭卫生和幼儿园的环境卫生，做到饭前、便后洗手，勤剪指甲，不吸吮手指，定期烫洗被褥和对玩具消毒。对幼儿园儿童要定期检查。积极治疗患者，常用药物有恩波吡维铵、甲苯达唑、阿苯达唑，也可外用蛲虫膏。

（三）毛首鞭形线虫

1.形态特征　毛首鞭形线虫简称鞭虫。成虫寄生于人体盲肠，可引起鞭虫病。

（1）成虫：成虫形似马鞭，虫体前3/5细长如毛发，后2/5明显粗大。虫体活时为浅灰色。鞭虫口腔小，咽管细长，其外由杆细胞组成的杆细胞体包绕。雌虫长35～55mm，尾端钝圆而直。雄虫长30～45mm，尾端向腹面卷曲，交合刺一对，具交合刺鞘。生殖器官均为单管型（图8-2-7）。

（2）虫卵：虫卵为纺锤形，黄棕色，大小为（50～54）μm×（22～23）μm。卵壳较厚，两端各具一透明栓，内含有一个未分裂的卵细胞（图8-2-8）。

2.生活史　成虫在人体的回盲部、阑尾、结肠等处，以血液、组织液为食，雌、雄交配后雌虫产卵，虫卵随粪便排出体外，在温暖、潮湿的土壤中，经3～5周即可发育成感染期虫卵。感染期虫卵随被污染的食物、水、蔬菜等经口进入人体，在小肠内解出幼虫，从肠腺隐窝处侵入局部肠黏膜摄取营养，经8～10天的发育，幼虫重新由小肠移行至回盲部并发育为成虫（图8-2-9）。从误食感染期虫卵到发育为产卵期成虫，需1～3个月，成虫的寿命为3～5年。

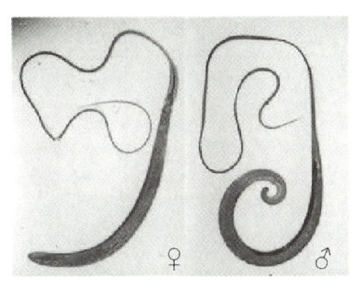

图8-2-7 毛首鞭形线虫成虫　　　　图8-2-8 毛首鞭形线虫虫卵

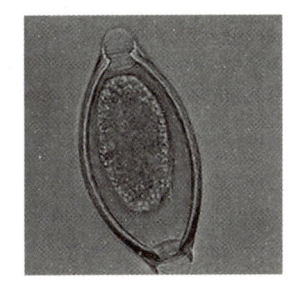

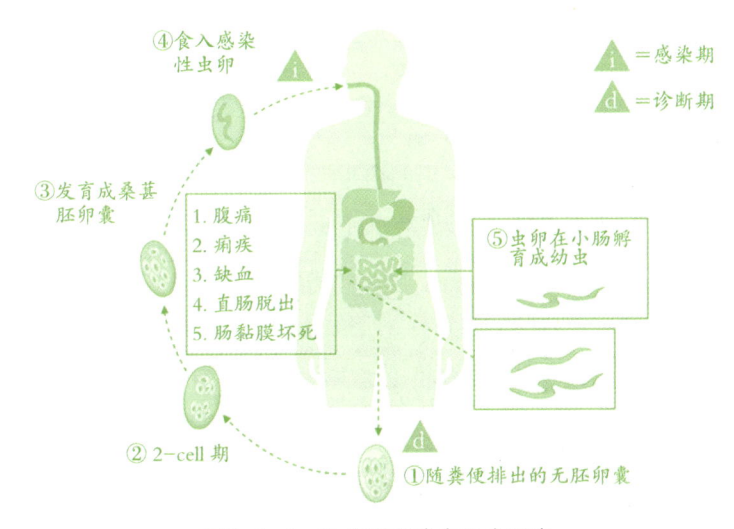

图8-2-9 毛首鞭形线虫的生活史

3.致病性　轻度的鞭虫感染可无明显症状；寄生的虫数较多时，虫体的机械性损伤和分泌物刺激作用，可致肠壁局部组织充血、水肿或出血等慢性炎性反应，严重患者可出现肠组织肉芽肿，临床往往出现下腹阵发性疼痛、慢性腹泻、大便隐血或带鲜血甚至贫血等症状。此外，对于营养不良或者并发肠道致病菌感染者，可导致直肠脱垂、胃的机能变化、阑尾炎样症状。

（四）十二指肠钩口线虫和美洲板口线虫

寄生于人体的钩虫（Hookworm）主要有十二指肠钩口线虫（*Ancylostoma duodenal*）和美洲板口线虫（*Necator americanus*），简称十二指肠钩虫和美洲钩虫（表8-2-1）。成虫寄生于人体的小肠，引起钩虫病，是我国五大寄生虫病之一。

1.形态特征

（1）成虫：虫体呈圆柱状，虫体细长，长约1cm，半透明，活时肉红色，死后呈灰白色，头端向背面做不同程度的仰曲，呈现小钩状。顶端有一发达的角质口囊，其腹侧有一对钩齿或一对板齿。口腔与咽管相连，烟管较长后段膨大，管壁肌肉发达有利于吸取血液。头端两侧有一对腺体，可分泌抗凝素及乙酰胆碱酯酶、蛋白酶等酶类，有利于虫体固着、取食、消化食物等。钩虫雌雄异体，雌虫略大于雄虫，雌虫尾部尖直，雄虫尾部膨大呈伞状。

表8-2-1 寄生人体的两种钩虫的成虫形态

鉴别要点	十二指肠钩虫	美洲钩虫
大小（mm）	雌虫：（10～13）×0.6 雄虫：（8～11）×（0.4～0.5）	雌虫：（9～11）×0.4 雄虫：（7～9）×0.3
体形	呈"C"形	呈"S"形
口囊腹齿	两对钩齿	一对半月形板齿
交合伞形状	略呈圆形	扁圆形
阴门	体中部略后	体中部略前
尾刺	有	无

（2）虫卵：两种钩虫虫卵形态相似，呈椭圆形，大小为（56～76）μm×（35～40）μm。卵薄，无色透明，卵内含4～8个卵细胞，卵壳与细胞间有明显环形空隙。

2.生活史　两种钩虫生活史基本相似，成虫寄生于人体小肠上段，借助其钩齿或板齿咬附在肠黏膜上，以血液、组织液和肠黏液为食。雌雄交配后，雌虫产卵，卵随粪便排出体外，在温暖（25～30℃）、潮湿、氧气充足的疏松土壤中，卵内细胞不断分裂，经24小时孵化出第一期杆状蚴，2天内第一次蜕皮，发育为第二期杆状蚴；杆状蚴以土壤中的细菌和有机物为食，再经5～6天进行二次脱皮，成为丝状蚴，即感染期蚴。丝状蚴具有向湿、向温及向上移行的特性。当其与人体的皮肤接触时，活动性增强，依靠机械性穿刺和酶的作用，经毛囊、汗腺、破损皮肤侵入人体，进入淋巴管和小静脉，随循环系统到达肺微血管进入肺泡，再向上移行至咽，随吞咽活动经消化道到达小肠，幼虫在小肠内迅速发育为成虫。从丝状蚴侵入皮肤到成虫产卵需要5～7周时间。十二指肠钩虫成虫寿命为7年，美洲钩虫寿命可达14年（图8-2-10）。

3.致病性

（1）幼虫致病：主要是钩蚴侵入皮肤和移行造成对宿主的损害。丝状蚴侵入皮肤可引起钩蚴性皮炎。钻入处皮肤局部有奇痒和灼痛感，先出现充血斑疹或丘疹，继而形成水疱，即为钩蚴性皮炎，俗称"粪毒"。还可因抓痒继发细菌性感染，局部形成脓疱。幼虫移行至肺部时，穿破肺脏毛细血管，引起局部出血和炎性细胞浸润，临床表现为咳嗽、痰中带血，同时伴有发热、畏寒等症状，严重时出现哮喘。

（2）成虫的致病性：成虫寄生于小肠上段，以口囊咬附于肠黏膜，分泌抗凝素，并有更换咬附部位的习性，从而造成患者肠黏膜多处损伤出血、溃疡，甚至出现缺铁性贫血。临床表现为上腹不适、腹部隐痛、恶心、呕吐、腹泻等消化道症状，少数患者出现异嗜症，如喜食茶叶、生米、生豆、混土等。

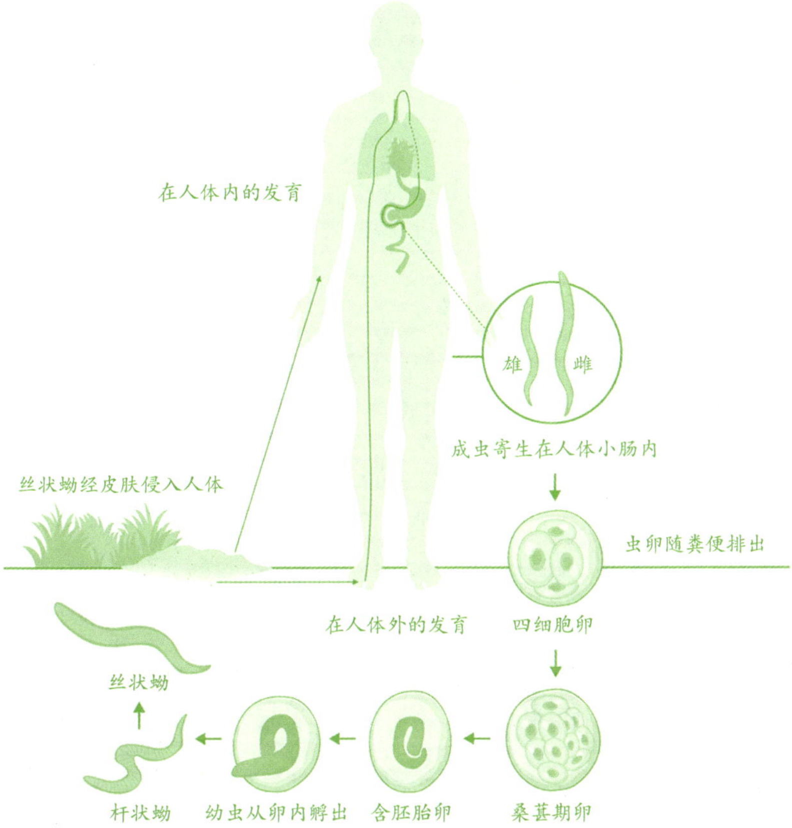

图8-2-10 钩虫的生活史

（五）班氏吴策线虫和马来布鲁线虫

丝虫（filaria）是通过蚊传播的一类寄生虫。我国常见的丝虫有两种：即班氏吴策线虫（*Wuchereria bancrofti*）和马来布鲁线虫（*Brugia malayi*）。成虫寄生于人体淋巴系统，可引起丝虫病，为五大寄生虫病之一。

1. 形态特征

（1）成虫：班氏吴策线虫和马来布鲁线虫两种丝虫形态相似，虫体呈乳白色线状，长3~7cm，体表光滑，尾端圆钝，略向腹部弯曲。雌雄异体，雌虫较雄虫大，寄生于淋巴管或淋巴结内。

（2）微丝蚴：丝虫雌虫不产卵而是幼虫，称微丝蚴。微丝蚴细长，虫体无色透明，头端钝圆，尾端尖细，外被鞘膜，活时呈蛇样扭曲运动。体内含有许多圆形或椭圆形体核，头端无体核区称头间隙。马来微丝蚴尾端尖细部分膨大，其中也有细胞核加尾核。班氏微丝蚴与马来微丝蚴的鉴别见表8-2-2。

表8-2-2 班氏微丝蚴与马来微丝蚴的鉴别要点

特征	班氏微丝蚴	马来微丝蚴
大小	(244~296)μm×(5~7)μm	(177~230)μm×(5~6)μm
体态	柔和，弯曲自然	僵硬，大弯上有小弯
头间隙	较短（长与宽略等）	较长（长略为宽的2倍）
体核	大小均匀，排列均匀	大小不一致，有重叠，不清晰
尾核	无	有2个

2.生活史　两种丝虫的生活史基本相同，均需中间宿主和经历在蚊体内发育和成虫在人体内发育两个发育阶段。

（1）在蚊体内发育：当蚊子叮咬患者或带虫者吸血时，微丝蚴随血液进入蚊胃内，经1~7小时，微丝蚴脱鞘膜，穿过蚊胃壁进入胸肌，在胸肌内24天发育成短而粗的腊肠蚴，腊肠蚴蜕皮2次成为具有感染性的丝状蚴（感染期幼虫）。丝状蚴离开胸肌，到达蚊的蚁喙部。当蚊再次叮咬人时，丝状蚴自蚊体下唇逸出，沿叮咬的伤口侵入人体。在适宜的条件下，班氏微丝蚴在蚊体内的发育需10~14天，马来微丝蚴需6~7天。

（2）在人体内的发育：丝状蚴进入人体后迅速侵入淋巴管内，最后在淋巴管或淋巴结内发育为成虫。成虫以淋巴液为食，雌雄交配后雌虫即产微丝蚴，微丝蚴在人体内寿命为2~3个月，最长2年以上。微丝蚴白天常滞留在肺毛细血管内，夜间出现于外周血液中，这种昼伏夜出的现象称为夜现周期性。产生这种现象可能与迷走神经兴奋与抑制有关，白天迷走神经抑制，肺部微细血管收缩，微丝蚴随血液回流到肺微循环后滞留。夜间入睡后迷走神经兴奋，肺部微血管扩张，被阻滞于肺部微循环的微丝蚴被释放入人体外周血液中。两种微丝蚴出现在外周血液中的时间也有所不同，班氏微丝蚴在外周血高峰时间为夜晚10时至次晨2时，马来微丝蚴为夜晚8时至次晨4时。丝虫的成虫寿命2~5年，最长可达17年。

3.致病性　丝虫的成虫和幼虫对人体均有一定致病性，但以成虫最为严重。

（1）急性期超敏反应及炎症反应：幼虫和成虫的代谢产物、分泌物、蜕皮液、死亡的虫体均能刺激机体产生超敏反应和炎症反应。患者临床表现为畏寒、发热、压痛、淋巴管炎、淋巴结炎等，以下肢淋巴管炎最为常见。淋巴管炎发作时局部出现自上而下的离心性红线，俗称"流火"。涉及皮肤表浅毛细淋巴管时，局部出现弥散性红肿，有压痛和灼热感，称为丹毒样皮炎。

（2）慢性期阻塞病变：急性炎症的反复发作，不断发展，使淋巴管内皮细胞增生、管壁增厚，管腔狭窄或阻塞，淋巴液回流受阻，远端淋巴管内压力增高，致使淋巴管曲张及淋巴水肿，甚至破裂，大量淋巴液流入组织，导致睾丸鞘膜积液、乳糜尿、象皮肿等。

(六) 旋毛型线虫

旋毛型线虫（Trichinella spiralis）简称旋毛虫，寄生于多种动物和人体内，引起旋毛虫病。这是一种人畜共患寄生虫病，我国云南、湖南、广西等15个省（市、区）、93个县曾发生过暴发性流行。

1. 形态特征　虫体细小如线，乳白色，雌虫长3～4mm，雄虫1.4～1.6mm，雌雄异体。幼虫细长随血液循环移行至横纹肌内逐渐形成囊包，囊包呈梭状，大小3～4μm，其纵轴与肌纤维平行，囊内含有1～2条幼虫，即囊包蚴。

2. 生活史　旋毛虫生活史的特点是成虫和幼虫可寄生于同一宿主体内。成虫寄生于小肠，主要在十二指肠和空肠上段，囊包蚴寄生于横纹肌内。两者均不需要在外界发育，但必须转换宿主才能完成生活史。宿主感染是由于食入含有活的囊包蚴的肉类，幼虫自囊包逸出侵入小肠黏膜，24小时内返回肠腔，经4次蜕皮发育成熟，雌雄交配。旋毛虫为卵胎生，感染后第5天开始产生新生蚴，大多数新生蚴产生于肠黏膜内，侵入局部淋巴管和小静脉，随血循环到达全身各器官、组织和体腔，但只有到达横纹肌才能继续发育。感染后1个月幼虫周围形成囊包。成熟囊包蚴对新宿主有感染性。约经半年囊包两端开始钙化，幼虫可随之死亡，最后整个囊包钙化。

3. 致病性　旋毛虫病主要由幼虫引起，在侵入人体的不同阶段引起不同的病变。侵入期是幼虫自囊包脱出发育为成虫的阶段，主要引起肠炎，表现为恶心、呕吐、腹痛、腹泻等症状，病程大约1周。移行期主要是幼虫随淋巴、血液循环在体内移行至全身和横纹肌内，造成机械损伤、分泌物和代谢物的化学刺激引起全身血管炎、肌炎、血嗜酸粒细胞增多等症状，表现为发热、肌肉酸痛，也可表现为咀嚼、吞咽、发声和呼吸障碍等。患者可因心力衰竭、毒血症而死亡，病程约1个月。

二、吸虫纲

吸虫纲属于扁形动物门。寄生于人体的吸虫有30多种，在我国主要有华支睾吸虫、卫氏并殖吸虫、布氏姜片吸虫和日本血吸虫等。成虫主要有以下特点：①虫体背腹扁平呈叶状、舌状。②具有口吸盘和腹吸盘。③雌雄同体（血吸虫例外）。④消化道不完整，有口、食管、肠，肠支末端形成盲端。⑤吸虫的生活史复杂，其基本发育过程必须有1～2个中间宿主。⑥主要寄生于人和脊椎动物体内。⑦除血吸虫的感染期是尾蚴外，其余的吸虫感染期均为囊蚴。

(一) 华支睾吸虫

华支睾吸虫（Clonorchis sinensis）又称肝吸虫。成虫寄生于肝胆管内，可引起华支睾吸虫病，也称为肝吸虫病。

1. 形态特征

(1) 成虫：虫体狭长，为(10～20) mm×(3～5) mm，呈半透明，前端较细，后端略钝，似葵花籽形。口吸盘位于前端，略大于腹吸盘，腹吸盘居虫体前1/5处，消化器官包括口、咽、食管及分叉的肠支，无肛门。雌雄同体，雄性生殖器有2个睾丸，前后排列位于虫体后部1/3处。雌性生殖器有1个卵巢，位于睾丸之前，腹吸盘和卵巢间可见盘曲的子宫，开口于生殖腔（图8-2-11）。

（2）虫卵：形似芝麻粒，黄褐色，平均大小29μm×17μm，是人体寄生虫中最小的虫卵。卵前端较窄，有一小盖，后端钝圆，有一小疣，卵内含有毛蚴。

2.生活史　成虫寄生于人或哺乳动物肝胆管内，虫较多时，可移居至大的胆管、胆总管和胆囊内，偶见于胰腺管内。虫卵产于胆汁，并随胆汁进入消化道混于粪便中排出体外，虫卵进入水中被第一中间宿主淡水螺（如豆螺、沼螺）等吞食，在螺消化道内孵出毛蚴，发育成胞蚴，再经无性繁殖发育为雷蚴，雷蚴再经无性繁殖产生大量尾蚴，成熟的尾蚴自螺体逸出，当遇到适宜的第二中间宿主（如淡水鱼、虾）时，侵入其体内肌肉组织，经过20～35天发育成囊蚴。囊蚴为感染期虫，分布于鱼虾肌肉中，其次为皮下、鳃等处。当人食用含活囊蚴的鱼虾而感染，囊蚴在十二指肠内经消化液的作用脱囊而出，几小时内即可到达肝胆管，发育为成虫（图8-2-12），寿命可达20～30年。

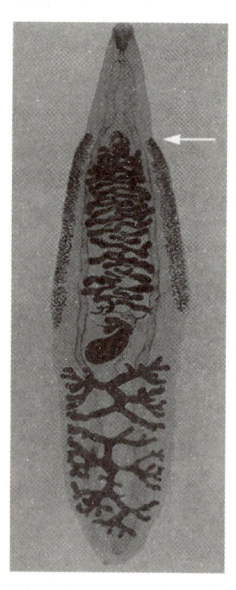

图8-2-11　华支睾吸虫成虫

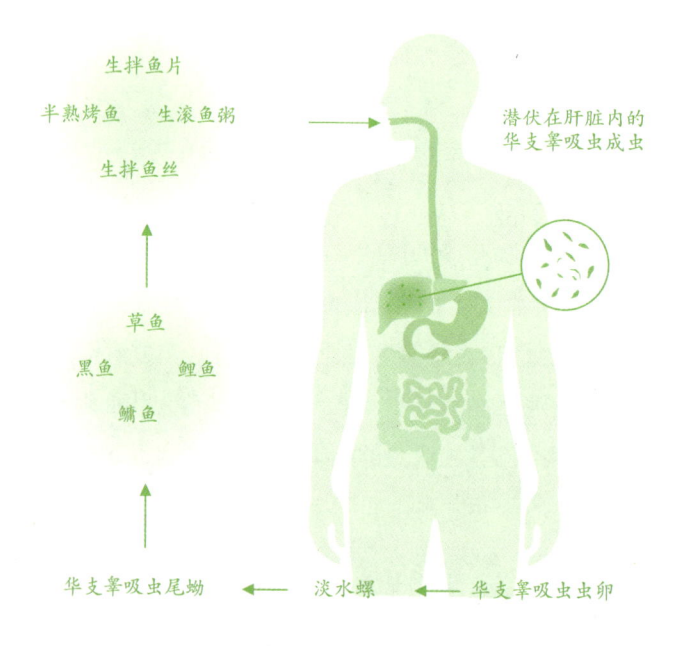

图8-2-12　华支睾吸虫的生活史

3.致病性　华支睾吸虫主要导致患者的肝脏受损。成虫在肝胆管内破坏胆管上皮和黏膜下血管，虫体的分泌物、代谢产物和机械刺激等引起超敏反应和炎性反应，导致胆管局限性扩张和胆管上皮增生，继之管腔狭窄，胆汁流出受阻和淤滞，可引起阻塞性黄疸。由于胆汁流通不畅，容易合并细菌感染，导致胆管炎、胆囊炎。虫体碎片、虫卵、胆管上皮脱落细胞可构成胆石的核心，引起胆结石。由于胆管周围结缔组织增生，少数患者可导致肝硬化。偶可诱发原发性肝癌，甚至可引发急性胰腺炎。临床上多表现为慢性症状，一般以消化系统的症状为主，疲乏、上腹不适、食欲减退、厌油、腹痛、腹泻、消化不良等较为常见。

（二）卫氏并殖吸虫

卫氏并殖吸虫（Paragonimus westermani）主要寄生于人、猫、犬科动物肺部，引起卫氏并殖吸虫病，也称肺吸虫病。

1.形态特征

（1）成虫：虫体肥厚，为（7.5~12）mm×（3.5~5）mm，呈椭圆形，活时红褐色，死后灰白色，腹面扁平，背面隆起，全身有体棘。口吸盘位于虫体前端，腹吸盘位于虫体中央略偏前，两吸盘大小略同，消化器官包括口、咽、食管及两根弯曲的肠管。雌雄同体，雄性生殖器官有分枝状睾丸一对，位于虫体的后1/3处，左右排列，雌性生殖器官卵巢6叶，与子宫并列于腹吸盘之后（图8-2-13）。

（2）虫卵：椭圆形或水缸形，大小为（80~118）μm×（48~60）μm，金黄色，前端较宽，有扁平卵盖，后端较窄，两侧多不对称。卵壳厚薄不均，卵内含1个卵细胞和10多个卵黄细胞（图8-2-14）。

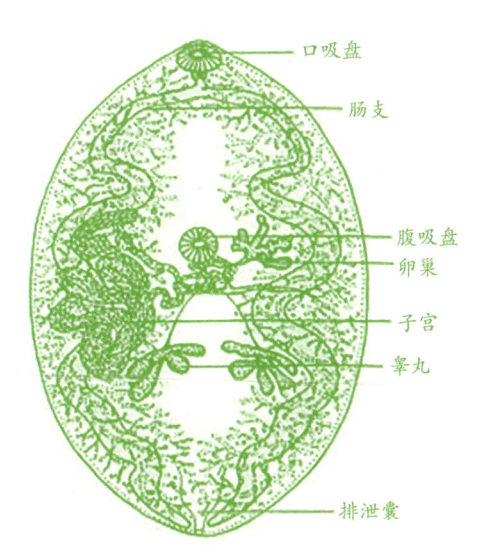

图8-2-13　卫氏并殖吸虫成虫 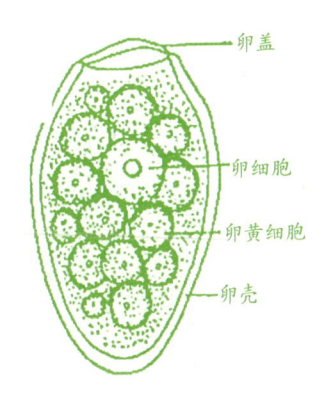　　　　图8-2-14　卫氏并殖吸虫虫卵

2. 生活史 成虫寄生于人或哺乳动物肺部，以坏死组织和血液为食，卵随痰液或粪便排出体外，进入水中，在适宜的条件下（25~30℃）经3周发育成熟并孵出毛蚴。遇第一中间宿主淡水螺即钻入其体内发育，经胞蚴、母雷蚴、子雷蚴等无性繁殖阶段，最后发育出许多尾蚴。尾蚴成熟后从螺体逸出入水，遇适宜的第二中间宿主（如溪蟹、石蟹或蝲蛄）即钻入，在其体内发育成囊蚴，囊蚴为感染期虫。当人或其他终宿主食入含囊蚴的溪蟹、蝲蛄时，在宿主消化液的作用下，囊蚴脱囊成为童虫。童虫可在脏器及腹腔间移行，穿过横膈进入胸腔，到达肺部发育为成虫，经60~80天成熟并产卵。本虫可侵入皮下、肝、脑、心包和眼眶等异位寄生。自囊蚴进入人体至成虫产卵，需2~3个月，成虫在人体内的寿命为5~6年，长者可达20年（图8-2-15）。

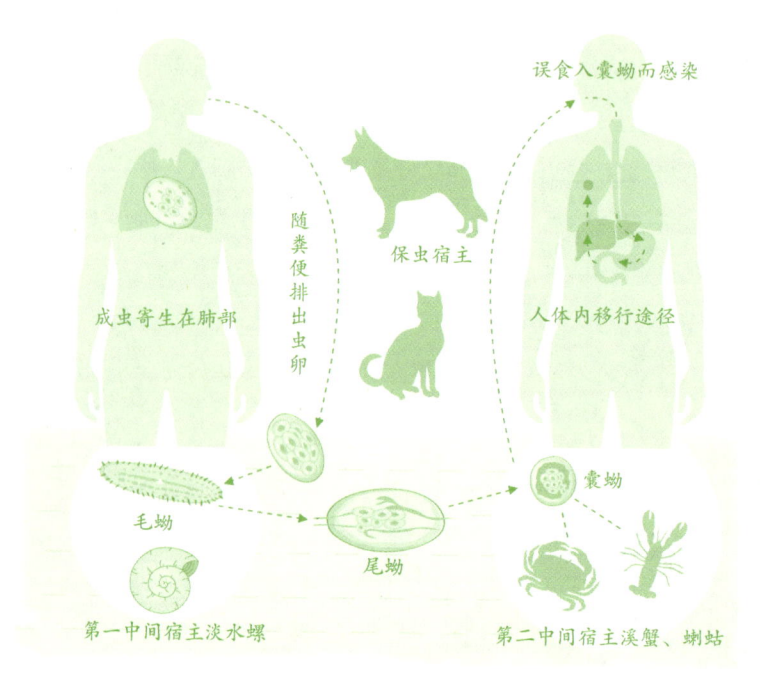

图8-2-15 卫氏并殖吸虫的生活史

3. 致病性 卫氏并殖吸虫的致病主要是童虫在组织器官中移行、窜扰和成虫寄居或移行所引起的出血、水肿、渗出性炎症，寄生部位的组织坏死，形成脓肿后继而转变为囊肿，最后纤维化形成瘢痕。成虫主要寄生于肺部，患者表现为咳嗽、胸痛、咯血或吐铁锈色痰，痰中可查到虫卵。虫体寄生的组织器官不同所引起的症状也有所不同，寄生于脑组织表现为头痛、癫痫等症状；寄生于肠壁表现为腹痛、腹泻、便血等症状；若在皮下窜扰可见皮下结节、压痛，随虫体转移而结节随之转移，称为转移性皮下结节。成虫、童虫的代谢产物、分泌物、虫体死亡后的分解产物刺激人体可引起变态反应，表现为发热、荨麻疹等。

(三) 布氏姜片吸虫

布氏姜片吸虫 (*Fasciolopsis buski*) 简称姜片虫，是寄生于人体肠道中的一种大型吸虫，可引起姜片虫病。

1. 形态特征

(1) 成虫：虫体肥厚，大小为 (20~75) mm × (8~20) mm，背腹扁平，呈长椭圆形，前窄后宽，活体为肉红色，死后为青灰色似姜片。口吸盘较小，位于虫体前端，其后为腹吸盘，呈漏斗状，消化道有口、咽，食管较短，肠在腹吸盘前。雌雄同体，一对高度分支呈珊瑚状的睾丸，前后排于虫体的后半部。一个卵巢位于睾丸前，子宫盘曲于卵巢与腹吸盘之间（图8-2-16）。

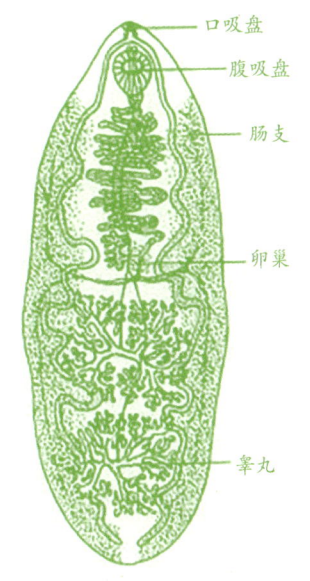

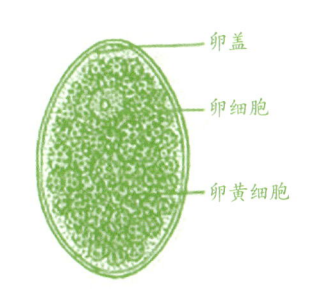

图8-2-16 布氏姜片吸虫成虫　　图8-2-17 布氏姜片吸虫虫卵

(2) 虫卵：椭圆形，大小为 (130~140) μm × (80~85) μm，两端钝圆，淡黄色，是医学蠕虫中虫卵最大的。卵壳薄而均匀，前端有一不明显的卵盖，卵内含有1个卵细胞和20~40个卵黄细胞（图8-2-17）。

2. 生活史　姜片虫需要两种宿主才能完成其生活史。中间宿主是扁卷螺，终宿主是人和猪（或野猪），以菱角、茭白、水浮莲等水生植物为媒介。成虫寄生于终宿主的小肠上段，虫卵从粪便排出进入水后，在适宜的温度（26~32℃）下，经3~7周发育为毛蚴，毛蚴进入中间宿主扁卷螺体内，经1~2个月的发育和无性繁殖，最后形成尾蚴。成熟的尾蚴逸出螺体后，附着于水生植物如菱角、荸荠等物体表面，形成囊蚴。囊蚴为感染期虫。人或猪生食含有囊蚴的水生植物，在肠道内经消化液作用后，囊蚴囊壁破裂，幼虫脱囊而出，经1~3个月发育成成虫。成虫寿命有4~5年（图8-2-18）。

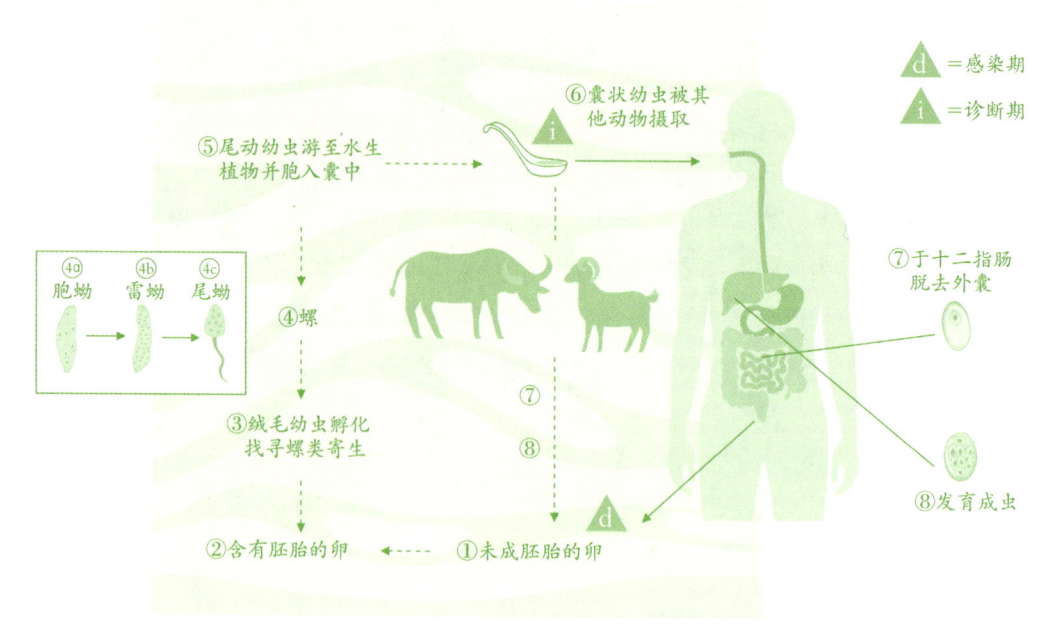

图8-2-18 布氏姜片虫的生活史

3.致病性 姜片虫成虫的致病作用包括机械损伤及虫体代谢产物被宿主吸收引起的变态反应。成虫肌肉发达，吸附力强，吸附于肠黏膜及邻近的组织，引起局部炎症、水肿、点状出血、黏膜坏死脱落，甚至可形成溃疡和脓肿，并可掠夺宿主营养，造成宿主营养不良及消化功能紊乱。临床表现为腹痛、腹泻、贫血。大量虫体感染时，虫体成团堵塞肠腔可引起肠梗阻。

（四）日本血吸虫

日本血吸虫（*Schistosoma japonicum*）又称日本裂体吸虫。成虫寄生于人、牛、马等哺乳动物肠系膜下静脉，引起血吸虫病，为五大寄生虫病之一。

1.形态特征

（1）成虫：虫体圆柱状，呈合抱状态。口、腹吸盘位于虫体前端，消化系统有口、食管、肠管。雌雄异体，雄虫短粗，大小为10～22mm，灰白色，背腹扁平。自腹吸盘后，虫体两侧向腹面卷曲形成抱雌沟，有7个睾丸，串珠状排列。雌虫细长，大小为12～26mm，圆柱状，灰褐色，口腹吸盘小于雄虫，卵巢1个，呈椭圆形，位于虫体中部（图8-2-19）。

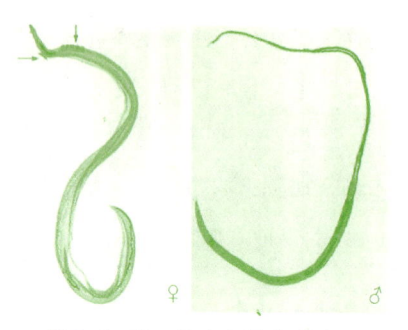

图8-2-19 日本血吸虫成虫　　图8-2-20 日本血吸虫虫卵

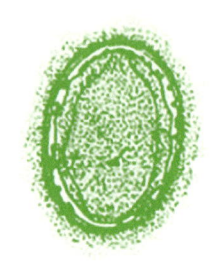

(2) 虫卵：椭圆形，淡黄色，大小平均为89μm×67μm，卵壳薄而均匀，无小盖，卵壳一侧有一小棘，由于表面常附有宿主组织残留物，小棘不易见。成熟虫卵内含一毛蚴，毛蚴与卵壳间可见大小不等的油滴状物质，为毛蚴头腺分泌物（图8-2-20）。

(3) 尾蚴：分体部和尾部，体部有头器、2个吸盘及5对穿刺线，尾部由尾干和尾叉组成。

2.生活史　成虫寄生于人及其他哺乳动物肠系膜静脉，雌虫在肠黏膜下层静脉末梢产卵，部分虫卵沉积于肠壁小静脉，可随血液进入肝脏。虫卵入水在适宜环境中（20~25℃），经2~32小时孵出毛蚴，毛蚴利用体表的纤毛在水中游动，如遇中间宿主钉螺，钻入螺体，经母胞蚴、子胞蚴等无性生殖阶段发育为尾蚴。尾蚴是感染期虫卵。尾蚴从螺体内逸出的首要条件是水，最适宜的温度为20~25℃，逸出的高峰时间为上午8~12时，尾蚴逸出后多集中在水面。尾蚴逸出螺体入水，当人及其他哺乳动物接触疫水时，尾蚴以口、腹吸盘吸附于宿主皮肤，借助尾叉的活动和虫体伸缩作用，穿刺腺分泌蛋白溶解皮肤组织，侵入表皮脱掉尾部，随即发育为童虫。童虫经皮肤小血管、淋巴管随血液循环经右心至肺，再通过肺毛细血管经左心入体循环，到达门静脉、肠系膜静脉发育为成虫。从尾蚴侵入人体到成虫产卵需24天，成虫寿命一般为5~40年（图8-2-21）。

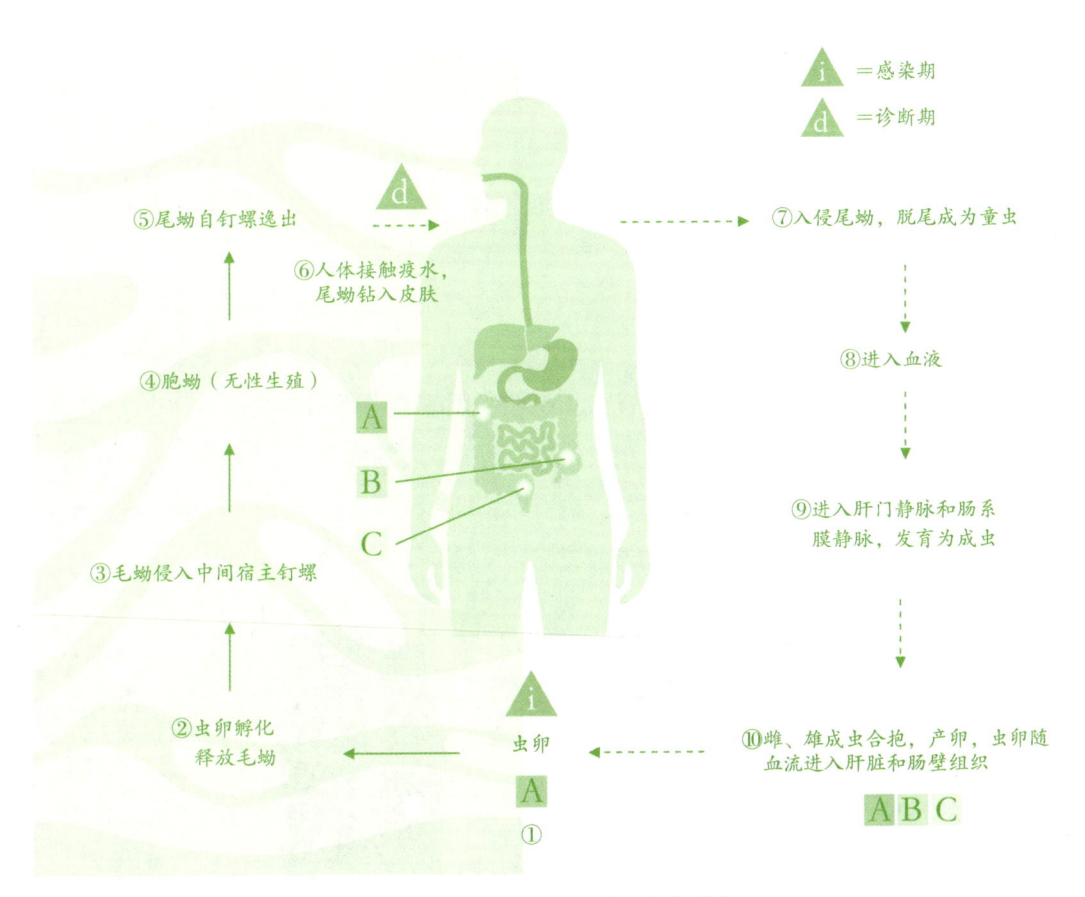

图8-2-21　日本血吸虫的生活史

3. 致病性 日本血吸虫的尾蚴、童虫、成虫均会造成机体的损伤及超敏反应,但虫卵的致病性更为严重,目前普遍认为血吸虫可引起免疫性疾病。尾蚴钻入皮肤可引起尾蚴性皮炎,表现为瘙痒的小丘疹,反复感染,严重的可伴全身水肿。童虫主要在体内移行,对所经过的器官造成机械损伤,由此出现过敏性血管炎,毛细血管堵塞、破裂,局部细胞浸润和点状出血,代谢产物也可引起超敏反应。成虫寄生于血管内,导致机械性损伤,引起静脉内膜炎,虫体的代谢产物、分泌物、排泄物、更新脱落的表膜等形成免疫复合物,引起超敏反应。虫卵是血吸虫主要的致病因子,虫卵沉积于肝和肠壁血管中,卵内毛蚴分泌可溶性虫卵抗原,刺激宿主发生超敏反应,形成以虫卵为中心的肉芽肿。临床表现有发热、腹痛、腹泻、脓血便、轻度肝脾肿大,继而发展为局部纤维组织增生,形成纤维化,导致典型的干线型纤维化和肝硬化,出现门脉高压综合征,表现为肝脾肿大、腹水、门脉高压等。

三、绦虫纲

绦虫(tapeworm)因其成虫背腹扁平,长如带状而得名。绦虫的成虫大多寄生在脊椎动物的消化道中,可寄生于人体的绦虫有30余种。绦虫成虫有以下特征:①白色或乳白色,背腹扁平、细长如带状,体长数毫米至数米。②虫体分节,有头节、颈节、链体(有幼节、成节、孕节之分)。③雌雄同体,同一节片中有雌、雄两性生殖器官。④无消化道,缺体腔。绦虫只需一个中间宿主,寄生于人体的绦虫主要有链状带绦虫、肥胖带绦虫、细粒棘球绦虫等。

(一)链状带绦虫

链状带绦虫(*Tneaia solium*)又称猪带绦虫、猪肉绦虫;成虫寄生于人体小肠,可引起猪肉绦虫病;幼虫寄生于人体内脏器官和肌肉,引起囊虫病。

1.形态特征

(1)成虫:乳白色,较薄,略透明,虫体扁平,呈长带状,前端较细,长2~4m。头节近球形,上有4个吸盘,头节顶部突起为顶突,有两圈小钩,吸盘和小钩是猪肉绦虫的附着器官。颈节纤细。链体由700~1 000个节片组成,分为幼节、成节和孕节三个部分,幼节生殖器官未成熟,外形短而宽;成节,近似正方形,内有雌、雄生殖器官各一套;孕节最大,为窄长的长方形,仅有充满虫卵的子宫,子宫向两侧分支,每侧7~13支(图8-2-22)。

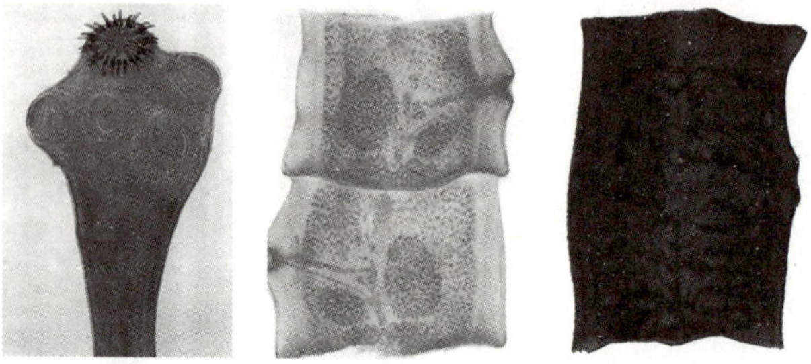

头节　　　成节　　　孕节

图8-2-22 链状带绦虫的节片

(2)虫卵：呈圆球形，直径31~43μm。卵壳较薄，易破裂，内有胚膜，胚膜较厚，棕黄色，内含球形六钩蚴。

2.生活史　人是链状带绦虫唯一的终宿主，也可作为其中间宿主；猪和野猪是主要的中间宿主。成虫寄生于人体小肠上段以头节吸盘和小钩附着于肠壁，孕节以单节或数节脱落，随粪便排出。孕节或虫卵被猪等中间宿主吞食，在小肠经消化液的作用，胚膜破裂，六钩蚴逸出，借钩和分泌物的作用，钻入小肠壁进入血管或淋巴管，随血循环到达中间宿主全身各处。经10周发育为囊尾蚴。囊尾蚴在猪体内可存活数年，被囊尾蚴寄生的猪肉俗称为"米猪肉"或"豆猪肉"。若人食入含有活囊尾蚴的猪肉，囊尾蚴进入小肠，在小肠消化液的刺激下，头节翻出，附着肠壁上，经2~3个月发育为成虫并排出孕节和虫卵。成虫在人体内的寿命可达25年，人误食虫卵后，六钩蚴可在人体内发育为囊尾蚴（图8-2-23）。

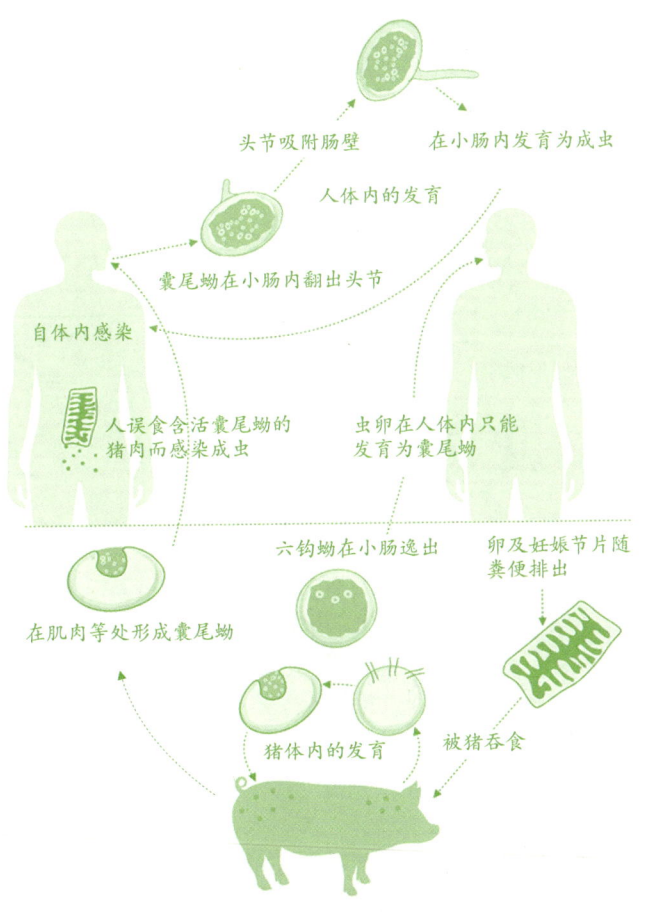

图8-2-23　链状带绦虫的生活史

3.致病性　成虫寄生于人体的小肠，引起绦虫病。成虫的致病性一般较轻，除掠夺营养外，成虫的头节吸附于肠黏膜上及小钩对肠黏膜的刺激均可引起炎症；虫体代谢产物的毒性作用临床表现为腹痛、腹泻、消化不良、腹胀、消瘦等症状。而囊尾蚴寄生于人体的肌肉、皮

187

下、组织等部位，引起囊虫病。囊尾蚴致病性强，对人体的危害大，其危害程度因囊尾蚴寄生的部位、数量不同而有所不同。按寄生部位囊虫病可分三型：皮下肌肉型囊虫病、脑型囊虫病、眼型囊虫病。

（二）肥胖带绦虫

肥胖带绦虫（Taenia saginata）又称牛带绦虫，成虫寄生于人体小肠，引起牛带绦虫病。

1. 形态特征　成虫外观即头节、成节和孕节与猪带绦虫相似，但大小结构上存在差异，主要区别如下（图8-2-24，表8-2-3）。

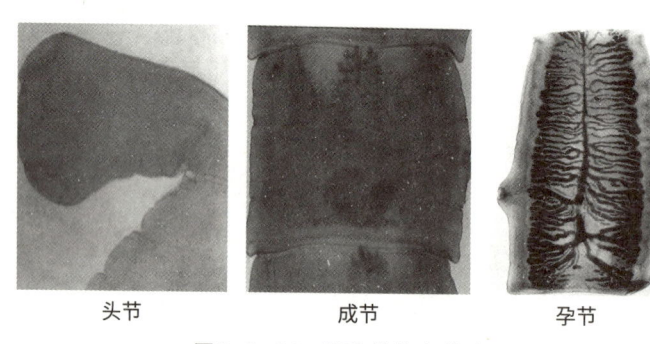

图8-2-24　肥胖带绦虫节片

表8-2-3　猪带绦虫与牛带绦虫的区别

区别点	猪带绦虫	牛带绦虫
成虫；虫体	长2~4m	长4~8m
节片	700~1 000节，薄	1 000~2 000节，厚
头节	圆形，有顶突和小钩	方形，无顶突和小钩
孕节	每侧分7~13支，不整齐	每侧分15~30支，整齐
子宫侧支	常数节一起脱落	单节脱落，可自行逸出肛门
囊尾蚴	卵圆形，内有吸盘和小钩	无吸盘及小钩
虫卵	圆球形，内含六钩蚴	圆球形，内含六钩蚴
生活史；感染阶段	囊尾蚴，虫卵	囊尾蚴
成虫寄生部位	小肠	小肠
终宿主	人	人
中间宿主	猪，人（囊尾蚴寄生于组织器官）	牛（囊尾蚴寄生于肌肉）
所致疾病	绦虫病，囊虫病	绦虫病
孕节，虫卵检查	粪便查孕节及虫卵	粪便查孕节，肛门透明胶纸法易检出虫卵

2. 生活史　人是牛带绦虫唯一的终宿主。成虫寄生在人体的小肠上段，头节固着在十二指肠空肠，孕节多逐节脱离链体，随宿主粪便排出体外。当中间宿主牛吞食虫卵或孕节后，虫卵内的六钩蚴在小肠内孵出，钻入肠壁，随血液循环到全身各处，经60～70天的发育，成为牛囊尾蚴。人食入含活囊尾蚴的牛肉，囊尾蚴在消化液的作用下，头节翻出并吸附在肠壁，经8～10周发育为成虫。成虫寿命可达20～30年，甚至更长。

3. 致病性　成虫寄生于人的小肠引起牛带绦虫病。患者多无明显症状，或仅有腹部不适、饥饿痛、消化不良、腹泻或体重减轻等症状。在牛带绦虫病患者指甲缝中常能查到虫卵，但人体几乎没有囊尾蚴寄生，表明人对牛带绦虫六钩蚴有天然的免疫力。

（三）细粒棘球绦虫

细粒棘球绦虫（*Echinococcus granulosus*）又称包生绦虫，成虫寄生于犬科食肉动物的小肠内，幼虫可寄生于人及牛、羊等动物体内，引起棘球蚴病或包虫病。

1. 形态特征

（1）成虫：是绦虫中最小的虫之一，体长2～7mm，整个链体只有头节、幼节、成节和孕节各一节，偶或多一节。头部呈梨形，具有顶突和4个吸盘。成节结构与带绦虫相似，睾丸45～65个，子宫内含有虫卵200～800个（图8-2-25）。

（2）虫卵：形态与猪带绦虫的虫卵、牛带绦虫的虫卵基本相似。

（3）棘球蚴：圆形或椭圆形，随寄生时间的长短、寄生部位的不同和宿主的不同，直径从几毫米到数厘米不等。棘球蚴由囊壁及囊内容物组成。囊壁分两层，外层为角皮层，半透明，无细胞结构，脱落易破裂；内层为生发层，也称胚层，紧贴角皮层内，向囊内长出原头蚴。原头蚴可发育成育囊。原头蚴、生发囊进一步发育为子囊，子囊结构与母囊相似，也可长出原头蚴、生发囊和孙囊。一个棘球蚴可包含数千个甚至数万个原头蚴。

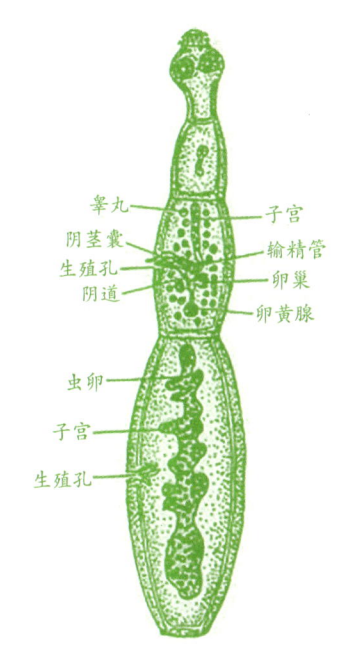

图8-2-25　细粒棘球绦虫

2. 生活史　成虫寄生于犬、狼等动物小肠内，孕节或虫卵随粪便排出。当中间宿主人、牛、羊等吞食虫卵或孕节后，六钩蚴在十二指肠孵出，钻入肠壁，经血液循环到达肝脏及其他器官，经3～5个月可发育为棘球蚴。含棘球蚴的内脏或组织被犬、狼等终宿主吞入后，囊内原头蚴散出，在小肠中约经8周可发育为成虫，人误食虫卵而患棘球蚴病。棘球蚴常寄生于肝，其次为脑、脾、骨髓等部位。

3. 致病性　棘球蚴病俗称包虫病。对人体的危害以机械损害为主，严重程度取决于棘球蚴的体积、数量、寄生的时间和部位。棘球蚴生长缓慢，常常在感染后5～20年才出现症状。由于棘球蚴的不断生长，压迫周围组织、器官，引起组织细胞萎缩、坏死。临床表现为受累部位疼痛和坠胀感，常有荨麻疹、哮喘和血管神经性水肿等，引起的症状多为压迫症状、过敏症状及全身中毒症状。若棘球蚴破裂，囊液外流，可引起过敏性休克甚至死亡。还可因原头蚴散出，导致多发性棘球蚴病。

第三节　医学原虫

原虫（protozoa）为单细胞真核生物，结构简单，大部分营自生生活。原虫具有运动、呼吸、摄食、消化、排泄、生殖及对外界刺激产生反应等生理功能。寄生于人体的原虫称为医学原虫，大约40多种。医学原虫根据运动细胞器不同分为根足虫纲、鞭毛虫纲、孢子虫纲、纤毛虫纲四大类。

一、根足虫纲

根足虫为具有叶状伪足的运动细胞器，可做变形运动，主要致病的虫种为溶组织内阿米巴，少数营自生生活的阿米巴偶尔可侵入人体致病。

（一）溶组织内阿米巴

溶组织内阿米巴（*Entamoeba histolytica*）又称痢疾阿米巴，主要寄生在人体的结肠内，引起阿米巴痢疾，也可侵入肝、肺、脑等组织器官，引起各种肠外阿米巴病。

1. 形态特征　溶组织内阿米巴生活史中有滋养体和包囊两个阶段。滋养体是溶组织内阿米巴运动、摄食及增殖的阶段，以其寄生部位的不同，可分为大滋养体和小滋养体。

（1）大滋养体：又称组织型滋养体，具有致病性。虫体较大，直径为20～40μm。虫体内外质分界清晰且透明，伪足大，运动活泼；内质呈颗粒状，内中可见细胞核、食物泡及被吞噬的红细胞。虫体经铁苏木素染色后，可见一圆形泡状核，呈蓝黑色，核膜较薄，其内缘有排列整齐、大小均一的染色质粒，核仁小而圆。多居中（图8-3-1）。

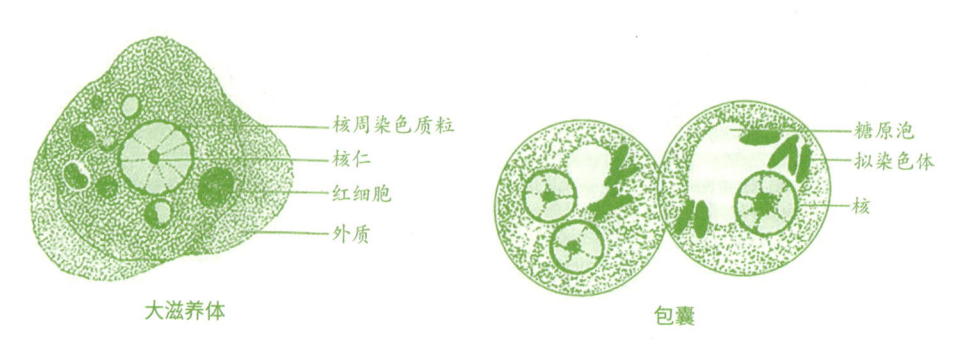

图8-3-1　阿米巴大滋养体和包囊

（2）小滋养体：又称肠腔型滋养体，虫体较小，直径为10～30μm。虫体内外质分界不清，伪足小，运动缓慢，不含红细胞，但含被吞噬的细菌，细胞核与大滋养体相同。

（3）包囊：滋养体在肠腔里形成包囊的过程称为成囊。包囊呈圆球形，直径为10～20μm，包囊壁后125～150nm，内含1～4个细胞核，分为未成熟包囊和成熟包囊。未成熟包囊有1～2个细胞核，细胞质内含有糖原泡及呈棒状的拟染色体；成熟包囊有4个核，糖原泡和拟染色体消失，是溶组织内阿米巴的感染阶段。

2.生活史　阿米巴原虫生活史简单，发育的基本过程为包囊→滋养体→包囊。成熟的四核包囊经口进入人体消化道，在小肠下端虫体脱囊而出，发育为单核滋养体，随即在结肠上段摄食细菌、已消化的食物或宿主肠黏液为营养，并进行二分裂增殖。部分滋养体随肠蠕动下移，如因水分、营养减少，滋养体停止活动，虫体缩小成圆形，分泌囊壁包裹虫体，形成1～4个细胞核的包囊，并随粪便排出体外（图8-3-2）。

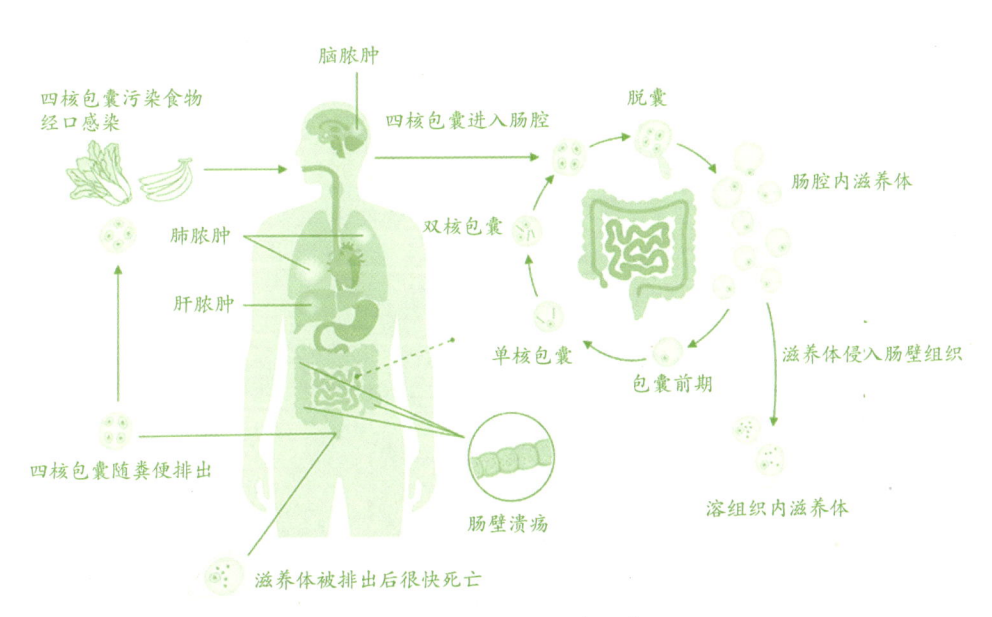

图8-3-2　溶组织内阿米巴的生活史

当宿主抵抗力下降、肠功能紊乱或肠壁受损时，结肠内的滋养体可侵入肠黏膜组织内吞噬红细胞，破坏肠壁组织，引起肠壁溃疡，部分滋养体随坏死的组织、炎症渗出液和血液一起落入肠腔，形成黏液脓血便排出体外；侵入肠壁组织的滋养体也可侵入血管，随血液进入其他组织器官，引起肠外阿米巴，最常见的途径是通过门静脉血流进入肝脏，导致阿米巴肝脓肿。

3.致病性　溶组织内阿米巴的感染阶段是四核包囊，小滋养体无致病性。大滋养体借助伪足、溶组织酶和毒素的作用，破坏肠壁，在肠壁组织中大量繁殖扩散，引起液化性坏死，形成口小底大的烧瓶样溃疡称为阿米巴痢疾，从而引起肝脓肿、肺脓肿、脑脓肿等。

溶组织内阿米巴所致疾病，可表现为无症状带虫者，急、慢性患者，以及侵犯各种脏器形成脓肿等形式。阿米巴病的临床表现变化较多，常有迁延现象，即病程延长，症状隐显无常，分肠阿米巴病（包括阿米巴痢疾、肠炎、阿米巴肿、阿米巴性阑尾炎等）和肠外阿米巴病（包括阿米巴肝、肺、脑脓肿及皮肤阿米巴病等）两类。典型的肠阿米巴病患者表现为腹痛、腹泻、粪便腥臭、带血、褐色果酱状的黏液便。大滋养体还可随血液循环到肝、肺、脑等部位，造成肠外阿米巴病，以阿米巴肝脓肿最多见，系血行播散，好发于肝右叶。

（二）其他阿米巴

除溶组织内阿米巴之外，人体消化道还存在一些非致病性阿米巴，它们一般不侵入肠壁组织，但如果宿主防御功能下降，或大量阿米巴寄居的情况也会引起疾病。常见的有结肠内阿米巴和哈门内阿米巴。

二、鞭毛虫纲

鞭毛虫是以鞭毛作为运动细胞器的原虫，具有1个泡状细胞核。鞭毛虫种类繁多，分布广泛，生活方式多种多样，以二分裂法进行繁殖。寄生于人体的鞭毛虫有十几种，最常见的是阴道毛滴虫。

（一）阴道毛滴虫

阴道毛滴虫（*Trichomonas vaginalis*）是寄生于人体阴道和泌尿道的鞭毛虫，主要引起滴虫性阴道炎和尿道炎，是以性传播为主的一种传染病。

1.形态特征　阴道毛滴虫的发育仅有滋养体，无包囊。虫体无色透明，体态多变，活动力强。固定染色后呈梨形，体长7~23μm，前端有1个泡状核。有5根鞭毛，其中4根前鞭毛，1根后鞭毛。1根轴柱，纵贯虫体，自后端伸出体外。体外侧前1/2处有一波动膜，其外缘与向后延伸的后鞭毛相连。虫体借助鞭毛摆动前进，经波动膜的波动做旋转式运动。胞质内有深染的颗粒，为该虫特有的氢化酶体（图8-3-3）。

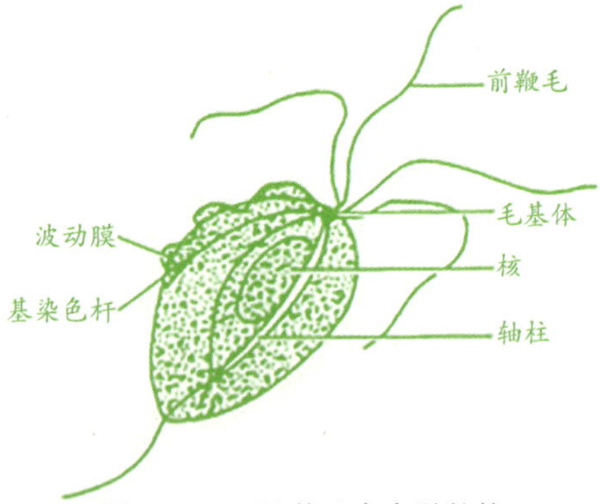

图8-3-3　阴道毛滴虫滋养体

2.生活史　阴道毛滴虫生活史简单。滋养体主要寄生于女性阴道内，尤其是后穹隆，也可寄生于女性尿道或男性尿道及前列腺、睾丸等部位。滋养体以二分裂法进行繁殖，通过吞噬或吞饮方式摄取营养。滋养体是本虫的感染阶段，可通过直接或间接方式在人群中传播。

3.致病性　正常情况下，健康女性阴道的内环境因乳酸杆菌的作用而保持酸性（pH为3.8~4.4），可抑制虫体及细菌的生殖繁殖，即阴道的自净作用。当妊娠或月经后，阴道pH接近中性，有利于滴虫和细菌生长繁殖，或阴道毛滴虫寄生于阴道时，消耗糖原会降低乳酸的浓度，导致阴道pH转变为中性或碱性，从而破坏阴道的自净作用，致使虫体的大量繁殖及细菌的继发性感染，加重炎症反应。

患者或带虫者均为传染源，阴道毛滴虫通过间接或直接接触方式传播，主要通过性接触传播，也可通过公共浴池、浴具、游泳池、坐式马桶等间接接触传播，引起滴虫性阴道炎和尿道炎。多数女性临床感染症状不明显，滴虫性阴道炎患者最常见的表现是阴部瘙痒并伴有烧灼感，白带增多，分泌物呈灰黄色、泡状、臭味，也有呈乳白色的液状分泌物，如果伴有细菌感染，白带呈脓液状或粉红状。当虫体侵入尿道，可出现尿频、尿急和尿痛等症状。男性感染多数为带虫者，少数可引起尿痛、前列腺肿大及触痛和附睾炎等症状。

（二）蓝氏贾第鞭毛虫

蓝氏贾第鞭毛虫（*Giardia lamblia*）又称贾第虫，属鞭毛虫纲。主要寄生于人体小肠，可引起贾第虫病。

1. 形态特征

（1）滋养体：滋养体形似半个纵切的梨状，大小为（9~12）μm×（5~15）μm。左右对称，前端钝圆，后端稍尖，腹面扁平，背部隆起，腹面前半部向内凹陷形成左右2个吸盘，借此吸附在宿主肠黏膜上。其内各有1个核，核中有核仁，似猴脸状。有1对轴柱，纵贯虫体。有4对鞭毛，分别为前侧鞭毛、后侧鞭毛、腹鞭毛和尾鞭毛，鞭毛运动活泼（图8-3-4）。

（2）包囊：包囊椭圆形，碘染后呈黄绿色，大小为（10~14）μm×（7.5~9）μm，囊壁厚，囊壁与虫体之间有明显的间隙，未成熟包囊有2个细胞核，成熟包囊有4个细胞核，多位于一端，囊内还可见到鞭毛、轴柱等（图8-3-4）。

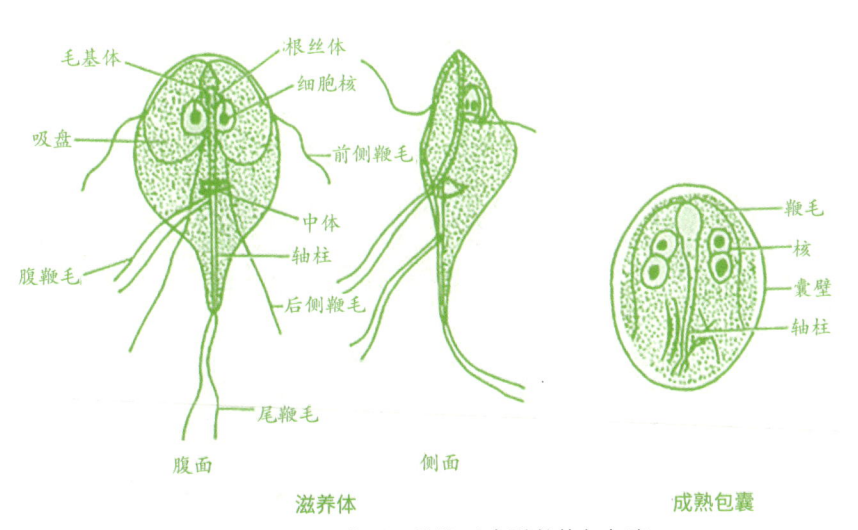

图8-3-4 蓝氏贾第鞭毛虫滋养体与包囊

2. 生活史　成熟的四核包囊具有感染性，包囊随污染食物和饮水进入人体，在十二指肠内脱囊形成2个滋养体，滋养体以二分裂法繁殖。如果滋养体落入肠腔而随食物到达回肠下段或结肠腔，就形成包囊随粪便排出。包囊在外界抵抗力较强，为传播阶段。

3.致病性　大量滋养体吸附于肠黏膜上，妨碍了肠的吸收功能，使大部分可溶性脂肪不能被吸收，引起腹泻，粪便稀、无脓血，内含较多脂肪颗粒。典型患者有爆发性水泻，粪便恶臭味，伴腹胀、腹痛、嗳气、呕吐、发热、疲乏、厌食等症状。儿童久病不愈可致营养不良，甚至引起贫血。

三、孢子虫纲

孢子虫（sporozoa）均营寄生生活，生活史比较复杂，生殖方式包括无性和有性两种，两种生殖方式可在一个或分别在两个不同的宿主体内完成，对人体危害较大的孢子虫有疟原虫、刚地弓形虫和隐孢子虫等。

（一）疟原虫

疟原虫（*Plasmodium*）是疟疾（*Malaria*）的病原体，寄生于人体红细胞和肝细胞内。疟疾是世界性的严重寄生虫病，也是中华人民共和国成立初期所提出重点防治的五大寄生虫病之一。寄生于人体的疟原虫有间日疟原虫、恶性疟原虫、三日疟原虫和卵形疟原虫，可分别引起间日疟、恶性疟、三日疟和卵形疟。我国内地以间日疟为主，海南岛及云南部分地区以恶性疟为主，三日疟少见，卵形疟仅发现少数病例。

1.形态特征　四种疟原虫在人体红细胞内期间有各种不同的形态，分为早期滋养体（环状体）、晚期滋养体（大滋养体）、裂殖体及配子体。血涂片经姬氏染色和瑞氏染色可见核为红色，胞质为蓝色，疟色素颗粒为褐色，不着色的部分为空泡。现以间日疟原虫为代表用吉氏染色将各期形态特征描述如下。

（1）早期滋养体：是疟原虫侵入红细胞内发育的最早期，虫体小。体内有一空泡，细胞质为一蓝色环；细胞质少的一边有一红色细胞核。整个形态像一枚戒指，故又称环状体（图8-3-5）。

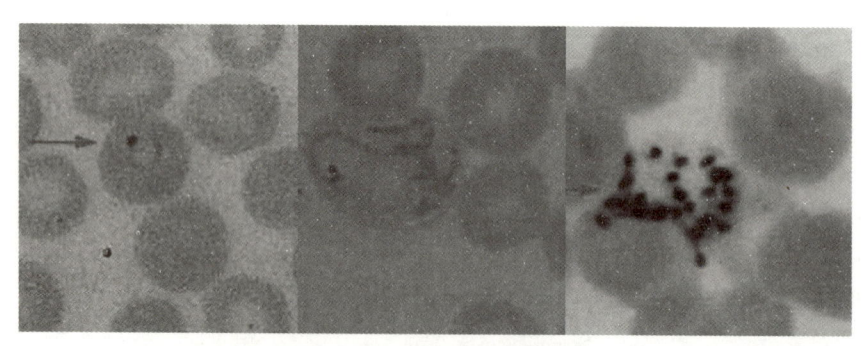

图8-3-5　间日疟原虫滋养体

（2）晚期滋养体：早期滋养体继续发育，核增大，细胞质增多，有伪足伸出，形状不规则，常有空泡。细胞质内开始出现淡红色薛氏小点。

（3）裂殖体：大滋养体继续发育，虫体变为圆形，疟色素增多、集中。核开始分裂为

2~10个，此时称未成熟裂殖体；核继续分裂至12~24个，细胞质也开始分裂，并包绕每个核，这时称成熟裂殖体。受染细胞变大，颜色变淡，可见染成淡红色的薛氏小点。

（4）配子体：疟原虫经过几次裂体增殖后，部分裂殖子侵入红细胞发育为雌雄配子体，虫体增大，但核和胞质不分裂，细胞质无空泡，内含均匀分布的疟色素。雌配子体圆形或卵圆形，胞质呈淡褐色，核小而致密，呈红色，偏一侧。雄配子体圆形，胞质淡蓝色，核较疏松，淡红色，位于虫体中央。

2. 生活史　四种疟原虫的生活史基本相同，包括人体和雌性按蚊体内两个发育阶段，经历无性生殖和有性生殖的世代交替。在人体先后寄生于肝细胞和红细胞内，进行裂体增殖，部分虫体发育为配子体，开始有性生殖；在雌性按蚊体内完成有性生殖和孢子生殖。现以间日疟原虫为例说明。

（1）在人体内的发育：①红细胞外期（红外期）：即疟原虫在肝细胞内的裂体增殖。当体内含有感染性子孢子的雌性按蚊叮咬人吸血时，子孢子随蚊的唾液进入人体，部分子孢子经血流侵入肝细胞，在其内裂体增殖，形成红外期裂殖体，每个成熟的裂殖体含有许多裂殖子。随着肝细胞破裂、裂殖子释出，部分裂殖子进入血流侵入红细胞，其余则被吞噬细胞吞噬完成红外期的裂体增殖。处于休眠期的疟原虫称为休眠子，肝细胞内的休眠子与日后疟疾的复发有关。②红细胞内期：肝细胞破裂时红细胞外期的裂殖子入血侵入红细胞内，先形成环状体，逐渐发育为大滋养体、未成熟裂殖体、成熟裂殖体。裂殖体成熟后红细胞胀破，释放裂殖子。一部分裂殖子被吞噬细胞消灭，另一部分裂殖子进入新的红细胞内，重复进行裂体增殖。（裂体增殖的周期：间日疟原虫为48小时，恶性疟原虫为36~48小时，三日疟原虫为72小时，卵形疟原虫为48小时）。红内期疟原虫经过几次裂体增殖后，部分裂殖子进入红细胞直接发育成雌性或雄性配子体。在按蚊叮人吸血时，成熟的配子体进入按蚊体内继续发育，如未进入按蚊体内，配子体将被巨噬细胞消灭。

（2）在蚊体内发育：当雌性按蚊吸食疟疾患者血时，将各期疟原虫吸入蚊胃，只有雌、雄配子体可继续发育为雌、雄配子，受精成为合子。合子变长能动，发育为动合子，穿过蚊胃上皮细胞间隙，在蚊胃壁的弹性纤维膜下形成囊合子（卵囊）。囊内核不断分裂，进行孢子增殖，形成1 000~10 000个子孢子。子孢子是疟原虫的感染阶段。子孢子破囊而出，随血液、淋巴循环进入蚊唾液腺，当蚊再次叮咬人时感染人体。

3. 致病性　疟原虫的致病阶段是红细胞内期。裂体增殖可引起周期性发作，如寒战、发热、贫血、肝脾肿大、疟性肾病。

（1）潜伏期：是指疟原虫侵入人体到出现临床症状的间隔时间，包括红细胞外期原虫发育的时间和红细胞内期原虫经几代裂殖体增殖到达一定数量所需要的时间。间日疟原虫的潜伏期为11~25天；恶性疟原虫的潜伏期为7~27天；卵形疟原虫的潜伏期为11~16天；三日疟原虫的潜伏期为18~35天。

（2）疟疾发作：疟原虫裂殖体在红细胞内发育成熟后，胀破红细胞，放出大量裂殖子、疟原虫的代谢产物及红细胞碎片，一并进入血液循环，其中一部分被巨噬细胞和中性粒细胞吞噬，产生内源性致热源，与疟原虫代谢产物一同作用于下丘脑的体温调节中枢，引起寒战、发热、出汗典型症状，称疟疾发作。疟原虫发作周期与疟原虫红细胞内期裂体增殖相一致。间日疟原虫裂体增殖周期为48小时，相当于隔日发作一次。三日疟隔2天发作一次。恶性疟发作不规则。

（3）再燃与复发：疟疾发作停止后，少量残存的红细胞内期疟原虫在一定条件下会重新增殖，以致疟疾再次发作，称为再燃。当红细胞内疟原虫经一段治疗或通过宿主免疫作用被消灭后，疟疾发作停止。但肝内迟发型子孢子，经过一段休眠期后继续发育增殖，而引起疟疾发作，称为复发。间日疟原虫和卵形疟原虫可出现复发和再燃。恶性疟原虫和三日疟原虫只有再燃而无复发。

（4）贫血与脾肿大：疟疾发作数次后，由于疟原虫直接破坏红细胞，脾功能亢进，免疫病理损伤，骨髓造血功能抑制可引起贫血，发作次数越多，贫血程度就越重。由于脾充血和单核巨噬细胞增生可导致脾肿大，脾可出现纤维组织增生，质地变硬。

（5）凶险型疟疾：机体免疫力低下，血中疟原虫量多，可出现凶险型发作。发病来势凶猛，病情严重，病死率高，表现为高热、抽搐、昏迷、肾衰竭。常见于恶性疟，并以脑型为多见。

（二）刚地弓形虫

刚地弓形虫（*Toxoplasma gondii*）简称弓形虫，呈世界性分布，人和很多动物均可感染，引起人畜共患的弓形虫病。

1. 形态特征　弓形虫发育过程中有五种不同形态的阶段，即滋养体、包囊、卵囊、裂殖体和配子体。其中滋养体、包囊和卵囊与传播和致病有关。

（1）滋养体：是指中间宿主细胞内营分裂繁殖的虫体，包括速殖子和缓殖子。速殖子呈香蕉形或半月形，长4～7μm，最宽处2～4μm。细胞内寄生的虫体呈纺锤形或椭圆形，一般含数个至20多个虫体，虫体被称为速殖子，这种由宿主细胞膜包绕的虫体集合体称为假包囊。

（2）包囊：圆形或椭圆形，囊内含数个至数百个滋养体，囊内的滋养体称为缓殖子，可不断增殖，虫体较速殖子小。

（3）卵囊（囊合子）：圆形或椭圆形，具有两层光滑透明的囊壁，其内充满均匀小颗粒。

（4）裂殖体：成熟的裂殖体为长椭圆形，内含4～29个裂殖子，呈扇状排列，裂殖子形如新月状，前尖后钝，较滋养体小。

（5）配子体：游离的裂殖子侵入另外的肠上皮细胞发育形成配子母细胞，进而发育为雌、雄配子体，继而形成配子。雌雄配子结合发育为合子，而后发育为卵囊。

2. 生活史　弓形虫的生活史较为复杂，全过程需要两个宿主，分别进行无性繁殖和有性繁殖。卵囊、包囊和假包囊均为感染阶段。

（1）终宿主体内的发育：猫科动物食入带有弓形虫包囊或假包囊的动物内脏或肉类而感染，也可因食入或饮入被成熟卵囊污染的食物或水而感染。包囊内的缓殖子、卵囊内的子孢子、假包囊内的速殖子在小肠腔逸出，侵入小肠上皮细胞发育增殖，3～7天形成裂殖体，成熟后释出裂殖子，多代增殖后，部分裂殖子发育为配子体，继而形成配子，雌雄配子结合形成合子，最终形成卵囊。卵囊进入肠腔，随粪便排出体外，在外界适宜的条件下发育成感染性的成熟卵囊。受感染的猫每天可排出卵囊1 000万个，持续10～20天。

（2）中间宿主体内的发育：人、牛、羊、猪等中间宿主误食入卵囊、包囊或假包囊后，在肠内逸出子孢子、速殖子或缓殖子，随血液或淋巴系统扩散至全身器官和组织，进入细胞内发育增殖形成假包囊，速殖子反复侵入新的组织细胞进行反复增殖。部分速殖子侵入宿主细胞后可转化为缓殖子，并分泌囊物质形成包囊，当宿主免疫力低下时则形成假包囊。假包囊和包囊是中间宿主间或中间宿主与终宿主间相互传播的主要感染阶段（图8-3-6）。

3.致病性　弓形虫寄生于人体的有核细胞内，反复增殖破坏细胞，引起组织炎症、水肿、坏死或形成弓形虫的致肉芽肿。弓形虫感染一般无症状，但可分为先天性感染和免疫功能低下者的获得性感染，引起严重的弓形虫病。先天性弓形虫病是由于孕妇感染将弓形虫传给胎儿引起的。妊娠前3个月感染，可出现流产、早产、死胎，妊娠后期感染可引起脑积水、小脑畸形等先天畸形。获得性弓形虫病可因虫体侵入部位和机体免疫应答程度的不同而出现不同的临床表现，没有特异的症状和体征，最常见的是淋巴结肿大，多见于颌下和颈后淋巴结。弓形虫常累及脑及眼部，引起中枢神经系统损害，如脑炎、脑膜脑炎、癫痫和精神异常；弓形虫眼病以视网膜脉络膜炎为多见。

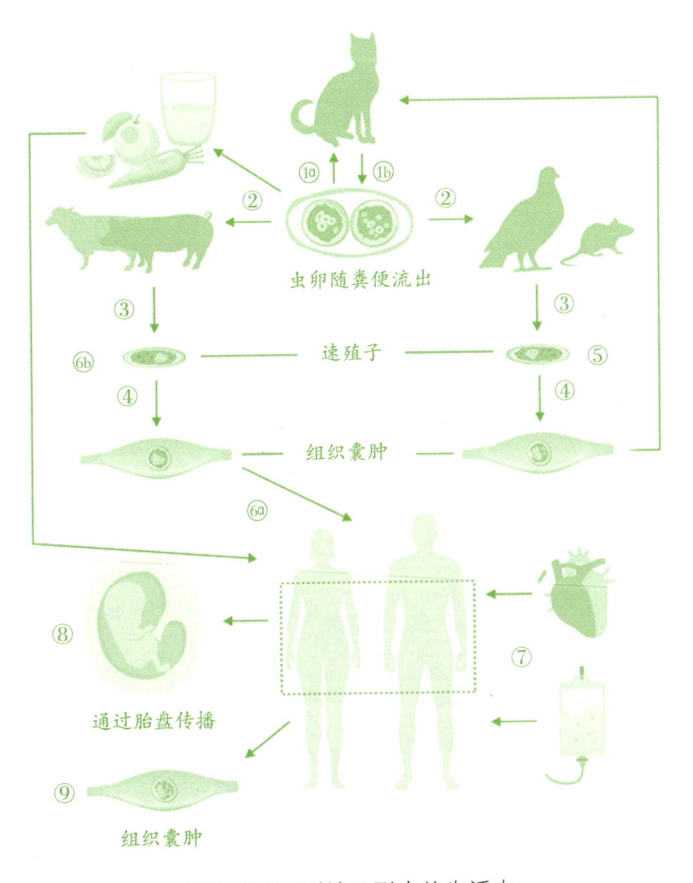

图8-3-6　刚地弓形虫的生活史

第四节　医学节肢动物

医学节肢动物（medical arthropod）是一类直接或间接对人畜有危害的节肢动物。可分为昆虫纲、蛛形纲、唇足纲、甲壳纲、倍足纲。

一、概述

（一）医学节肢动物的发育与变态

节肢动物的生态包括节肢动物的食性、交配与孳生地、栖息习性、季节消长等，不同种类节肢动物的生态有所不同。

1. 食性　节肢动物的食性因种类不同而有差异，由于环境的变化，其食性也可能会发生改变。节肢动物的食性可以分为杂食性和血食性。两种食性的节肢动物均可引起疾病的传播和流行。

2. 孳生地　节肢动物均需要一定的外界环境作为孳生场所。

3. 栖息习性　在适宜的温度、湿度下，其活动和栖息与光线的强弱有密切关系，光照的变化可引起节肢动物活动和生理的变化。各种节肢动物的活动时间和栖息习性因种而异。如蝇类和伊蚊在白天活动，库蚊在夜间活动。

4. 季节消长　节肢动物在不同季节出现不同的密度，称为季节消长。这种季节消长与疾病的流行有密切的关系。如蚊在夏秋季繁殖最为旺盛，故蚊传播的疟疾和流行性乙型脑炎在夏秋季流行。

5. 越冬　气候寒冷对节肢动物生存不利，所以节肢动物在冬季会找隐蔽场所，不食不动，降低代谢进行越冬。越冬的形式各异，有成虫、幼虫和虫卵多种形式。

（二）医学节肢动物对人体的危害方式

1. 直接危害

（1）骚扰和吸血：多种节肢动物，如蚊、蚤、白蛉等以叮咬方式侵袭人体，危害人类的睡眠，还可导致皮炎、红斑、皮疹、水疱，甚至导致全身症状。

（2）蜇刺和毒害：部分节肢动物具有毒腺、毒毛或有毒体液，蜇刺时常将分泌的毒液注入人体，可导致局部红肿、疼痛，重者可引起全身症状，甚至导致死亡。比如，松毛虫可引起皮炎，同时导致关节疼痛。

（3）超敏反应：节肢动物的分泌物、代谢产物等均是异源性蛋白质，可导致超敏反应。比如，尘螨导致的过敏性鼻炎和过敏性哮喘。

（4）寄生：部分节肢动物可寄生于人的体表或体内引起疾病。比如，蝇类幼虫寄生于人的体表或体内器官，可引起蝇蛆病。

2.间接危害　医学节肢动物携带病原体，造成疾病在人和动物间的相互传播。这类疾病称为虫媒病，而节肢动物被称为媒介节肢动物，也称为虫媒。

（1）机械性传播：医学节肢动物仅对病原体起携带和输送的作用。比如，蝇、螳螂等。

（2）生物性传播：病原体在节肢动物体内发育和繁殖后传播给人。比如，蚊传播的疟疾、丝虫病等。

二、昆虫纲

（一）蚊

1.形态与结构　蚊是小型昆虫，呈灰褐色、棕褐色或黑色，分头、胸、腹三部分，成蚊体长为1.6~12.6mm（图8-4-1）。蚊的头部似球形，有复眼、触角和触须各1对。蚊的口器常称为喙，属于刺激式口器，雌蚊刺入皮肤内吸血，雄蚊的上、下颚退化或几乎消失，不能刺入皮肤，所以不能吸血。胸部分为前胸、中胸和后胸。每胸节各有足1对，中胸有翅1对，后胸平衡棒1对。中胸特别发达。腹部分为11节，尾端最末3节为外生殖器。雌蚊腹部末端有尾须1对，雄蚊则为钳状的抱器，构造复杂。蚊具有消化、排泄、呼吸、循环和生殖等系统。消化系统包括口腔、咽、食管、胃和肛门。雄蚊有睾丸1对，雌蚊有卵巢1对。

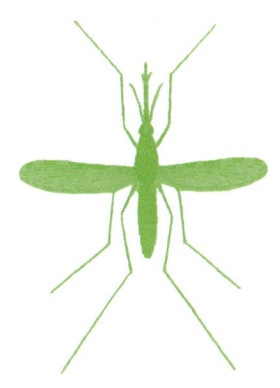

图8-4-1　蚊的形态与结构

2.生活史　蚊的生活史分四个时期，包括卵、幼虫、蛹和成虫，为完全变态。雌蚊产卵于水中，在夏季经2~3天后孵出幼虫。在气温30℃和食物充足的条件下，幼虫经过5~8天的发育，蜕皮4次发育为蛹。蛹的抵抗力强，羽化为成蚊，经过1~2天的发育，即可交配、吸血、产卵（图8-4-2）。

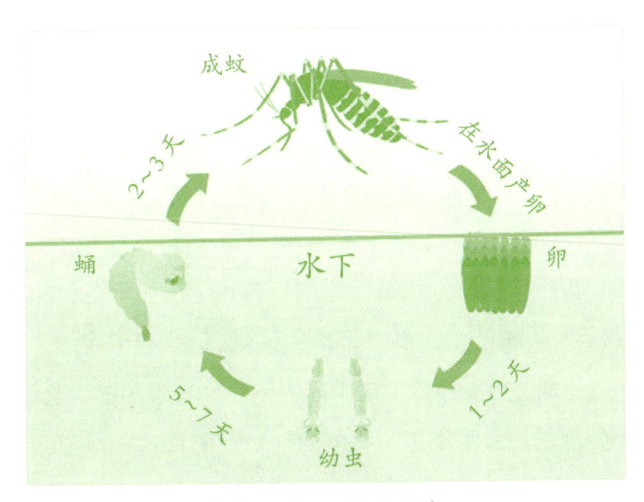

图8-4-2　蚊的生活史

3.致病性

(1) 疟疾：主要由按蚊传播。

(2) 丝虫病：班氏丝虫病的传播媒介是淡色库蚊、致倦库蚊和中华按蚊。马来丝虫病的传播媒介是中华按蚊。

(3) 流行性乙脑：传播流行性乙脑的媒介是三带喙库蚊、白纹伊蚊、致倦库蚊、淡色库蚊和中华按蚊。病毒可在蚊的体内越冬，经卵传给下一代。

(4) 登革热：由埃及伊蚊、白纹伊蚊传播登革热病毒引起。

4.防治原则　由于一般采用化学杀虫剂，所以蚊对杀虫剂的抗药性越来越强，同时杀虫剂对环境有污染和对生态平衡有破坏，因此应当采取综合治理的办法进行蚊的防治。应治理环境卫生、封闭污水沟等，以减少蚊幼虫滋生地。成虫主要使用化学药物复合配合剂以室内速杀、室内滞留喷洒灭蚊和室外灭蚊的方式杀灭。

（二）蝇

蝇在全世界已知的有34 000余种，我国记录的有4 200余种。常见的有家蝇、丝光绿蝇、大头金蝇、黑尾黑麻蝇、巨尾阿丽蝇等。

1.形态与结构　蝇的头部呈球形或半球形，复眼1对。头顶有3个单眼排成三角形。非吸血蝇类的口器是舔吸式，而吸血式蝇类的口器是刺吸式（图8-4-3）。前、后胸退化，中胸特别发达。蝇足多毛、末端具有爪垫1对和1个毛状的爪间突。发达的爪垫密布黏毛，可分泌黏液具黏附作用，并能携带病原体。腹部圆筒形，末端尖圆。末端数节是外生殖器。卵生雌蝇有产卵器，产卵时伸出。不同的种类雄蝇的外生殖器不同，由此可以鉴别蝇种。

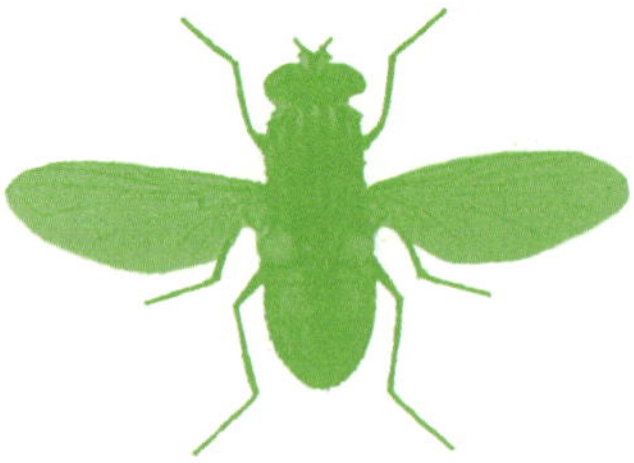

图8-4-3　蝇的形态与结构

2.生活史　蝇的生活史中有卵、幼虫、蛹和成虫四个阶段，为完全变态。蝇类多数成虫产卵于人畜粪便、垃圾、腐败的动物和植物中，在适宜的条件下虫卵大约1天即孵化出幼虫，幼虫呈乳白色，多为圆柱形。幼虫经2次蜕皮发育为蛹。蛹呈棕褐色或黑色，长5～8mm，不食不动，经3～17天羽化发育为成虫。羽化后的成虫2～3天即可进行交配，一般一生交配1次，但可产卵3～8次，每次产卵数十粒到200多粒。完整的生活史8～30天，成虫寿命1～2个月。

3.致病性　蝇除成虫在室内骚扰、影响人类的正常生活和工作外，还传播多种疾病，部分幼虫可寄生于人体。

(1) 机械性传播：可携带病毒、细菌、原虫包囊和蠕虫卵等多种病原体，污染食物、餐具等，引起人类脊髓灰质炎、霍乱、伤寒、细菌性痢疾、阿米巴痢疾等多种传染病。

(2) 生物性传播：舌蝇传播人体锥虫病。冈田绕眼蝇是眼结膜吸吮线虫的中间宿主。

(3) 蝇蛆病：部分蝇的幼虫可寄生于人体的伤口、消化道、尿道、阴道等部位，引起蝇蛆病。

（三）蚤

蚤俗称跳蚤，主要寄生在各种哺乳动物和鸟类的体表，对人体的危害主要是叮咬吸血，引起皮炎和局部瘙痒，同时传播鼠疫和地方性斑疹伤寒。蚤的成虫左右扁平，分头、胸、腹三部分，头略呈三角形，两侧各有1个单眼和触角，前端有一刺吸式口器。胸部有足3对，腹部分为10节，后3节变为外生殖器，是不同种类的鉴别依据。蚤的发育为完全变态，生活史包括卵、幼虫、蛹和成虫四个阶段。完成一代生活史大约需要3周，寿命1～2年。

（四）虱

寄生于人体的虱有头虱、体虱和阴虱三种。虱对人体皮肤进行刺激后产生丘疹和瘀斑，有痒感，搔抓后可引起局部继发感染，并且是流行性斑疹伤寒和回归热等疾病的传播媒介。虱的成虫背腹扁平，无翅，分为头、胸、腹三部分。头部有眼1对、触角1对、可伸缩刺吸式口器1个；胸部有足3对，其末端有一抓握器；腹部长度大于宽度，分节。虱的发育为不完全变态，生活史包括卵、若虫和成虫三个阶段。完成一代生活史需2～3周，寿命约1个月。对虱的防制主要是注意个人卫生，并辅以化学或物理灭虱。

（五）白蛉

白蛉除叮人吸血外，还可传播杜氏利什曼原虫，导致杜氏利什曼病。白蛉的成虫多为灰褐色，长1.5～4.0mm，全身密被细毛。复眼大而黑，触角细长，口器为刺吸式。白蛉的生活史包括卵、幼虫、蛹和成虫四个阶段，为完全变态。

（六）疥螨

人疥螨成虫背面隆起，乳白色或淡黄色，呈圆形或椭圆形。雌螨体长0.3～0.5mm，雄螨较雌螨小。有足4对，分前后两组。卵呈椭圆形、淡黄色、壳薄，大小约为80μm×180μm。人疥螨的发育包括卵、幼虫、前若虫、后若虫和成虫五个阶段。全部生活史在宿主皮肤角质层自掘的"隧道"内完成。整个生活史需10～14天。人疥螨对宿主产生皮肤机械刺激，其排泄物、分泌物和代谢物引起超敏反应，导致炎性渗出、组织增生、角质增厚、水肿和坏死。疥螨的寄生导致疥疮，并可继发细菌感染，重者导致湿疹样改变或苔藓化等病变。

（七）蠕形螨

寄生于人体的蠕形螨主要是毛囊蠕形螨和皮脂蠕形螨。两种蠕形螨的形态相似，身体细长呈蠕虫状，乳白色，略透明，长0.1～0.4mm，雄虫较雌虫小。无色透明，毛囊蠕形螨卵呈小蘑菇状或蝌蚪状，大小约40μm×100μm；皮脂蠕形螨卵呈椭圆形，大小约30μm×60μm。

两种蠕形螨的发育过程相似，包括卵、幼虫、前若虫、若虫和成虫五个阶段。完成一代生活史约需要3周。人体蠕形螨主要寄生于人体的前额、鼻、鼻沟、颊部下颌等毛囊和皮质腺中，以毛囊上皮细胞和腺细胞的内容物、皮脂腺分泌物、角质蛋白等为食。人体蠕形螨对温度较敏感，最适宜的温度是37℃，对碱性环境的耐受弱于酸性环境，尤其是皮脂蠕形螨。

蠕形螨在皮肤内活动，对上皮细胞和腺细胞造成机械损伤，导致毛囊、皮脂腺结构和功能的破坏，引起毛囊扩张、上皮变性。虫体的机械刺激、分泌物和代谢物可引起炎症反应，导致宿主非细菌性炎症反应。其代谢产物可导致变态反应，引起细菌的继发感染。

案例回顾

1. 患者发病前3个月曾到过湖北、湖南血吸虫病流行区，并且有下水历史；当时足、手臂等处皮肤有小米粒状的红色豆疹，发痒，可能是尾蚴性皮炎；1~2个月开始发热、腹泻，大便有脓血；入院检查体温39℃，肝剑突下3cm，有压痛，血常规WBC增高，特别是嗜酸性粒细胞增高17%。根据上述情况初步怀疑为血吸虫病急性期。

2. 血吸虫病的诊断包括病原诊断和免疫诊断两大部分。因疑为急性期，故以病原诊断为主，从粪便检查到虫卵或孵化出毛蚴即可确诊。

3. 对此患者应及时处理，包括对症治疗和病原治疗。对症治疗：由于患者有明显的症状如发热、腹泻、食欲不振等，应给予对症治疗。病原治疗：首选吡喹酮，是一种安全、有效、使用方便的治疗药物。剂量：成人40~60mg/kg总量，分2次服用。

下篇
免疫学

第九章 免疫概述

章前引言

　　天花是由天花病毒感染人引起的一种烈性传染病，无特效药可治，死亡率极高。天花感染后幸存者脸上会留有凹陷的瘢痕，俗称"麻子"，天花由此得名。早在11世纪，中国劳动人民在实践中创造性地发明了人痘苗，即用人工轻度感染的方法预防天花。至17世纪，人痘苗接种预防天花的方法先后传入俄国、朝鲜、日本、土耳其、英国等地，这是人类认识机体免疫功能的开端。18世纪后叶，英国乡村医生琴纳（Edward Jenner）观察到挤奶女工感染牛痘后不会得天花，因此意识到感染牛痘可能具有预防天花的作用。其后他从一位挤奶女工手背上汲取少量脓汁，接种在一名8岁男孩身上，经多次实验，确认接种牛痘可以预防天花。这是一个划时代的贡献，这种简单的免疫接种技术最终帮助人类消灭了天花这一烈性传染病。

　　免疫学是一门古老又年轻的科学，起始于医学微生物学，伴随着人类的抗感染研究逐渐发展成为一门独立的学科。免疫学主要研究免疫系统的结构、功能、免疫应答机制，以及免疫知识在疾病防治、诊断中的应用。近1个世纪以来，免疫学发展迅猛，广泛渗透到医学科学的各个领域，成为当代富有活力和拥有巨大发展潜能的新兴学科。

学习目标

1. 能解释免疫的概念。
2. 能说出免疫的功能。
3. 归纳比较固有免疫和适应性免疫的区别。

思政目标

1. 结合人类对免疫学的探索历程，培养同学们不畏艰难、勇于挑战的创新精神。
2. 结合免疫系统在生理和病理状态下的作用，培养同学们辩证看待问题的科学精神。
3. 结合中华民族对免疫学发展做出的贡献，培养同学们的民族自豪感。

案例导入

患者男性，11岁，因高热、头痛、右侧腹股沟疼痛、行走不便入院。患者于5天前参加夏令营活动时不慎右足底被刺伤，因伤口小未引起重视，未做任何处理。3天后伤口有轻度肿痛，第5天半夜开始高热，右侧腹股沟疼痛，行走明显不便，第6天就诊入院。体格检查发现右足底伤口及右侧腹股沟皮肤红肿、触之微热，腹股沟淋巴结肿大，生理反射存在，病理反射未引出。血象：白细胞计数12×10^9/L；白细胞分类：中性杆状核粒细胞12%，中性分叶核粒细胞76%，淋巴细胞10%，单核细胞2%。临床诊断：右足底外伤性感染并发右侧腹股沟淋巴结炎及菌血症。

思考题

1. 从免疫学的角度考虑，患者右足底被刺伤后，为什么会出现右侧腹股沟淋巴结肿大、疼痛，以及高热？
2. 这对外伤患者的护理工作有何提示？

第一节 免疫的功能和类型

免疫（immunity）一词源于拉丁文，其原意为免除赋税和徭役，引入医学后则指免除瘟疫，即在瘟疫流行期间，一部分人不会被感染或病愈后不再患同种疾病。随着医学微生物学的发展，人们逐渐认识到许多瘟疫的暴发是因为某种病原生物的流行。因此在相当长的时间内，免疫代表了机体的抗感染能力，即机体对病原生物及其有害产物的抵抗能力，执行这一功能的结构基础即为人体的免疫系统。

随着生命科学和现代医学的发展，人们发现机体免疫系统不仅可以对抗病原生物的入侵，还可以对体内突变、衰老和死亡的细胞及其有害成分进行清除。因此，现代免疫的概念指机体识别和排除抗原性异物，维护自身机体平衡与稳定的功能。

一、免疫的功能

机体免疫系统在识别、清除抗原异物的过程中主要表现出三方面的功能：免疫防御、免疫稳定和免疫监视，见表9-1-1。

（一）免疫防御

免疫防御是指机体识别和清除病原生物及其毒性产物，防止机体感染的免疫功能。若机体免疫防御功能过低或缺如会导致免疫缺陷病，则机体容易发生感染；若过高则容易导致超敏反应，引起组织损伤或生理功能紊乱。

（二）免疫稳定

免疫稳定是指机体识别和清除体内衰老、死亡及受损细胞，维持机体内环境的相对稳定，是机体免疫系统的自控调节机制。若机体免疫稳定功能紊乱，会导致机体对自身的正常组织成分产生免疫反应，引起自身免疫病。

（三）免疫监视

免疫监视是指机体识别和清除体内突变、畸形及病毒感染细胞的能力。若免疫监视功能低下，机体将无法及时清除体内癌变或病毒感染细胞，容易引发肿瘤或病毒持续性感染。

表9-1-1 免疫的功能与表现

免疫功能	正常表现（有利）	异常表现（有害）
免疫防御	防御病原生物的入侵及清除其有害产物	免疫缺陷病（过低）；超敏反应（过高）
免疫稳定	通过免疫耐受和免疫调节实现免疫系统稳定	自身免疫病
免疫监视	清除变性、衰老及感染细胞	细胞癌变或持续性感染（过低）

免疫系统的功能具有双重性：正常情况下可以保护机体，预防疾病；异常情况下可损伤机体，引发疾病。

二、免疫的类型

根据免疫系统对抗原识别的方式及其引发免疫应答类型的不同，可将免疫分为固有免疫和适应性免疫。

（一）固有免疫

固有免疫是机体在长期进化过程中逐渐形成的一系列无特定针对性的先天性防御功能，是机体抵御病原体入侵的第一道防线，又称为非特异性免疫或天然免疫。主要由机体的某些屏障结构、非特异性免疫细胞和某些免疫分子组成，其主要特点有：①先天具有，能遗传给后代。②作用无特异性、无记忆性。③无明显的个体差异。④反应较快，但作用效果较弱。

（二）适应性免疫

适应性免疫是指机体接受"非己"物质刺激后获得的针对该物质的免疫能力，又称为特异性免疫或获得性免疫。主要由抗体介导的体液免疫和效应T细胞介导的细胞免疫组成，其主要特点有：①后天获得，不能遗传。②作用有特异性、有记忆性。③有明显的个体差异。④反应较慢，但作用效果较强。

固有免疫和适应性免疫不是相互独立的，而是相辅相成、密不可分的。固有免疫是适应性免疫的先决条件和启动因素，适应性免疫的效应分子又可增强固有免疫的效应。

第二节　医学免疫学发展简史

医学免疫学的发展历史大致可分为三个时期。

一、经验免疫学时期

人类在与传染病斗争的过程中逐渐认识到免疫学。天花是一种烈性传染病，死亡率极高，曾给人类造成毁灭性打击。我国宋朝已开始使用接种人痘的方法预防天花，之后这一方法传至东南亚、远东和欧洲等地。18世纪后叶，英国乡村医生琴纳观察到挤奶女工感染牛痘后不会得天花的现象。他意识到感染牛痘可能具有预防天花的作用。其后他从一位挤奶女工手背上的牛痘里吸取了少量脓汁，接种在一名8岁男孩身上，经多次实验，确认接种牛痘苗可以预防天花，并于1798年发表了相关论文。接种牛痘苗预防天花较接种人痘安全有效，是一个划时代的贡献，这种简单的免疫接种技术最终帮助人类消灭了天花这一烈性传染病。

二、科学免疫学时期

1881年,巴斯德用高温培养法获得了炭疽杆菌减毒株,用于炭疽病的预防;之后他又用动物传代和干燥法获得了狂犬病病毒减毒株,制备成狂犬疫苗,为人类预防狂犬病做出了贡献。1890年,冯·贝林和他的同事北里柴三郎将白喉外毒素给动物免疫,在免疫动物血清中获得一种能中和外毒素的白喉抗毒素血清,并用其成功救治了一名白喉患儿。抗毒素的问世开创了人工被动免疫的先河,冯·贝林也因此获第一届诺贝尔生理学或医学奖。

1883年,俄国学者梅契尼科夫提出了细胞免疫的假说即吞噬细胞理论,认为吞噬细胞是执行抗感染免疫作用的细胞。1890年,体液免疫研究兴起,提出了抗原抗体的概念,并建立了体液免疫学说。1897—1974年,科学家相继提出了抗体产生的侧链学说、克隆选择学说和免疫网络学说,这三大免疫学理论对免疫学的深入研究产生了深远的影响。

三、现代免疫学时期

20世纪中叶后,分子生物学的兴起大大推动了免疫学的发展。1978年日本生物学家利根川进应用基因重排技术,揭示了抗体多样性的遗传学基础。1984年马克·戴维斯等成功克隆了T细胞受体的基因。随着基因工程技术的应用,重组型的细胞因子已被广泛应用于临床治疗中。1975年,科勒和米尔斯廷创立了杂交瘤技术,用来大量制备单克隆抗体,为基础医学和临床医学研究提供了广阔的应用前景。1976年,摩根等建立了T细胞克隆技术,该项技术的应用有力地推动了细胞免疫学的发展。近20年来,核酸杂交、基因工程、多聚酶链式反应、转基因动物等分子生物学技术的应用,推动了免疫球蛋白分子、补体分子、T细胞受体分子、细胞因子以及MHC分子等的基因结构、功能及其表达机制的研究。

案例回顾

1.患者足底被刺伤,导致外来病原生物入侵,机体免疫系统可识别这种"非己"抗原物质,发生免疫应答。腹股沟淋巴结是发生免疫应答的场所,故淋巴结会肿大,在免疫应答过程中,针对感染细菌的特异性免疫机制活化,一些免疫分子如细胞因子等具有致热及致痛作用,故患者表现出疼痛和高热。

2.对于外伤患者,护理工作的核心是防止伤口感染。特别是野外环境中的创伤应引起足够重视,及时做好消毒工作,当出现疑似感染的症状时要及时进行抗感染治疗,防止病情加重。

第十章 免疫系统

章前引言

人类对免疫系统的认知是一个漫长且艰辛的过程。最初人类从经验中获知人体具有自我治愈的能力，古希腊医学家希波克拉底称之为"天然治愈力"。后来人们发现人体的自我治愈能力可以被外界的物质所激发，例如我国宋代出现了接种"人痘"来预防天花，18世纪末英国的琴纳用接种牛痘替代接种人痘，这为人类战胜天花做出了不朽的贡献。1883年，俄国科学家梅契尼科夫提出了细胞免疫的学说，认为人体的一部分特化细胞构成了人体的免疫系统，可以吞噬外界入侵的病菌，从而对人体起到保护作用。与此同时，德国医学家贝林则观察到人类免疫系统消灭感染机体的细菌是依靠机体产生的"抗毒素"。由此，免疫系统的细胞学说和体液学说开展了长时间的论战。

20世纪初，英国医师怀特发现由于某种物质的存在，正常和免疫血清都有促进白细胞吞噬的作用，他将这种物质称为"调理素"，调理素活性的大小可视为测定患者抵御细菌感染的指标。此项发现被认为将体液学说和细胞学说结合了起来。此后，科学家们发现免疫系统是机体对外界抗原刺激产生免疫应答、发挥免疫功能的物质基础，由免疫器官、免疫细胞和免疫分子三部分组成。20世纪70年代以后，随着分子免疫学的发展，科学家们从分子水平揭示了免疫细胞的信号传导通路、信号类型以及细胞因子对细胞增殖和分化的作用及效应机制，从而使人们逐渐认识免疫系统与机体的复杂功能网络。

学习目标

1. 掌握免疫系统的组成，免疫器官的组成和功能，T细胞、B细胞的主要表面分子和亚群，抗原提呈细胞的概念和分类。
2. 熟悉T细胞、B细胞的亚群，细胞因子等免疫分子的概念。
3. 了解细胞因子和主要组织相容性复合体编码分子的种类及生物学作用。

思政目标

1. 感受免疫系统对维持人体健康的巨大作用，激发同学们对生命的敬畏和热爱。
2. 通过学习免疫系统整体和部分的功能关系，培养同学们的集体观念和大局意识。

案例导入

患儿女性，10个月。感冒2周，伴上呼吸道感染，发热，嗜睡，体温41.7℃，四肢痉挛，在送往医院的途中死亡。实验室检查：死后取血液、咽拭子、脑脊液培养均检出流感嗜血杆菌。尸体解剖发现无脾脏。诊断为先天性无脾症。

思考题

1. 脾脏有何免疫功能？先天性无脾为什么会导致患儿的死亡？
2. 对免疫系统损伤的患者，在护理工作中应注意什么？

第一节　免疫器官

按照发生和功能的不同可将免疫器官分为中枢免疫器官和外周免疫器官，两者通过血液和淋巴循环相互联系。

一、中枢免疫器官

中枢免疫器官包括骨髓和胸腺，是免疫细胞发生、分化和成熟的场所。

（一）骨髓

骨髓是造血器官，也是各类血细胞和免疫细胞发生、分化和成熟的场所（图10-1-1）。骨髓中的造血干细胞是各类血细胞和免疫细胞的前体细胞，先分化成髓样干细胞和淋巴样干细胞；髓样干细胞进一步分化为成熟的红细胞、血小板、各种粒细胞、单核-巨噬细胞等；淋巴样干细胞在骨髓中主要分化为骨髓依赖性淋巴细胞（bone marrow dependent lymphocyte），简称B细胞。自然杀伤细胞（natural killer cell，NK细胞）也来源于骨髓造血干细胞，并在骨髓中发育成熟。部分淋巴样干细胞会转移到胸腺中继续发育。骨髓功能受损将严重影响机体的造血功能和免疫功能。

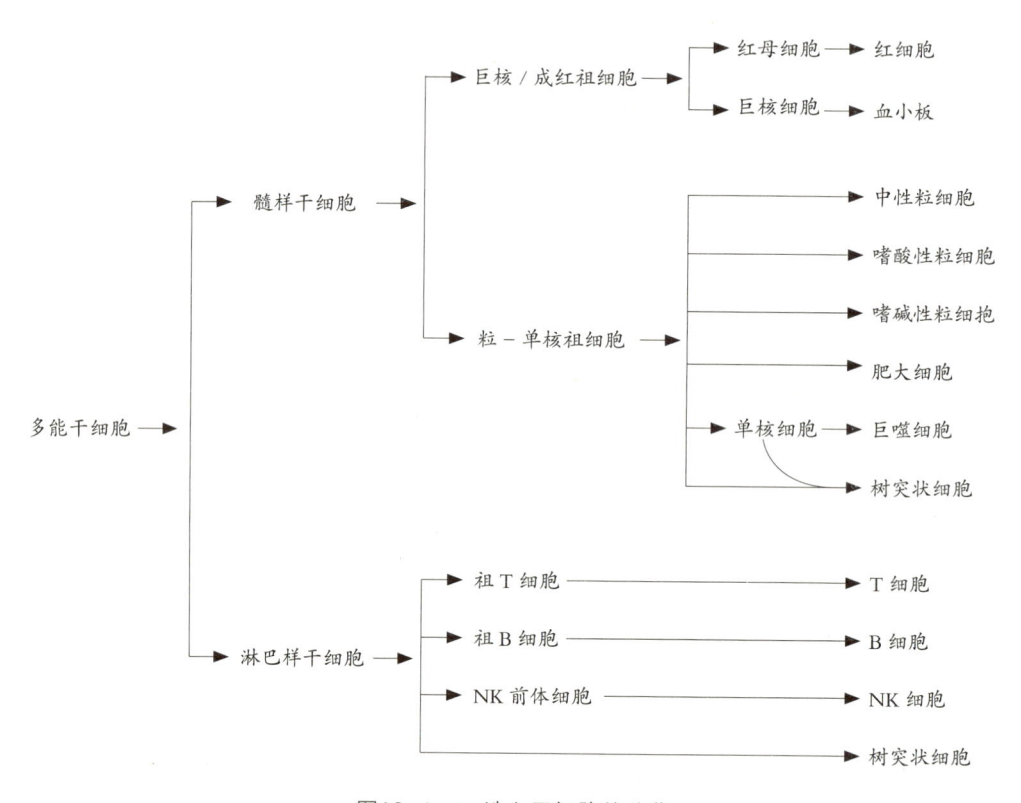

图10-1-1 造血干细胞的分化

（二）胸腺

胸腺位于胸腔上纵隔前部、胸骨的后方，可分为左右两叶。从骨髓转移来的淋巴样干细胞，在胸腺微环境中继续发育成熟为胸腺依赖性淋巴细胞（thymus dependent lymphocyte），简称T细胞。胸腺的衰老发生较早，青春期后就开始萎缩，老年人胸腺组织高度萎缩、脂肪化，导致机体免疫功能下降，易发生感染和肿瘤。

二、外周免疫器官

外周免疫器官包括淋巴结、脾和皮肤及黏膜相关淋巴组织，是成熟淋巴细胞（T细胞和B细胞）定居、增殖和发生免疫应答的场所。

（一）淋巴结

淋巴结是人体结构最完备的外周免疫器官，沿淋巴管道分布于全身。组织或器官的淋巴液均引流至相应的淋巴结，局部淋巴结肿大或疼痛往往提示引流区域内的器官或组织发生感染或其他病变。淋巴结的主要功能如下。

1. T细胞和B细胞定居的场所　淋巴结内含有大量成熟的T细胞和B细胞，其中T细胞占淋巴细胞总数的75%左右，B细胞约占25%。

2. 免疫应答发生的场所　淋巴结内除了含有T细胞和B细胞外，还有大量的巨噬细胞和树突状细胞等，这些免疫细胞在淋巴结内接受相应抗原的刺激，增殖、分化，发生相应的免疫应答。

3. 过滤作用　淋巴结通过所含吞噬细胞的吞噬作用及抗体和其他免疫分子的作用，杀伤病原微生物、清除抗原异物，对淋巴液起到过滤、净化的作用。

4. 参与淋巴细胞再循环　某些定居于淋巴结或其他外周免疫器官的成熟淋巴细胞可离开外周免疫器官，进入淋巴液、血液，在体内循环，接受抗原刺激后可返回外周免疫器官，此过程称为淋巴细胞再循环。

（二）脾

脾是人体最大的外周免疫器官，也是胚胎期重要的造血器官。脾在结构上不与淋巴管道相连，但含有大量血窦，是储存血液的重要器官。其功能与淋巴结相似，也是T细胞和B细胞定居、接受抗原刺激、发生免疫应答的重要场所。脾除了储存血液之外还对血液起到过滤作用，其作用机制与淋巴结过滤淋巴液相似，可以清除血液中的病原生物和自身衰老、损伤的细胞。脾还可以合成并分泌某些重要的生物活性物质，如补体成分和细胞因子等。

（三）黏膜相关淋巴组织

呼吸道、胃肠道和泌尿生殖道黏膜固有层及上皮细胞下有大量散在的无被膜淋巴组织，以及某些带有生发中心的器官化的淋巴组织，如扁桃体、小肠派尔集合淋巴结及阑尾等，称为黏膜相关淋巴组织。黏膜相关淋巴组织是外周免疫器官的重要组成部分，可针对经黏膜入侵机体的病原生物发生免疫应答，在黏膜局部免疫防御中发挥重要作用。

第二节 免疫细胞

免疫细胞泛指参与免疫应答或与免疫应答有关的各类细胞，包括造血干细胞、淋巴细胞、单核-巨噬细胞、树突状细胞及各类粒细胞、肥大细胞等，是免疫系统的核心组成部分。

一、淋巴细胞

淋巴细胞包括T细胞、B细胞及NK细胞等，在免疫应答中起核心作用。其中T细胞和B细胞接受相应抗原刺激后能活化、增殖、分化，发生特异性免疫应答，称抗原特异性淋巴细胞或免疫活性细胞。

（一）T细胞

T细胞在外周血中含量较高，占外周血淋巴细胞总数的65%～80%，可介导特异性细胞免疫应答，同时还参与免疫调节。

1.T细胞主要表面分子　T细胞表面有许多重要的膜型糖蛋白分子，它们与T细胞的功能及活性密切相关，其中一些还是区分T细胞亚群的重要标志。

（1）T细胞抗原受体：是T细胞特异性识别和结合抗原的结构，简称T细胞受体（T cell receptor，TCR）。TCR是由两条不同的肽链构成的异二聚体，根据构成TCR肽链的不同可分为TCRαβ和TCRγδ两种类型，其中TCRαβ较为常见，约占人外周血中TCR总数的95%。TCR常与细胞表面的CD3以非共价键的形式结合，形成TCR-CD3复合物。其中TCR识别、结合抗原，CD3向细胞内传递抗原活化信号（图10-2-1）。

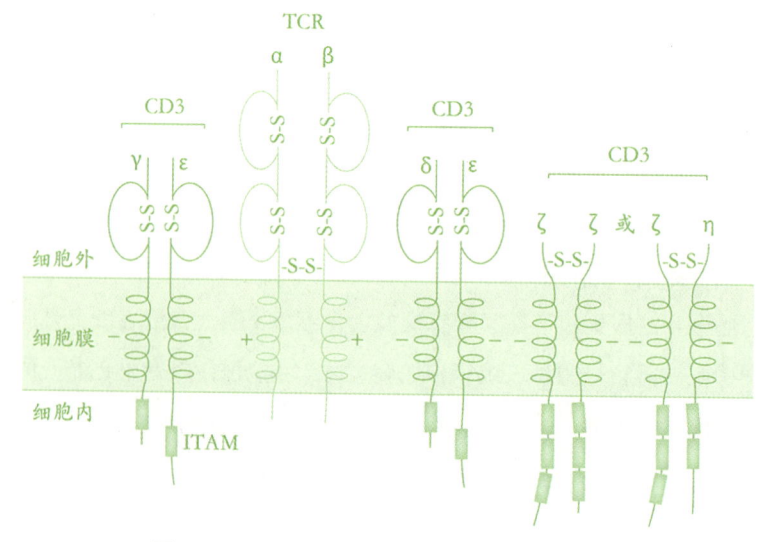

图10-2-1　TCR-CD3复合物分子结构示意图

（2）CD4和CD8：CD4能够与人类主要组织相容性复合体（MHC）Ⅱ类分子结合，CD8能够与MHC Ⅰ类分子结合，增强T细胞与抗原提呈细胞（APC）或靶细胞之间的相互作用，辅助TCR识别抗原，因此CD4和CD8又称为TCR的共受体。CD4还是人类免疫缺陷病毒（HIV）的受体，HIV可选择性的感染人类表达CD4的T细胞，造成人体免疫系统的损伤。

（3）CD2：又称淋巴细胞功能相关抗原2（LFA-2），能够与APC表面的LFA-3结合，介导T细胞与APC或靶细胞之间的黏附，还为T细胞的活化提供共刺激信号。T细胞通过CD2可在体外与绵羊红细胞结合形成E花环，故CD2又称为绵羊红细胞受体（E受体），此实验称为E花环形成实验，可用于检测外周血中T细胞的数量和比例，间接反映机体的免疫功能。

（4）丝裂原受体：丝裂原能非特异性的刺激淋巴细胞增殖、活化，大多属于植物蛋白质或细菌产物，常见的有植物血凝素（PHA）、刀豆蛋白A（Con A）、商陆丝裂原（PWM）等。T细胞表面可表达多种丝裂原受体，接受相应丝裂原刺激后转化成淋巴母细胞，发生有丝分裂而增殖、活化。临床上常用PHA刺激人外周血T细胞，观察T细胞的增殖程度，称为淋巴细胞转化实验，用来检测机体的T细胞的功能活性。

（5）细胞因子受体：T细胞表面可表达多种细胞因子受体（CKR），与相应细胞因子结合后引发相应的免疫学效应。

（6）CD28：是T细胞表面重要的共刺激分子，与APC表面的CD80或CD86结合，为T细胞的活化提供共刺激信号。

2.T细胞的亚群　T细胞具有高度的异质性，根据其表面分子、功能特点和分化情况可分为不同的亚群。

（1）根据活化阶段的不同：T细胞接受抗原刺激后，根据活化阶段的不同可分为初始T细胞、效应T细胞和记忆T细胞。

（2）根据TCR类型的不同：T细胞表面的TCR有TCRαβ和TCRγδ两种类型，借此可分为TCRαβT细胞和TCRγδT细胞，简称αβT细胞和γδT细胞。

（3）根据表面CD分子的不同：成熟T细胞只能表达CD4和CD8中的一种，借此可分为CD4$^+$T细胞和CD8$^+$T细胞。

（4）根据功能特征的不同：T细胞受到抗原刺激后增殖、活化为具有不同功能特征的细胞类群。CD4$^+$T细胞可分化为辅助性T细胞（Th细胞），包括Th1细胞、Th2细胞等；CD8$^+$T细胞主要分化为细胞毒性T细胞（CTL或称Tc细胞）。

（二）B细胞

B细胞约占外周血淋巴细胞总数的20%，通过产生抗体介导特异性体液免疫应答，同时还是重要的抗原提呈细胞，可参与免疫调节。

1.B细胞主要表面分子　B细胞表面有众多的膜型分子，它们在B细胞识别相应抗原，活化、增殖、分化，产生免疫效应的过程中发挥重要作用。

（1）B细胞抗原受体复合物：是B细胞特异性识别和结合抗原的结构，简称B细胞受体（B cell receptor，BCR）复合物。BCR复合物由单体型的膜表面免疫球蛋白（mIg）和Igα/Igβ异二聚体通过非共价键连接而成。mIg有mIgM和mIgD两种，mIgM仅表达于未成熟B细胞表面，成熟B细胞可同时表达mIgM和mIgD。mIg能特异性结合抗原，借助Igα/Igβ将抗原信号传至胞内，引起B细胞的活化，见图10-2-2。

（2）共刺激分子：B细胞表面有大量共刺激分子，通过与其他细胞表面相应共刺激分子的结合，为B细胞活化提供共刺激信号。如B细胞表面的CD40需要与Th细胞表面的CD40L结合，才能充分活化B细胞。B细胞作为APC时，其表面的CD80和CD86与T细胞表面的CD28结合，为T细胞的活化提供共刺激信号。

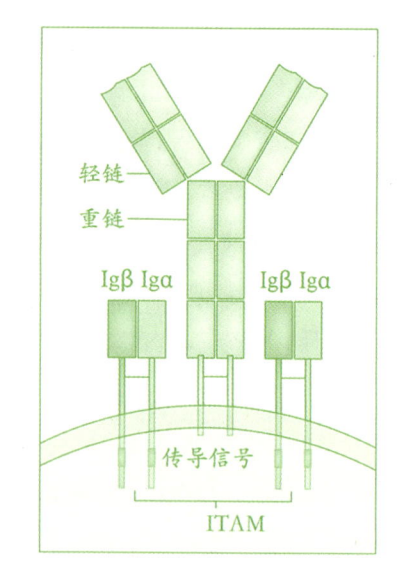

图10-2-2　BCR复合物分子结构示意图

（3）其他表面分子：B细胞表面的IgG Fc受体，通过和IgG的Fc段结合对B细胞的活化起到抑制作用，从而对抗体的产生起到反馈调节作用；B细胞表面的补体C3b受体与C3b结合可以促进B细胞的活化；B细胞表面的丝裂原受体与丝裂原物质结合，可以非特异性的促进B细胞的活化；B细胞表面的细胞因子受体通过与相应细胞因子结合，产生相应的生物学效应。

2.B细胞的分类　根据B细胞表面是否表达CD5分子，可将B细胞分为CD5$^+$的B1细胞和CD5$^-$的B2细胞两个亚群。B1细胞为非特异性免疫细胞，参与固有免疫；B2细胞为特异性免疫细胞，可介导适应性体液免疫。通常所指的B细胞即B2细胞。

（三）NK细胞

NK细胞主要分布于外周血和脾中，约占外周血淋巴细胞总数的10%。NK细胞表面没有特异性抗原受体，不需要特异性抗原的刺激即能杀伤肿瘤或病毒感染细胞，是机体抗肿瘤、抗病毒的重要效应机制。

二、抗原提呈细胞

抗原提呈细胞（antigen presenting cell，APC）是指能够摄取、加工、处理抗原，并以抗原肽-MHC复合物的形式将抗原肽提呈给T细胞的一类细胞。通常所说的APC主要指树突状细胞、单核-巨噬细胞和B淋巴细胞这些专职性APC；一些内皮细胞、上皮细胞和成纤维细胞等，也具有较弱的加工、提呈抗原能力，称为非专职性APC；某些细胞被胞内寄生病原体感染后，能够降解、加工病原体抗原或自身突变抗原，并将其提呈给CD8$^+$T细胞，也具有抗原提呈能力，但通常称其为靶细胞。

（一）树突状细胞

树突状细胞（dendritic cell，DC）因其成熟时胞体可伸出许多树突样的突起而得名，广泛分布于除脑以外的全身各组织、器官，数量较少，仅占人外周血单个核细胞总数的1%左右。DC是提呈抗原能力最强的专职性APC，还可以通过产生Ⅰ型干扰素、IL-12、IL-10等细胞因子参与固有免疫和适应性免疫，并对免疫应答进行调节。

（二）单核-巨噬细胞

单核细胞（monocyte）来源于骨髓，发育成熟后进入血液。部分单核细胞可从血液移行至肝、脾、淋巴结及全身结缔组织中，分化为巨噬细胞（macrophage，MΦ）。在不同的组织器官中，巨噬细胞名称不同，如淋巴结、脾等外周免疫器官中的吞噬细胞；肝中的库普弗细胞；肺中的尘细胞等。

单核-巨噬细胞的表面有多种免疫分子的受体，如IgG Fc受体、补体C3b受体、细胞因子受体等。这些受体与相应分子结合，可介导单核-巨噬细胞发挥多种免疫效应。

1. 吞噬作用　单核-巨噬细胞可非特异性的吞噬、杀伤多种病原生物及自身衰老、变性、癌变的细胞，并可通过与相应抗体或补体结合，介导调理作用，增强吞噬作用。

2. 加工提呈抗原　作为专职性APC，单核-巨噬细胞可将摄入的外源性抗原加工、处理成抗原肽-MHCⅡ类分子复合物，提呈给$CD4^+$T细胞，启动适应性免疫应答。也可将外源性抗原加工、处理成抗原肽-MHCⅠ类分子复合物，提呈给$CD8^+$T细胞，介导细胞免疫。

3. 免疫调节作用　单核-巨噬细胞可分泌多种细胞因子，如IFN-γ、IL-2、IL-10等，发挥免疫调节作用。

三、其他免疫细胞

除了上述细胞，其他免疫相关细胞还包括中性粒细胞、嗜酸性粒细胞、嗜碱性粒细胞、肥大细胞等。这些细胞通常参与固有免疫应答，可通过模式识别受体对病原体及其感染细胞或衰老损伤、畸变的细胞进行识别和清除，是机体免疫系统的重要组成部分。

（一）模式识别受体和病原体相关模式分子

模式识别受体是指存在于吞噬细胞和树突状细胞等多种免疫细胞表面和血清中的一类能够直接识别病原体及其产物或宿主凋亡细胞和衰老损伤细胞表面某些共有特定分子结构的受体。包括甘露糖受体、清道夫受体、Toll样受体等。病原体相关模式分子是指某些病原体或其产物所共有的高度保守、可被模式识别受体识别结合的特定分子。固有免疫细胞可通过模式识别受体对病原体相关模式分子进行识别，并对病原体及其产物产生免疫应答。

（二）粒细胞系统

血液中的粒细胞系统，根据胞质中含有颗粒的不同可分为中性粒细胞、嗜酸性粒细胞和嗜碱性粒细胞。

1. **中性粒细胞** 血液中数量最多的白细胞，占白细胞总数的60%～70%。中性粒细胞胞质中含有髓过氧化物酶、酸性磷酸酶、碱性磷酸酶、溶菌酶等杀菌物质。中性粒细胞还具有很强的趋化和吞噬能力，可穿越血管内皮移行至感染部位吞噬杀伤病原体。

2. **嗜酸性粒细胞** 体内嗜酸性粒细胞主要存在于组织中，约为血液中嗜酸性粒细胞的100倍。胞质中含有较大的椭圆形嗜酸性颗粒，主要为过氧化物酶及主要碱性蛋白、嗜酸性粒细胞阳离子蛋白等。嗜酸性粒细胞可以限制嗜碱性粒细胞和肥大细胞在Ⅰ型超敏反应中的作用，还可以参与对蠕虫的免疫反应。

3. **嗜碱性粒细胞** 成熟的嗜碱性粒细胞存在于血液中，在炎症时受趋化因子的诱导才迁移到组织中。胞质内含有大量的碱性染色颗粒，内含肝素、组胺、嗜碱性粒细胞趋化因子A等。嗜碱性粒细胞脱颗粒时可引发Ⅰ型超敏反应。

第三节　免疫分子

参与免疫应答或与免疫应答有关的分子称为免疫分子，根据免疫分子的存在状态可分为分泌型免疫分子和膜型免疫分子。分泌型免疫分子主要是由免疫细胞合成并分泌的免疫应答效应分子，包括抗体、补体和细胞因子等。膜型免疫分子主要是免疫细胞的各种表面分子，如T细胞/B细胞的抗原受体、共刺激分子、细胞因子受体、黏附分子、人体主要组织相容性复合体编码分子等，可介导免疫细胞之间或免疫细胞与外界抗原、细胞基质及其他免疫分子之间信息的传递。

一、细胞因子的概念及特点

细胞因子（cytokine）是由免疫细胞或组织细胞分泌的，在细胞间发挥相互调控作用、具有多种生物学效应的小分子多肽或糖蛋白。细胞因子通过与免疫细胞表面相应受体结合，发挥相应的生物学效应，但在一定条件下也可参与某些病理反应，并与多种疾病的发生相关。

1. **细胞因子的作用方式** 细胞因子可通过不同的方式作用于靶细胞，主要包括作用于分泌细胞自身的自分泌，作用于邻近细胞的旁分泌，以及通过循环系统作用于远距离靶细胞的内分泌。

2. **细胞因子的功能特点** 细胞因子种类繁多，功能复杂，其功能特点有：①多效性，一种细胞因子可对不同的靶细胞发挥不同的生物学作用。②重叠性，不同的细胞因子针对同一种靶细胞可具有相同或相似的生物学作用。③协同性，一种细胞因子可增强另一种细胞因子的功能。④拮抗性，一种细胞因子可抑制另一种细胞因子的功能。⑤高效性，极少量的细胞因子即可表现出相应的生物学效应。

二、细胞因子的分类

细胞因子种类繁多,在人体内发现的细胞因子已超过200种,根据其结构和功能的不同可将其分为以下六类。

1.白细胞介素(interleukin,IL) 主要由白细胞产生,介导于白细胞之间或白细胞与其他细胞之间相互作用的细胞因子,具有调节免疫应答、介导炎症反应、刺激造血等功能。按发现顺序对其进行命名(如IL-1、IL-2等),目前已经命名了38种(IL-1~IL-38)。

2.集落刺激因子(colony-stimulating factor,CSF) 是指能够刺激造血干细胞和不同发育阶段的干细胞向某一特定系谱方向分化的细胞因子。主要包括粒细胞-巨噬细胞集落刺激因子(GM-CSF)、巨噬细胞集落刺激因子(M-CSF)、粒细胞集落刺激因子(G-CSF)、红细胞生成素(EPO)、干细胞生长因子(SCF)和血小板生成素等。此外,IL-3可诱导早期造血细胞向多种血细胞方向分化,具有集落刺激因子的作用。

3.干扰素(interferon,IFN) 因具有干扰病毒复制的功能而得名,是人类最早发现的细胞因子。目前发现的干扰素有10余种,不同干扰素的生物学活性相似,都具有抗病毒、抗肿瘤和免疫调节等作用。干扰素可分为Ⅰ型和Ⅱ型,Ⅰ型干扰素主要包括IFN-α和IFN-β,主要由病毒感染细胞产生;Ⅱ型干扰素即IFN-γ,主要由活化的NK细胞和T细胞产生。

4.肿瘤坏死因子(tumor necrosis factor,TNF) 因其能造成肿瘤组织出血坏死而得名。可分为TNF-α和TNF-β两类,在调节免疫应答、杀伤靶细胞和诱导细胞凋亡的过程中发挥着重要作用。TNF-α主要由活化的单核-巨噬细胞产生;TNF-β主要由活化的T细胞产生,又称淋巴毒素(LT)。

5.生长因子(growth factor,GF) 是指一类能够促进细胞生长和分化的细胞因子,根据其功能和作用靶细胞的不同,可分为转化生长因子β(TGF-β)、血管内皮细胞生长因子(VEGF)、成纤维细胞生长因子(FGF)、表皮生长因子(EGF)等。

6.趋化因子(chemokine) 主要是由白细胞和造血微环境基质细胞分泌,对不同细胞具有趋化作用的细胞因子。趋化因子还可以活化免疫细胞,调节血细胞发育和血管生成,并在肿瘤的发生和转移、病原生物感染等病理过程中发挥重要作用。

三、细胞因子的生物学作用

1.免疫调节作用 各种免疫细胞可通过不同种类的细胞因子相互刺激、彼此制约,形成复杂的细胞因子调节网络,对各类免疫细胞的发生、分化、成熟及免疫应答进行调节。

2.抗感染和抗肿瘤 细胞因子通过免疫调节网络参与抗感染免疫;多种细胞因子可以直接或间接杀伤肿瘤细胞。

3.刺激造血 骨髓造血干细胞向各种成熟血细胞分化的过程中,每一阶段都需要集落刺激因子等细胞因子的诱导和刺激。

4. 参与炎症反应 多种细胞因子可促进单核-巨噬细胞、中性粒细胞等炎性细胞向感染部位聚集，促使其释放炎性介质，引发或增强炎症反应。

5. 促进创伤的修复 多种细胞因子可参与组织损伤的修复过程，特别是各类生长因子可以促进不同组织细胞的生长和分化，加速损伤修复。

案例回顾

1. 脾脏作为人体重要的外周免疫器官，是T细胞和B细胞定居、增殖、发生免疫应答的场所，还具有合成补体、过滤血液等作用，在人体抵抗外界病原生物的感染过程中发挥着重要的作用。然而患儿无脾，很容易发生严重感染，如化脓性脑膜炎等疾病，如果感染不能得到及时有效的控制，可引发患者死亡。

2. 对于免疫系统损伤的患者，要减少机体感染的可能，加强体育锻炼，提升身体素质，增强免疫力。在日常生活中可以服用增强人体免疫力的药物以增强机体抵抗力。

第十一章
抗原

章前引言

　　11世纪的北宋年间，我国劳动人民发明了接种"人痘"的方法对抗天花。接种"人痘"是指将天花患者的痂皮研细得到粉末，用吹管吹入患者的鼻腔，也可以在皮肤上割一伤口，敷上痂皮。接种"人痘"预防天花和后来接种"牛痘"预防天花的方法，以及现代接种某些疫苗预防疾病的原理是一致的，都是通过接种"非己"的物质来激发机体对某种特定病原体的免疫功能。免疫系统保护机体的基本机制就是识别"自身"和"非己"成分，对"自身"成分形成耐受，"非己"成分可以激活机体的免疫系统，引发免疫应答，从而对其进行清除。"非己"成分既可以是外来入侵的异物，也可以是自身发生突变的成分。在免疫学中，将这些"非己"成分统一称为抗原。抗原是免疫系统发生作用的始动因素和必备条件。

学习目标

1. 能说出抗原的特征及分类。
2. 能正确理解决定抗原免疫原性的因素。
3. 能描述抗原的特异性及交叉反应。
4. 举例说明医学上重要的抗原。

思政目标

1. 培养同学们善于观察、勤于思考的学习习惯和严谨求实的科学精神。
2. 通过医学上重要的抗原学习,了解相关疾病的发病原理,培养护理专业学生的职业同理心。

案例导入

患者男性,22岁,咽部不适3周,水肿、尿少1周,轻咳,无发热,自服诺氟沙星未见好转。近1周双腿发胀,双眼睑水肿,晨起时明显,同时尿量减少,尿色较红。化验结果:血红蛋白140g/L,白细胞计数$7.7×10^9$/L,血小板$210×10^9$/L,尿蛋白(++),尿白细胞0~1个/高倍视野,红细胞20~30个/高倍视野,偶见颗粒管型,肝功能正常,白蛋白35.5g/L,尿素氮8.5mmol/L,血清肌酐140μmol/L。血IgG、IgM、IgA正常,C 30.5g/L,乙肝两对半(-)。经临床诊断为急性肾小球肾炎(链球菌感染后)。

思考题

1. 链球菌反复感染为什么会诱发急性肾小球肾炎?
2. 异嗜性抗原在医学上有何意义?

第一节 抗原的分类

抗原（antigen，Ag）是指能够诱导机体免疫系统发生免疫应答，并能与免疫应答的效应产物（抗体或活化淋巴细胞）发生特异性结合的物质。抗原具有免疫原性和免疫反应性两个重要特性。①免疫原性：抗原被免疫系统识别，刺激机体发生免疫应答，产生抗体或活化淋巴细胞的能力。②免疫反应性：抗原与其诱导产生的免疫应答效应产物（抗体或活化淋巴细胞）特异性结合的能力。

抗原的种类繁多，分类方法不一，常见的有以下几种分类方法。

（一）根据抗原的特性分类

1.完全抗原　同时具备免疫原性和免疫反应性的抗原，既能刺激机体产生抗体或致敏淋巴细胞，并能与其在体内、体外发生特异性结合反应。如大多数的蛋白质、细菌、病毒、细菌外毒素、动物免疫血清等。

2.不完全抗原　只有免疫反应性而无免疫原性的抗原，又被称为半抗原。如大多数多糖、脂类、某些分子量较小的药物（如青霉素）等。半抗原单独存在时不能诱导机体免疫系统发生免疫应答，但与某些蛋白质载体结合后即可获得免疫原性成为完全抗原。

（二）根据抗原激活 B 细胞是否需要 T 细胞辅助分类

根据抗原刺激B细胞产生抗体是否需要T细胞的辅助，可将抗原分为胸腺依赖性抗原（TD-Ag）和胸腺非依赖性抗原（TI-Ag）。

1.胸腺依赖性抗原（thymus dependent antigen）　TD抗原刺激机体产生抗体时需要Th细胞的辅助，又称为T细胞依赖性抗原。TD抗原刺激机体B细胞产生的抗体主要是IgG，同时可引起细胞免疫应答，并具有免疫记忆。绝大多数蛋白质抗原属于此类，如病原微生物、大分子化合物、血清蛋白等。

2.胸腺非依赖性抗原（thymus independent antigen）　TI抗原刺激机体产生抗体时不需要Th细胞的辅助，又称为T细胞非依赖性抗原。TI抗原刺激机体B细胞产生的抗体主要是IgM，一般不引起细胞免疫应答，也不具有免疫记忆。常见的TI抗原有细菌脂多糖、荚膜多糖、聚合鞭毛素等。

第二节 决定抗原免疫原性的因素

一、异物性

大部分抗原都为非己物质，且抗原与机体之间的亲缘关系越远，组织结构差异越大，异物性就越强，其免疫原性就越强。如各种病原微生物对人是亲缘关系较远的异种物质，免疫原性较强；灵长类动物组织成分对人是亲缘关系相对较近的异种物质，免疫原性较弱。同一种属不同个体间，由于个体遗传类型不同，不同个体之间仍存在异物性，因而也具有免疫原性。如不同个体之间的组织相容性抗原、红细胞表面的血型抗原等。

机体某些正常成分（如精子、眼晶状体蛋白等）从胚胎发生起就处于隐蔽状态，被某些屏障结构隔离于免疫系统之外，在一定的条件下这些隐蔽成分会释放出来，而被自身免疫系统视为异物，称为自身抗原。某些自身正常成分发生变异后也可被机体视为异物，从而成为自身抗原。因此，异物性不专指体外物质，而是以免疫系统在胚胎期或淋巴细胞发育的微环境中是否接触过该物质来决定。

二、理化因素

（一）化学因素

天然抗原多属于大分子有机物。一般来说蛋白类物质的免疫原性较强，如糖蛋白、脂蛋白等。多糖和脂多糖类也具有免疫原性。脂类、核酸类物质通常无免疫原性。

（二）分子大小

一般而言，抗原的分子量越大，其免疫原性越强。分子量大于100kD的抗原免疫原性较强，小于10kD的抗原其免疫原性相对较弱。抗原分子量越大、结构越复杂，其表面含有抗原表位的种类和数量就越多，在体内存留的时间就越长，就越有利于诱导免疫系统产生免疫应答，从而表现出越强的免疫原性。

（三）分子结构

抗原分子的免疫原性并非与分子大小呈绝对正相关，分子结构的复杂性也与其免疫原性密切相关。抗原分子中某些氨基酸（如芳香族氨基酸）及一些特殊化学基团的含量、位置、立体结构及可接近性等都影响抗原分子的免疫原性。如由直链氨基酸构成的明胶分子，其分子量可达100kD，但其免疫原性很弱。若在其中引入少量的酪氨酸，即可明显增强其免疫原性。酪氨酸存在于抗原分子表面时抗原免疫原性较强，若存在于抗原分子内部，则表现出较弱的免疫原性。

（四）物理性状

一般情况下，颗粒性抗原比可溶性抗原免疫原性强，聚合状态蛋白质比单体蛋白质免疫原性强。将免疫原性弱的抗原或半抗原吸附在颗粒抗原表面，即可大大增强其免疫原性。

第三节 抗原的特异性

一、抗原决定簇

（一）抗原特异性

特异性是指物质之间的相互吻合性或针对性，是免疫系统最重要的特点，也是临床上进行特异性免疫学诊断和治疗的理论基础。抗原的特异性既体现在免疫原性上，又体现在免疫反应性上。分别表现为某一特定抗原只能刺激机体产生针对该抗原的活化淋巴细胞或抗体，且仅能与相应活化淋巴细胞或抗体发生特异性结合。

（二）抗原决定簇

抗原的特异性是由其含有的特殊化学基团所决定的，即抗原决定簇，又称为抗原表位。抗原通过抗原表位与相应淋巴细胞表面的抗原受体结合，从而激活免疫细胞。抗原表位也是抗原与相应抗体或活化淋巴细胞的结合位点。一个抗原分子可具有一种或多种不同的抗原表位，一种抗原表位只能激活一类淋巴细胞，产生一种抗体或活化淋巴细胞。根据激活淋巴细胞种类的不同，可将抗原表位分为T细胞表位和B细胞表位。T细胞表位大多是一段线性排列的短肽或糖基，即线性表位。B细胞表位主要是由序列上不相连的多肽或多糖残基在空间构象上相邻形成特定的表位，即构象表位，也可以是线性表位。

（三）抗原结合价

一个抗原分子中能与相应抗体发生特异性结合的抗原表位总数为抗原结合价。天然的大分子蛋白质通常为多价抗原，含有多种、多个抗原表位，能诱导机体产生多种特异性抗体。一个半抗原通常只含有一个抗原表位，为一价，只能与一种抗体或一类活化淋巴细胞结合。

二、共同抗原与交叉反应

天然抗原分子量较大、结构相对复杂，往往含有多种抗原表位。若不同的抗原分子中含有相同或相似的抗原表位，则称之为共同抗原或交叉反应抗原。同一种属或亲缘关系很近的物种之间的共同抗原称为类属抗原；不同种属之间的共同抗原称为异嗜性抗原。共同抗原中，一种抗原刺激机体产生的抗体或活化淋巴细胞能够与其他抗原发生结合的现象称为交叉反应（图11-3-1）。如链球菌含有和人心肌细胞相同的抗原表位，为异嗜性抗原。链球菌感染人后诱导机体产生的抗体和效应T细胞除了能与链球菌发生特异性结合外，还能与人心肌细胞发生结合，对其进行攻击，从而引发风湿性心脏病。

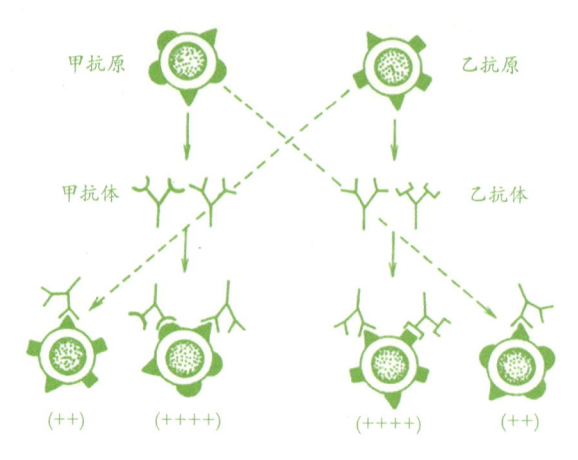

图11-3-1 共同抗原和交叉反应示意图

第四节 医学上重要的抗原

一、异种抗原

异种抗原是指来自另一物种的抗原，其免疫原性较强，容易引起较强的免疫应答，与医学相关的异种抗原主要有以下几类。

（一）病原生物

细菌、病毒、医学原虫等病原生物结构复杂，含有多种抗原表位。它们感染机体后能诱导机体产生特异性免疫应答和抗感染能力。因此可用减毒或无毒的病原生物制成疫苗，进行预防接种，以提高机体的免疫力。因不同的病原生物含有自身特异性抗原（如细菌菌体O抗原、鞭毛H抗原、荚膜抗原等），用免疫学的方法鉴定患者体内分离出来的病原微生物，可用于传染病的诊断。

（二）外毒素和类毒素

某些细菌在生长繁殖过程中分泌到体外的有毒物质称为外毒素。外毒素的化学成分主要是蛋白质，具有较强的免疫原性，能刺激机体产生相应的抗体，即抗毒素。但因其有较强的毒性，不能直接应用于人体。将外毒素用0.3%～0.4%的甲醛处理，去除毒性保留免疫原性制成类毒素，常用于刺激机体产生抗毒素，以预防由外毒素引起的疾病。常用的类毒素有破伤风类毒素、白喉类毒素等。

（三）动物免疫血清

临床上用于治疗外毒素疾病的抗毒素一般是用类毒素免疫动物（常用马），然后从动物的血液中分离、提纯，得到相应的抗毒素血清。这种异种动物的免疫血清对人具有双重效应：一方面作为抗体，可以中和相应的外毒素，起到治病作用；另一方面作为异种动物蛋白，其有较强的免疫原性，可引发超敏反应。因此在使用动物抗毒素血清之前必须做皮肤过敏试验。

二、同种异型抗原

同种异型抗原是指由于遗传基因的不同，存在于同一种属不同个体间的特异性抗原。人类重要的同种异型抗原有人类红细胞血型抗原和人类组织相容性抗原。

（一）人类红细胞血型抗原

存在于不同个体红细胞表面的不同抗原成分，迄今为止人类已发现的抗原系统有20多种，其中临床上应用最多是ABO血型系统和Rh血型系统。

1. ABO血型抗原　根据人类红细胞表面所含抗原A和抗原B的不同可将人类血型分为A型、B型、AB型和O型，不同血型个体的血清中存在与其红细胞表面抗原不发生反应的抗体（表11-4-1）。ABO血型不同的个体之间相互输血会引发溶血反应，临床上输血前要对输血者和供血者进行交叉配血。

表11-4-1　人类红细胞ABO血型系统

血　型	A型	B型	AB型	O型
红细胞表面抗原	抗原A	抗原B	抗原A和抗原B	无
血清中抗体	抗B抗体	抗A抗体	无	抗A抗体和抗B抗体

2. Rh血型抗原　将恒河猴红细胞免疫家兔后所得的免疫血清可凝集多数人的红细胞，此现象表明人体红细胞和恒河猴红细胞存在共同抗原，这种抗原被命名为Rh抗原。人类红细胞膜上具有Rh抗原者称为Rh^+血型，不具有Rh抗原者称为Rh^-血型。Rh^-血型者体内不存在天然抗Rh抗体，只有在Rh抗原刺激时才能诱导产生。如果母亲为Rh^-血型，胎儿为Rh^+血型，孕期胎盘损伤或分娩时胎盘剥离，致使胎儿Rh^+红细胞进入母体，刺激母体产生抗Rh抗体并通过胎盘进入胎儿体内，可引发新生儿溶血症。汉族人群Rh^+血型者占99%，故由此而来的新生儿溶血病很少见。

（二）人类组织相容性抗原

广泛存在于白细胞、血小板等所有有核细胞表面，能诱导移植排斥反应的分子称为组织相容性抗原，又称为移植抗原。人类的组织相容性抗原最早在白细胞表面发现，故又称为人类白细胞抗原（human leukocyte antigen，HLA）。编码组织相容性抗原的基因主要位于第6号染色体短臂上，称为主要组织相容性复合体（major histocompatibility complex，MHC）。MHC有三个基因区，从着丝点一侧起依次为Ⅱ类基因区、Ⅲ类基因区和Ⅰ类基因区。Ⅰ类基因区编码HLA-Ⅰ类抗原，存在于人类所有有核细胞表面；Ⅱ类基因区编码HLA-Ⅱ类抗原，主要存在于人类抗原提呈细胞和活化T细胞表面。HLA分子在医学上有广泛的应用，与器官移植、法医鉴定及某些疾病的诊断密切相关。

三、自身抗原

正常情况下自身成分对自身免疫系统不具有免疫原性，但在某些因素的影响下，自身成分也可诱导机体产生免疫应答，成为自身抗原。

（一）隐蔽的自身抗原

由于屏障结构的作用，与机体的血液和免疫系统相隔绝的自身组织成分称为隐蔽的自身抗原，如眼晶状体蛋白、眼葡萄膜色素、甲状腺蛋白、脑组织或精子等。由于机体在胚胎期尚未对其建立免疫耐受机制，当外伤、感染或手术等原因使这些隔离物质进入血液后即可诱发免疫应答，引起自身免疫性疾病。例如，超量的甲状腺球蛋白释放入血可引起过敏反应性甲状腺炎；精子抗原释放可导致男性不育症等。

（二）修饰的自身抗原

正常情况下，自身组织成分无免疫原性，但在病原生物感染、电离辐射或化学药物的影响下，自身组织结构可发生改变，形成新的抗原表位，从而刺激机体发生免疫应答，引发自身免疫性疾病。例如，某些患者服用甲基多巴后，其红细胞表面结构发生改变，成为自身抗原，从而引发自身免疫性溶血。

（三）异常免疫状态下的自身正常组织

正常情况下，机体内存在的针对自身成分的免疫细胞处于克隆清除状态。当免疫系统功能失调时，针对自身正常成分的免疫细胞被激活，从而针对自身的正常成分发生免疫应答，引起自身免疫性疾病。

四、肿瘤抗原

肿瘤抗原是指在细胞癌变过程中出现的新抗原或肿瘤细胞异常、过度表达的抗原物质。根据其表达特性可将其分为肿瘤特异性抗原和肿瘤相关性抗原。

（一）肿瘤特异性抗原

指肿瘤细胞特有或只存在于某种肿瘤细胞而不存在于正常细胞的一类抗原。如黑色素瘤相关排斥抗原可存在于不同个体的黑色素瘤细胞，但正常黑色素细胞不表达。

（二）肿瘤相关性抗原

指肿瘤细胞和正常细胞均可表达，但在细胞癌变时表达明显升高的抗原。此类抗原只表现出量的变化而无严格的肿瘤特异性。肿瘤相关抗原可分为病毒相关肿瘤抗原和胚胎性抗原。宫颈癌细胞内有单纯疱疹病毒Ⅱ型基因及抗原，此即为病毒相关肿瘤抗原；胎儿6周开始合成甲胎蛋白，出生后表达极低，而原发性肝癌患者血清中甲胎蛋白含量明显升高，此即为胚胎性肿瘤抗原，可辅助相关肿瘤的诊断。

案例回顾

1. 异嗜性抗原是一类与种属特异性无关，存在于人、动物、植物和微生物之间的共同抗原。乙型溶血性链球菌的某些抗原与人肾小球基底膜有共同抗原。因此此型链球菌感染后机体产生特异性抗体，能与人肾小球基底膜发生交叉反应，破坏肾小球基底膜，导致急性肾小球肾炎。

2. 异嗜性抗原在医学上有重要的意义。一方面与某些疾病的诊断有关，如引起斑疹伤寒的立克次体与变形杆菌OX19、OX2有共同抗原成分，临床上可采用变形杆菌为抗原，与斑疹伤寒患者的血清做凝聚试验，即外斐反应，进行辅助诊断。另一方面与人类某些免疫性疾病的发生有关，某些病原体的异嗜性抗原所引起的交叉反应可引发人类的自身免疫病，如本案例中的肾小球肾炎。

第十二章
免疫球蛋白与抗体

章前引言

19世纪80年代后期,生物学家们在研究病原菌的过程中发现白喉棒状杆菌分泌的一种白喉外毒素可引起疾病,进而发现再感染患者的血清中会产生杀菌素。19世纪90年代,冯·贝林和北里柴三郎发现,用灭活的白喉杆菌和破伤风外毒素使动物免疫后,动物血清里产生了可中和毒素的物质,即抗毒素或免疫血清。20世纪20年代,生物学家们观察到抗原可以被抗体所结合,并进一步发现抗体(antibody,Ab)。抗体是B细胞受到抗原刺激后,活化、增殖、分化为浆细胞所产生的一类能够与相应抗原发生特异性结合的球蛋白,主要存在于血清中,是介导体液免疫的重要效应分子。生物学家们用蛋白质电泳技术可将血清蛋白分为白蛋白及α、β、γ球蛋白区,抗体主要存在于γ球蛋白区,因此抗体又被称为γ球蛋白(丙种球蛋白)。

1968年和1972年,世界卫生组织和国际免疫联合会先后决定,将具有抗体活性或化学结构与抗体相似的球蛋白统一命名为免疫球蛋白(immunoglobulin,Ig)。根据存在部位不同,免疫球蛋白可分为分泌型和膜型两种,前者主要存在于血清、组织液和分泌液中;后者主要存在于B细胞的表面,称为膜表面免疫球蛋白(membrane immunoglobulin,mIg)。抗体和免疫球蛋白是两个不同范畴的概念,免疫球蛋白强调的是化学结构,抗体强调的则是生物学功能。抗体都是免疫球蛋白,但免疫球蛋白不一定是抗体。例如,骨髓瘤患者血清中存在异常增高的球蛋白,其结构与抗体相似,属于免疫球蛋白,但并不具有抗体活性。

学习目标

1. 能正确理解抗体和免疫球蛋白的概念及关系。
2. 能说出抗体的生物学作用及五类免疫球蛋白的特性与功能。
3. 能描述免疫球蛋白的基本结构、功能区及水解片段。
4. 列举人工制备抗体的类型，简述单克隆抗体在医学和生物学领域的作用。

思政目标

1. 学习科学前辈们求实创新的工作态度和严谨细致的工作作风，培养勤于思考、注重实践、细心观察的护理职业素养和工作习惯。
2. 树立全面的健康观和以人为本的护理理念，满足患者需求，提升护理水平。

案例导入

患儿男性，7岁，因反复咳嗽、发热入院就诊。患儿出生6个月以后，经常性感冒发热，肺部感染，常年感觉乏力。查体无异常。胸部X线片显示：胸腺明显萎缩，肺部大面积阴影。实验室检查：外周血B细胞数目极少而T细胞数目正常，血中丙种免疫球蛋白值极低，吞噬细胞功能正常。结合患者家族史发病情况，临床诊断为X连锁无丙种球蛋白血症。入院后定期给予静脉注射免疫球蛋白（400mg/kg），使血液中IgG值持续维持在500mg/kg以上，患者的症状获得明显改善，1周后出院。

思考题

1. 为什么患者血液中丙种球蛋白含量较低会引起肺部反复感染？护理工作中要注意哪些问题？
2. 患者注射丙种球蛋白后症状明显得到改善，那么健康的人注射免疫球蛋白能提高免疫力吗？

第一节　免疫球蛋白的化学结构

一、免疫球蛋白的基本结构

免疫球蛋白的基本结构是由四肽链分子组成。以单独的一个四肽链存在的免疫球蛋白称为单体。单体通过一定的连接方式聚合起来，则称为多聚体。常见的多聚体分为二聚体和五聚体。

（一）四肽链

四肽链由两条相同的重链（heavy chain，H）和两条相同的轻链（light chain，L）构成，重链之间及重链和轻链之间通过链内二硫键连接成"Y"形（图12-1-1）。

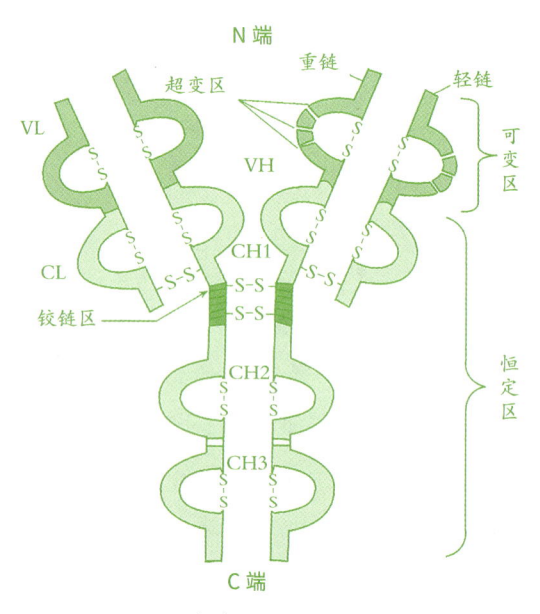

图12-1-1　免疫球蛋白单体结构示意图

1.重链　每条重链含有450~550个氨基酸残基，相对分子质量较大。根据重链恒定区氨基酸组成和排列顺序的不同，可将重链分为μ链、γ链、α链、ε链和δ链，分别构成IgM、IgG、IgA、IgE和IgD五类免疫球蛋白。同一类免疫球蛋白中，根据其重链的免疫原性和二硫键数量和位置的不同，又可分为不同亚类，如IgG可分为$IgG_{1~4}$四个亚类；IgA可分为IgA_1和IgA_2两个亚类。

2.轻链　每条轻链约含有214个氨基酸残基，相对分子质量较小。Ig的轻链有κ链和λ链两种，分别构成κ型和λ型免疫球蛋白。

（二）分区及功能

1.可变区　构成免疫球蛋白单体分子的四条多肽链都具有氨基端（N端）和羧基端（C

端）。通过分析不同免疫球蛋白的分子重链和轻链的氨基酸序列，发现重链和轻链靠近N端的约110个氨基酸序列变化较大，称为可变区（variable region，V区）。重链可变区用VH表示，约相当于重链的1/4；轻链可变区用VL表示，约相当于轻链的1/2。可变区是Ig分子特异性识别、结合抗原的区域。VH和VL中各有三个区域，其氨基酸组成和排列顺序高度可变，称为高变区（hypervariable region，HVR）或互补决定区（complementary determining region，CDR），是与抗原决定簇直接互补结合的部位（图12-1-2）。可变区中CDR以外的区域称为骨架区（framework region，FR），其氨基酸组成和排列顺序变化较小。

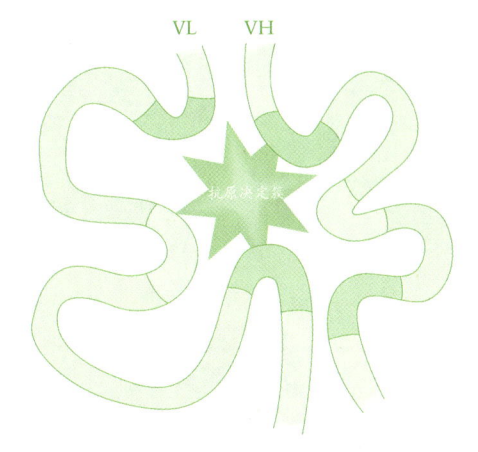

图12-1-2 超变区与抗原结合示意图

2.恒定区 四条肽链除去可变区以外剩余靠近C端的区域，其氨基酸组成和排列顺序相对稳定，称为恒定区（constant region，C区）。重链恒定区用CH表示，约相当于重链的3/4，由N端向C端可划分为CH1、CH2、CH3，IgM、IgE还多出一个CH4；轻链恒定区用CL表示，约相当于轻链的1/2。不同Ig分子相应肽链恒定区的氨基酸组成和排列顺序也不尽相同。IgM、IgG、IgA、IgE和IgD五类免疫球蛋白的区分就是依据重链恒定区氨基酸的组成和排列顺序的不同。

3.铰链区 在IgG、IgA和IgD单体CH1和CH2之间有一段富含脯氨酸的区域，称为铰链区。铰链区有弹性，易于伸展和弯曲，有利于两臂同时结合抗原。铰链区也是Ig分子重链间二硫键连接的部位。

4.各区的功能 VH和VL是抗原结合的部位。CH1和CL具有同种异型的遗传标志。IgG的CH2或IgM的CH3为补体结合部位，可与补体成分C1q结合，通过经典途径激活补体；IgG可借助CH2通过胎盘。IgG的CH3或IgE的CH2、CH3与相关细胞表面的Fc受体结合，发挥不同的生物学作用。

（三）其他结构

除了上述基本结构外，部分免疫球蛋白还有一些其他结构，如连接链和分泌片。

1.连接链 连接链（joining chain，J链）由124个氨基酸组成，分子量约15kD，由浆细胞合成。主要作用是将免疫球蛋白单体分子连接成二聚体、五聚体或多聚体。血液中IgM是由5个IgM单体分子通过二硫键和J链连接成的五聚体；黏膜表面的SIgA则是由2个IgA单体分子经J链连接而成的二聚体（图12-1-3）。

2.分泌片 分泌片（secretory，SP）是一种含糖的肽链，分子量约75kD，由黏膜上皮细胞合成。主要作用是介导分泌型IgA（secretory IgA，SIgA）分子从黏膜下转运至黏膜表面，并保护SIgA铰链区不被蛋白酶所水解。

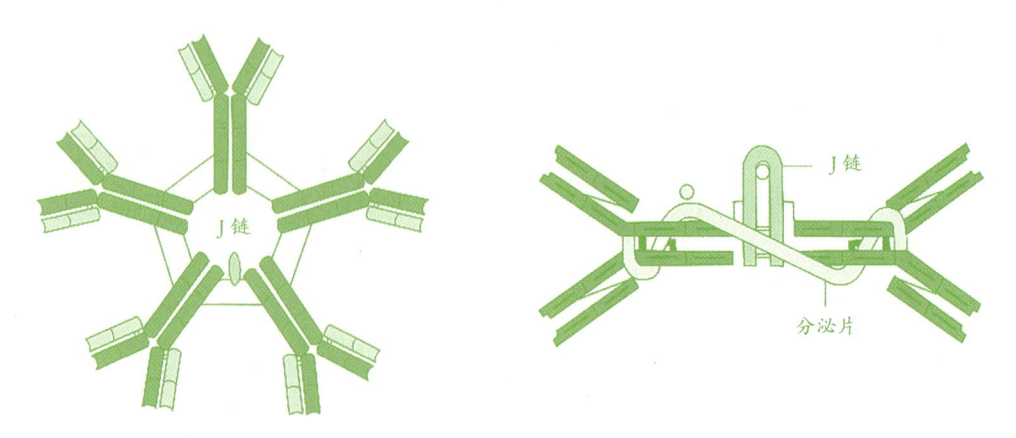

图12-1-3 免疫球蛋白的J链和分泌片

二、免疫球蛋白的水解片段

在一定条件下，Ig分子能被蛋白酶水解成不同的片段，这是研究Ig结构和功能的重要方法。常用的蛋白酶有木瓜蛋白酶和胃蛋白酶（图12-1-4）。

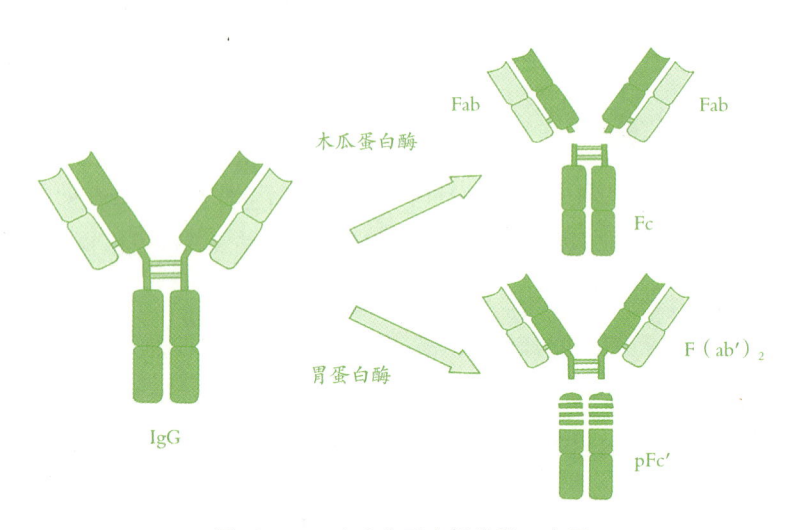

图12-1-4 IgG分子水解片段示意图

（一）木瓜蛋白酶水解片段

木瓜蛋白酶可水解Ig分子两重链间二硫键靠近N端的部位，将其水解成2个完全相同的抗原结合片段（fragment antigen binding，Fab）和1个可结晶片段（fragment crystallizable，Fc）。Fab片段包含整个轻链和重链的VH及CH1区，能够结合抗原，但仅能和一个抗原决定簇结合，为单价，不能引起凝集反应或沉淀反应。Fc片段是Ig分子与相应效应分子或细胞结合的部位。

（二）胃蛋白酶水解片段

胃蛋白酶可水解Ig分子两重链间二硫键靠近C端的部分，将其水解成一个较大的F（ab'）2片段和若干小片段pFc'。F（ab'）2片段含有2个抗原结合部位，为双价，可引发凝集反应和沉淀反应，同时去除了大部分Fc片段，避免了Fc片段免疫原性可能引起的不良反应，在临床和科研中有较大的应用价值。临床上常用此酶对破伤风抗毒素血清进行水解提纯，去除其Fc片段，减少超敏反应的发生。pFc'片段容易被降解，无生物学作用。

第二节　五类免疫球蛋白的特性与功能

五类免疫球蛋白在分子量、存在形式、血清水平、合成时间、生物学活性等方面具有不同特点，见表12-2-1。

表12-2-1　五类免疫球蛋白的主要理化特性和生物学活性比较

特　性	IgG	IgM	IgA	IgD	IgE
重链类型	γ	μ	α	δ	ε
分子量（kD）	150	950	160/400	184	190
主要存在形式	单体	五聚体	单体/二聚体	单体	单体
血清含（mg/mL）	9.5～12.5	0.7～1.7	1.5～2.6	0.03	0.0002
占血清总Ig（%）	75～80	5～10	10～15	0.3	0.02
开始合成时间	出生3个月	胚胎晚期	4～6个月	较晚	较晚
合成部位	脾、淋巴结	脾、淋巴结	黏膜相关淋巴组织	扁桃体、淋巴结	黏膜固有层
半衰期（天）	23	10	6	3	2.5
通过胎盘	+	-	-	-	-
经典途径活化补体	+	++	-	-	-
旁路途经活化补体	+（IgG4）	-	+	-	-
天然血型抗体	-	+	-	-	-
调理作用	+	+	+	-	-
结合SPA	+	-	-	-	-

(续表)

特 性	IgG	IgM	IgA	IgD	IgE
介导ADCC	+	—	—	—	—
结合肥大细胞和嗜碱性粒细胞	—	—	—	—	+
其他免疫作用	抗菌、抗病毒、抗毒素、自身抗体	早期防御作用，类风湿因子	—	—	—

（一）IgG

IgG以单体结构存在，人类含有四种亚类，分别是IgG1、IgG2、IgG3和IgG4，是血清和细胞外液中含量最多的Ig，占血清Ig总量的75%～80%。IgG半衰期最长，为20～23天，是临床上常用的丙种球蛋白的主要成分，使用时以2～3周注射一次为宜。婴儿出生后3个月其脾脏、淋巴结中的浆细胞即可合成IgG，3～5岁可接近成人水平。IgG易通过毛细血管壁，在体内分布广泛，是机体抵抗病原微生物感染的主要抗体，也是机体再次免疫应答的主要抗体。IgG是唯一能够通过胎盘的Ig，此自然被动免疫机制可对新生儿提供免疫防护。IgG可通过其Fc段以经典途径激活补体，还可以与巨噬细胞、NK细胞表面的Fc受体结合发挥调理作用和抗体依赖性细胞介导的细胞毒作用（antibody-dependent cell-mediated cytotoxicity，ADCC），并能与葡萄球菌蛋白质A蛋白结合，用于免疫诊断。某些自身免疫病中的自身抗体，如抗核抗体、抗甲状腺球蛋白抗体，以及引起Ⅱ、Ⅲ型超敏反应的抗体也属于IgG。

（二）IgM

IgM占血清免疫球蛋白总量的5%～10%。分泌型IgM为五聚体，分子量最大，被称为巨球蛋白，难以透过血管壁，主要存在于血液中。IgM是个体发育过程中最早合成和分泌的抗体，胚胎发育晚期的胎儿即可合成。如果脐带血中IgM升高，提示有宫内感染可能。IgM也是初次应答的主要抗体，半衰期为5天左右，因此出现早、消退快。若血清中检出IgM，表明可能有新近感染，有助于早期诊断。

五聚体IgM能结合5个抗原决定簇，具有很强的抗原结合能力；含有5个Fc片段，激活补体、调理吞噬及凝集颗粒抗原的能力较强。天然血型抗体为IgM，输血时若血型不符，可发生严重的溶血反应。IgM也是某些自身免疫病中的自身抗体，也可参与Ⅱ、Ⅲ型超敏反应。单体型IgM表达于B细胞表面，属膜型免疫球蛋白（膜型IgM，mIgM），是B细胞受体（BCR）的主要成分。未成熟B细胞的BCR完全由mIgM构成。

（三）IgA

IgA可分为血清型和分泌型两种。血清型为单体，主要存在于血清中，占血清Ig总量的10%～15%；分泌型IgA（SIgA）为二聚体，主要存在于胃肠道和支气管分泌液、初乳、唾液和泪液中。SIgA是外分泌液中主要的Ig，是参与黏膜免疫的主要成分，可以中和黏膜表面毒素，对防止新生儿呼吸道、胃肠道感染意义重大。婴儿可以从母亲乳汁中获取SIgA，这一自然被动免疫机制对婴幼儿抵抗呼吸道、消化道病原微生物感染具有重要意义，也是临床上提倡母乳喂养的重要原因。

（四）IgD

IgD可分为血清型和膜结合型（mIgD）两种，在正常人血清中含量很低，约占血清Ig总量的0.3%。IgD铰链区较长，容易被蛋白酶水解，半衰期较短。血清型IgD的生物学功能尚不清楚。mIgD存在于B细胞表面，构成BCR，是B细胞发育成熟的标志，成熟B细胞同时表达mIgM和mIgD。

（五）IgE

IgE为单体结构，主要由黏膜下淋巴组织中的浆细胞分泌，在血清中含量极低，仅占血清Ig总量的0.02%。IgE为亲细胞抗体，可通过CH2、CH3与肥大细胞、嗜碱性粒细胞表面的Fc受体结合，引发Ⅰ型超敏反应。IgE还可能与机体抗寄生虫免疫有关。

第三节 抗体的生物学作用

抗体作为介导体液免疫应答的重要免疫分子，具有多种生物作用（图12-3-1）。

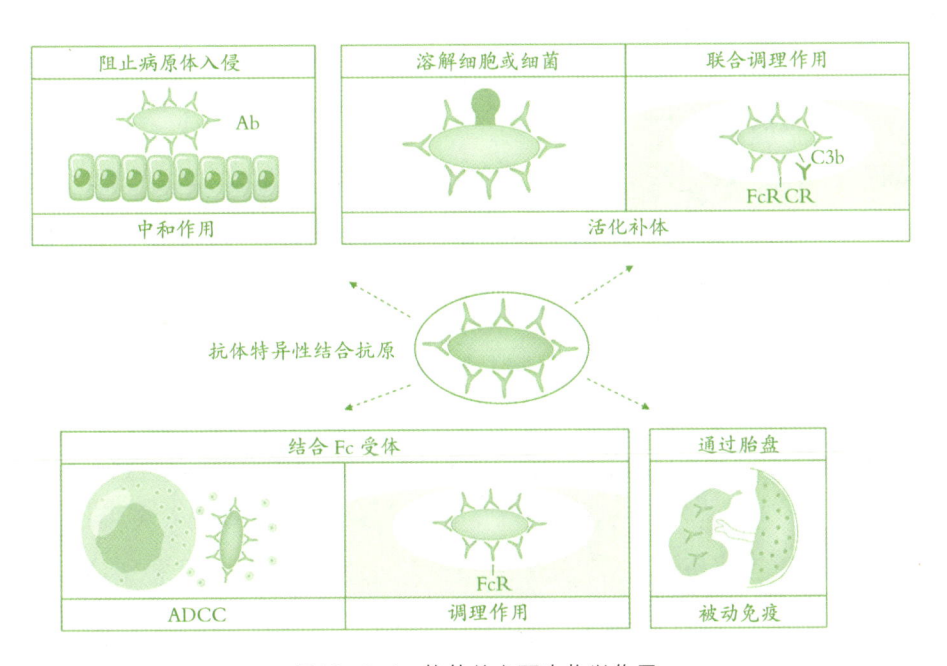

图12-3-1 抗体的主要生物学作用

（一）特异性结合抗原

抗体最主要的作用就是识别和结合抗原。抗体分子与相应抗原在体内结合可以阻断病原微生物及其毒素对靶细胞的黏附，起到中和毒素、阻断病毒入侵宿主细胞等免疫防御作用；在体外结合常用于抗原或抗体的检测和功能的判断。

（二）激活补体

IgG1、IgG2、IgG3和IgM结合相应抗原后，其构象改变，使存在于重链恒定区的补体结合位点暴露出来，从而通过经典途径激活补体，引起下游的一系列免疫应答。IgA和IgG4形成的聚合物可通过旁路途径激活补体。

（三）结合细胞表面的Fc受体

IgG、IgA和IgE特异性结合抗原后，通过Fc段与多种具有Fc受体的免疫细胞结合，引发不同的免疫学效应。

1. 调理作用　IgG，特别是IgG1和IgG3分子与相应抗原结合后，其Fc段与中性粒细胞、巨噬细胞表面相应结合，从而增强这些细胞对抗原的吞噬作用。

2. 抗体依赖性细胞介导的细胞毒作用　IgG的Fab段与靶抗原（病毒感染细胞、肿瘤细胞等）结合后，其Fc段与具有杀伤作用的细胞（自然杀伤细胞、中性粒细胞、巨噬细胞等）相应Fc受体结合，致使这些细胞激活，释放细胞毒性物质，直接杀伤靶抗原，此作用称为抗体依赖性细胞介导的细胞毒作用（ADCC）。

3. 介导Ⅰ型超敏反应　IgE的Fc段能够与肥大细胞、嗜碱性粒细胞表面的相应Fc受体结合，并使其致敏，当变应原再次进入机体并结合致敏细胞表面的IgE后，可刺激这些细胞合成并释放生物活性物质，从而引发Ⅰ型超敏反应。IgG和IgM与相应抗原结合后还可介导Ⅱ型和Ⅲ型超敏反应，从而对机体造成一定程度的免疫损伤。

（四）穿过胎盘和黏膜

IgG是唯一一种能够穿过胎盘被运送到胎儿血液循环系统的抗体，对新生儿抗感染具有重要作用。此外，在黏膜固有层浆细胞产生的IgA通过黏膜上皮细胞时形成SIgA，并转运至黏膜表面的分泌液之中，是呼吸道、消化道等黏膜局部免疫的主要因素。

第四节　人工制备抗体的类型

抗体是一类具有多种生物学作用的免疫分子，在疾病的诊断和防治中发挥重要作用，而人工制备抗体是大量获得抗体的重要途径。人工制备的抗体主要包括多克隆抗体、单克隆抗体和基因工程抗体。

(一) 多克隆抗体

传统抗体的制备主要是通过抗原免疫动物获得抗血清。天然抗原分子常含有多种不同的抗原决定簇，当其刺激机体时，会激活多个B细胞克隆，从而产生多种针对此抗原不同抗原决定簇的抗体混合物，称为多克隆抗体（polyclonal antibody，PcAb）。多克隆抗体可以从动物免疫血清、恢复期患者血清或免疫接种人群获取，其来源广泛，制备容易，能有效地结合抗原，发挥中和作用、调理作用及ADCC。但多克隆抗体是由同一抗原不同的抗原决定簇诱导产生，因而其特异性不高，容易发生交叉反应，限制了其在临床检验诊断和临床治疗中的应用。

(二) 单克隆抗体

由单一B细胞克隆杂交瘤细胞产生的，只针对某一种抗原决定簇所产生的均一的、高度特异性的抗体称为单克隆抗体（monoclonal antibody，McAb）。1975年，科勒和米尔斯廷采用体外细胞融合技术，将能分泌抗体而寿命较短的B细胞和不能产生抗体却能长期存活的骨髓瘤细胞融合，制备出世界第一个B细胞杂交瘤细胞株。此杂交瘤细胞既能在体外大量培养增殖后形成细胞克隆，又能产生完全相同的只针对某一抗原决定簇的单克隆抗体。单克隆抗体来源于同一细胞克隆，因此其重链、轻链及可变区氨基酸及排列顺序都完全相同，因此具有结构均一、纯度高、特异性强、较少有交叉反应发生等优点，广泛应用于疾病诊断、疾病治疗、生物制药等多方面。单克隆抗体一般是鼠源性的，其应用于人体后往往表现出较强的免疫原性，引起机体抗抗体的出现，限制了其在人体中的应用。

(三) 基因工程抗体

基因工程抗体是指利用重组DNA技术及蛋白质工程技术对编码抗体的基因按照不同需要进行加工改造和重新装配，经转染适当的受体细胞所表达的抗体分子。经过改造后的抗体保留了天然抗体的特异性和生物活性，降低了异源性带来的不良反应。随着基因工程技术和蛋白质工程技术的进步，基因工程抗体正逐步取代传统的动物源性单克隆抗体，成为临床应用和科研的主要工具。

目前基因工程抗体主要包括人源化抗体、全人源化抗体、小分子抗体和特殊基因工程抗体。人源化抗体包括人鼠嵌合抗体和CDR移植抗体。人鼠嵌合抗体主要是通过基因工程技术将人IgG的C区基因和鼠IgG的V区基因进行连接，后导入细胞内表达出含有人鼠共同成分（人源成分占80%，鼠源成分占20%）的抗体。这类抗体的特异性和亲和力与鼠源抗体相比没有变化，但免疫原性有所降低。是二代人源化抗体，它是在人源抗体的基础上，通过基因工程技术，用鼠抗体的三个互补决定区（CDR）取代人源抗体的三个互补决定区（CDR），从而使该类单克隆抗体对人的免疫原性大大降低。但由于抗体可变区的改变，CDR移植抗体与抗原的亲和力有所下降。全人源化抗体是最理想的抗体分子，不含任何鼠源成分，特异性强，亲和力不受影响，毒副作用小，已成为治疗性抗体药物发展的必然趋势。小分子抗体如单区抗体、单链抗体，是由抗体的抗原结合片段组建而成，分子量小，穿透力强，免疫原性低，有利于疾病的治疗。此外，一些具有特殊生物活性的基因工程抗体，如双特异性抗体、催化抗体、抗体融合蛋白等，通过基因工程改造还可以成为肿瘤精准治疗、病毒感染阻断的"生物导弹"。

案例回顾

1. X连锁无丙种球蛋白血症是由于人类B细胞发育障碍引起的原发性免疫缺陷病，也称为先天性低丙种球蛋白血症，仅男孩发病，发病率约为（6~10）/100万。由于患者外周血中缺乏B细胞和浆细胞，以致各类免疫球蛋白合成不足，导致机体抗感染能力下降，临床上以化脓性细菌感染为特征，常并发各种严重感染和贫血，口服脊髓灰质炎活疫苗可引起肢体瘫痪。因此，在护理工作中要将患儿安置在单间病房，做好消毒隔离，并限制探视人数以预防感染。患儿治疗需输入丙种球蛋白，同时要注意预防过敏反应的发生。

2. 从案例可以看出，免疫球蛋白对于健康是十分重要的，但一个健康人是不建议注射丙种球蛋白的。因为健康的人体内血液中本身就有一定含量的丙种球蛋白，通过静脉注射获得的免疫球蛋白是被动获得的，在人体内经过2~3周的代谢，大部分会被排出体外。此外，健康人注射免疫球蛋白也会破坏自身免疫平衡，对健康反而是不利的。

第十三章 补体系统

章前引言

19世纪末,继抗毒素发现之后,又很快发现了免疫溶菌现象。1894年,菲佛(Pfeiffer)用新鲜免疫血清在豚鼠体内观察到对霍乱弧菌的溶菌现象。包尔蒂(Bordet)发现如将新鲜免疫血清加热到60℃维持30分钟可丧失溶菌能力。他认为在新鲜免疫血清内存在两种不同的物质与溶菌作用有关:一种对热稳定的物质称为溶菌素即抗体,有特异性;另一种对热不稳定的物质可存在于正常血清中,为非特异性成分,称之为补体。

正常情况下,机体内各补体成分含量相对稳定,适度激活后可以发挥正常的生物学功能。但补体含量异常或激活异常,则会引发某些疾病。补体固有成分缺陷,特别是C3缺乏,可导致补体无法正常激活,使机体对病原体易感,并因IC清除障碍引发自身免疫病。补体调节成分缺陷可引起补体某些成分活化失控或补体异常激活,表现为强烈的炎症反应或自身细胞被攻击破坏,导致相应疾病的发生。如C1抑制物缺陷可致C1活化失控,促使C4和C2裂解过多,产生大量C2a,导致血管扩张、皮肤黏膜水肿。补体异常激活还与肾小球肾炎、系统性红斑狼疮等自身免疫病关系密切。

学习目标

1. 掌握补体系统的概念及生物学作用。
2. 熟悉补体系统的组成、补体的理化性质和三条激活途径。
3. 了解补体系统的命名及调节。

思政目标

1. 通过学习补体系统活化的调节机制，感受免疫系统的精妙，培养对生命的敬畏之情。
2. 树立全面、辨证的健康观念，培养科学的健康意识，提升护理职业素养。

案例导入

患者女性，27岁，因四肢、面部反复发作性水肿22年，复发1天，呼吸困难3小时入院。22年前，患者因碰撞皮肤而出现接触处皮肤黏膜局限性、非凹陷性、无痛性、非瘙痒性水肿。常以受压部位为起点，向远端蔓延，一般在24小时内达到高峰。水肿有明显自限性，3天内多可自行缓解。22年来，平均3～5个月发作1次。1天前进食羊肉后发作。其姐姐及女儿亦有类似发作史。体检：面部高度肿胀，皮肤发亮，眼睑水肿，眼裂呈缝隙状，双唇肿胀外翻，不能合拢，右上肢广泛肿胀。实验室检查：C4和C1抑制物均明显低于正常值。诊断：遗传性血管神经性水肿。

思考题

1. 本病的发病机制是什么？
2. 如何进行预防和护理？

第一节　补体系统的组成和性质

补体是存在于人和脊椎动物血清和组织液中的一组不耐热、经活化后具有酶活性、有精密调控机制的蛋白质反应系统。补体不是某种单一成分，包含补体、补体受体和补体调节分子，由30多种可溶性蛋白和膜结合蛋白组成，统称为补体系统。补体广泛参与机体抗感染及免疫调节，当其组成成分或活化机制异常时可引起免疫病理损伤，是体内具有重要生物学作用的效应系统和效应放大系统。

一、补体系统的组成

按照功能的不同可将补体分为补体固有成分、补体调节蛋白和补体受体三类。

1.补体固有成分　补体固有成分是指存在于血浆等体液中，参与补体激活连锁反应的补体成分。包括：①参与经典激活途径的C1q、C1r、C1s、C4、C2、C3、C5、C6、C7、C8和C9。②参与旁路激活途径的B因子、D因子。③参与甘露糖结合凝集素（MBL）激活途径的MBL及MBL相关丝氨酸蛋白酶（MASP）。

2.补体调节蛋白　补体调节蛋白是指能够通过调节补体激活途径中的关键酶来控制补体激活强度和范围的一类可溶性或膜结合性蛋白质。包括血浆中的备解素（P因子）、C1抑制物、I因子、C4结合蛋白、H因子以及表达于细胞膜表面的膜辅助蛋白、衰变加速因子和膜反应溶解抑制物等。

3.补体受体　补体受体是指表达于不同类型细胞表面，能与补体活性片段或调节蛋白结合来介导多种生物学效应的受体分子，包括CR1~CR5、C3aR、C5aR、C1qR、H因子受体（HR）等。

二、补体系统的命名

补体系统各组分的命名一般遵从以下规律：①参与补体经典激活途径的固有成分按其发现顺序依次命名为C1、C2、C3……C9。②补体系统其他成分以英文大写字母表示，如B因子、D因子、P因子等。③补体调节蛋白多以其功能命名，如C1抑制物、C4结合蛋白、衰变加速因子等。④补体活化后的裂解片段以该成分符号后附加小写英文字母表示，如C3a、C3b等。⑤灭活的补体片段在其符号前加英文字母i表示，如iC3b。

三、补体的理化性质

肝细胞和巨噬细胞是合成补体的主要细胞，其他器官的细胞也能合成补体的某些成分。补体分子的化学本质均为糖蛋白，多数属于β球蛋白，少数为α和γ球蛋白。血清中补体蛋白的总量相对稳定，约占血清蛋白总量的10%，但补体各组分在血液中的含量差异较大，其中以C3含量最高。在某些疾病中，补体蛋白总量或其中某一组分的含量会发生变化，因此检测体液中补体含量有助于一些疾病的诊断。

补体蛋白对热不稳定，加热56℃持续30分钟可使大部分补体丧失活性，称为灭活。即使在室温下，补体也较容易灭活，0~10℃其活性仅能保持3~4天，因此补体标本常保存在-20℃。紫外线、强酸、强碱、乙醇和蛋白酶等理化因素也较容易使其灭活，因此检测补体的活性时，必须采用新鲜的血液。

第二节 补体系统的激活与调节

一、补体系统的激活

补体是血清的固有成分，正常情况下是以无活性酶前体的形式存在。当受到某些化合物刺激后，补体各组分按一定的顺序依次激活。一种组分被激活后，其裂解产物往往又成为下一组分的激活剂，由此形成一系列级联反应，最终造成靶细胞溶解效应。补体激活主要有三种途径：经典激活途径、旁路激活途径和MBL激活途径。

（一）经典激活途径

经典激活途径又称传统激活途径，是体液免疫的主要效应机制之一。

1. 激活物　抗原和抗体（IgG或IgM）结合形成的免疫复合物是经典途径的主要激活物。

2. 激活过程　经典途径的激活过程包括识别阶段、活化阶段和膜攻击阶段（图13-2-1）。

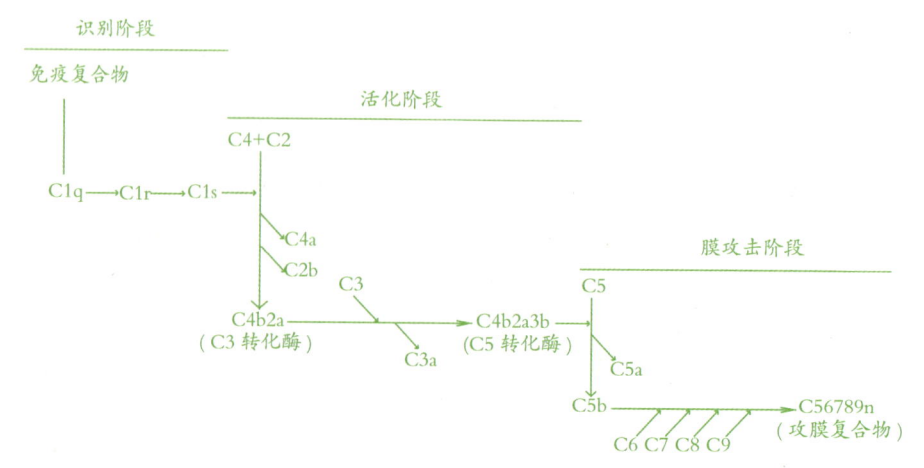

图13-2-1　补体系统经典激活途径示意图

（1）识别阶段：C1是由1个C1q、2个C1r和2个C1s借助Ca^{2+}结合形成的大分子。C1q为六聚体，每个亚单位的头部能与免疫复合物中抗体Fc段的补体结合位点结合（图13-2-2）。当抗原和抗体结合形成免疫复合物时，2个以上的C1q头部与免疫复合物中的补体结合位点结合后，C1q构象就会发生变化，进而激活C1r，活化的C1r再进一步激活C1s。

（2）活化阶段：活化的C1激活补体系统的其他成分，此阶段主要包括C3转化酶（C4b2a）和C5转化酶（C4b2a3b）的形成。

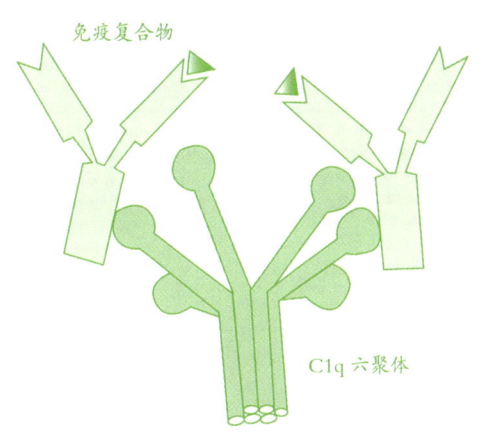

图13-2-2　C1q分子结构示意图

1) C3转化酶的形成：C1s将C4裂解为C4a和C4b，C2先与C4b结合形成复合物，显露出其酶活性部位。C1s裂解C2为大片段的C2a和小片段的C2b，C2a可与C4b形成C4b2a，即经典途径的C3转化酶。

2) C5转化酶的形成：C4b2a裂解C3产生小片段的C3a和大片段的C3b。C3b可与C4b2a结合形成C4b2a3b，即经典途径的C5转化酶。

（3）膜攻击阶段：C5转化酶（C4b2a3b）裂解C5后，继续作用于后续补体成分，最终导致靶细胞裂解。

1) 攻膜复合物的形成：C5转化酶可裂解C5为C5a和C5b，C5a游离于液相，C5b结合于细胞表面并与C6、C7结合形成C5b67复合物插入靶细胞膜脂质双分子层中。C5b67复合物可高亲和力结合C8，形成C5b678复合物，牢固的插入靶细胞膜内，使靶细胞膜轻度受损。12~15个C9分子结合于C5b678上，形成C5b6789n复合物，即补体的攻膜复合物（membrane attack complex，MAC）。

2) MAC对靶细胞的裂解：MAC贯穿整个细胞膜，形成内径约11nm的亲水性跨膜通道，使小的可溶性分子、离子及水分子自由透过胞膜，但蛋白质等大分子不能透过胞膜，最终导致靶细胞内渗透压降低，细胞逐渐肿胀并最终破裂。

（二）旁路激活途径

旁路激活途径又称替代激活途径，是机体在感染早期的重要防御机制（图13-2-3）。

1.激活物　某些细菌、脂多糖、酵母多糖、葡聚糖、凝聚的IgA和IgG4等物质可经旁路途径激活补体。

2.激活过程　C3是启动补体旁路激活途径的重要分子。经典途径中产生或机体自发产生的C3b可与B因子结合形成复合物，血清中的D因子可将复合物中的B因子裂解为小片段Ba和大片段Bb。Ba释放入液相，Bb附着在C3b上形成有活性的C3bBb，此即旁路途径的C3转化酶。C3bBb极容易降解，而血清中的备解素与之结合后可使其稳定。在激活物存在的情况下，旁路

245

途径的C3转化酶可裂解C3为C3a和C3b，从而产生更多的C3b。C3b又可以形成更多的C3转化酶，从而形成旁路途径的放大效应。

C3bBb裂解C3产生的部分C3b可与C3bBb结合形成C3bBb3b（或称C3bnBb），该复合物可裂解C5，即为旁路途径的C5转化酶。其后的反应过程与经典途径相同。

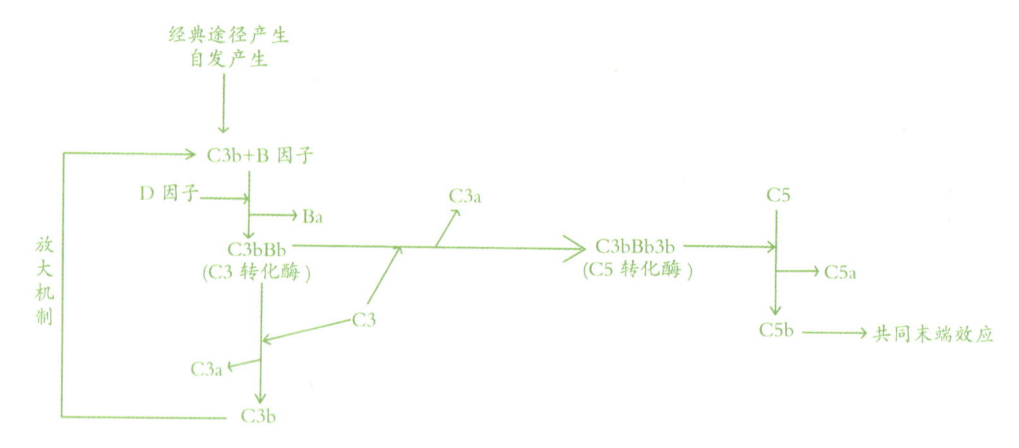

图13-2-3 补体系统旁路激活途径示意图

（三）MBL 激活途径

MBL激活途径又称凝集素途径，由病原微生物感染所产生的急性期蛋白甘露糖结合凝集素（mannose-binding lectin, MBL）直接识别多种病原生物表面的N氨基半乳糖或甘露糖，进而激活MBL相关丝氨酸蛋白酶（MBL associated serine protease, MASP），介导一系列级联酶促反应（图13-2-4）。

1.激活物　细菌表面的N氨基半乳糖或甘露糖等结构是MBL激活途径的主要激活物。

2.激活过程　血浆中的MBL识别并结合病原微生物表面的N氨基半乳糖和甘露糖等结构，激活与之相连的MASP。活化的MASP可分为MASP1和MASP2两类。MASP2类似经典途径中的C1s，可酶解C4和C2分子，形成经典途径的C3转化酶C4b2a，其后的反应过程与经典途径相同。

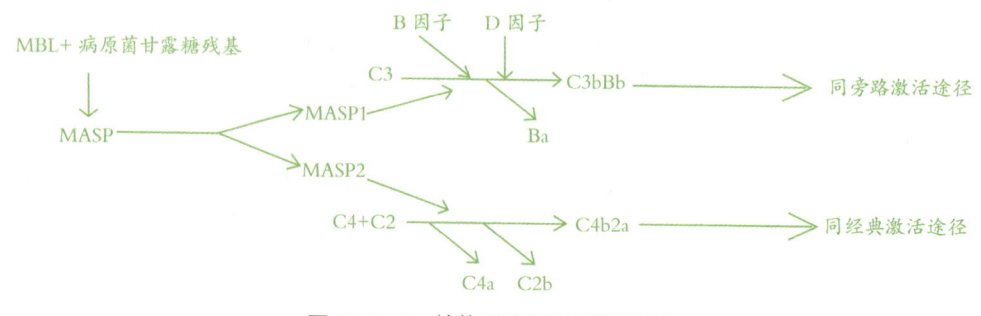

图13-2-4 补体系统MBL激活途径

此外，MASP1可直接酶解C3产生C3b，在D因子和P因子的参与下，形成旁路途径C3转化酶C3bBb，其后的反应过程与旁路途径相同；补体系统MBL激活途径对经典激活途径和旁路激活途径有交叉促进作用。

（四）补体系统三条激活途径的比较

补体系统作为机体相对独立的一种免疫防御机制，其经典激活途径、旁路激活途径和MBL激活途径的激活物和激活过程各不相同（图13-2-5），但存在共同的末端效应，并且不同的激活途径彼此间还存在着交叉（表13-2-1）。

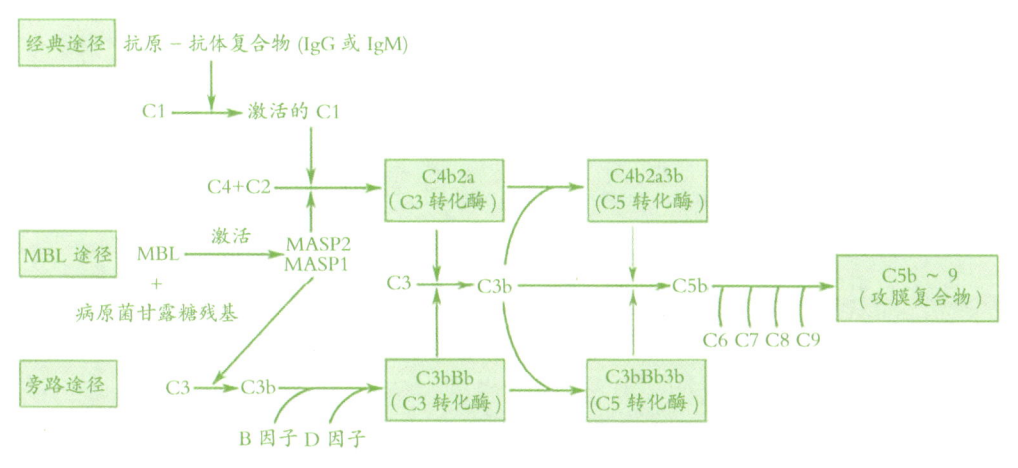

图13-2-5 补体系统三条激活途径比较

表13-2-1 三条补体激活途径的比较

	经典途径	旁路途径	MBL途径
激活物	免疫复合物	细菌脂多糖、酵母多糖等菌体成分	N-氨基半乳糖、甘露糖等
起始分子	C1q	C3b	MBL
参与成分	C1～C9	C3、C5～C9、B因子、D因子、P因子	MBL、MASP、C2～C9
C3转化酶	C4b2a	C3bBb	C4b2a、C3bBb
C5转化酶	C4b2a3b	C3bBb3b	C4b2a3b、C3bBb3b
意义	体液免疫的效应机制，感染后期或再次感染的防御机制	固有免疫的效应机制，早期抗感染机制	固有免疫的效应机制，感染急性期的防御机制

二、补体系统的调节

补体系统各组分被激活后才能发挥其生物学作用。补体系统的过度激活会降低机体的抵抗能力，引发炎症反应，甚至对自身组织细胞造成损伤，因此在正常的机体内存在着精细、严密的补体激活调控机制。通过补体自身的调控和补体调控因子的作用，控制级联酶促反应过程中关键分子的酶活性及MAC组装等步骤来实现对补体系统激活的调控。

（一）补体自身的调节

补体激活过程中的某些中间产物极不稳定，很容易降解，成为限制补体过度激活的重要因素。如C4b、C3b和C5b及C3转化酶（C4b2a或C3bBb）等成分极易衰变，从而限制后续成分的活化和下游反应的进行。

（二）补体调控因子的作用

1.针对经典途径的调节　C1抑制物、补体受体1（CR1）、C4结合蛋白等均可阻断经典激活途径C3转化酶和C5转化酶的形成或促使其解离，抑制补体系统的激活。

2.针对旁路途径的调节　H因子、CR1分子和MCP均可抑制旁路途径C3转化酶和C5转化酶的合成或促使其解离，也可以作为辅助因子，促进I因子对C3b的裂解作用，抑制补体系统的激活。

3.针对MAC的调节　C8结合蛋白、S蛋白和凝集素等调控分子可以阻碍膜攻击复合物的组装或促使MAC从靶细胞膜上解离，从而限制MAC的溶细胞作用，对补体的激活起到抑制作用。

第三节　补体系统的生物学作用

补体系统除了活化形成MAC，引起靶细胞的溶解外，还能在激活过程中形成大量不同种类的裂解片段。这些裂解片段通过和不同的受体结合，从而发挥不同的生物学作用，见表13-3-1。

表13-3-1　补体成分及其裂解产物的主要生物学作用

补体成分或裂解片段	生物学作用	作用机制
C3a、C4a、C5a	过敏毒素	刺激肥大细胞或嗜碱性粒细胞释放组胺等生物活性物质，引起小血管平滑肌收缩、毛细血管扩张等
C3b	免疫黏附	与IC结合形成复合物，黏附于红细胞或血小板表面，有利于IC的清除
C3b、C4b	调理作用	与中性粒细胞或巨噬细胞表面的相应受体结合，促进其对病原生物的吞噬
C5a	趋化作用	促使中性粒细胞、单核-巨噬细胞向炎症部位聚集，增强吞噬作用
C5～C9	溶菌、杀菌作用	形成MAC，使细胞膜穿孔，引起靶细胞死亡
C3b、CR1	免疫调节	参与抗原提呈，促进免疫细胞增殖，调节多种免疫细胞的免疫效应

（一）细胞溶解作用

补体系统三条激活途径最终都形成了MAC，其结合在靶细胞膜上介导细胞溶解，这对于机体抵抗病原生物的入侵意义重大。

（二）调理作用

补体系统在激活过程中所产生的C3b、C4b能与表达相应受体的巨噬细胞、中性粒细胞结合，增强其吞噬作用，称为补体的调理作用。C3b、C4b这些分子称为调理素，可促进吞噬细胞对靶细胞的吞噬，帮助机体清除抗原异物。

血液中的免疫复合物可与补体激活后产生的C3b结合形成复合物，其与表达C3b受体的血细胞发生黏附，并通过血液循环转运至肝或脾，并被局部的吞噬细胞所清除，此种效应称为免疫黏附作用，是机体清除免疫复合物的一种重要方式。

（三）清除免疫复合物

补体成分与抗体Fc段结合，改变抗体分子的空间构象，抑制其与抗原的结合，同时也可干扰不同抗体分子Fc段之间的相互作用，从而抑制免疫复合物的形成或使已形成的免疫复合物解离；补体还可通过免疫黏附作用清除免疫复合物。

（四）炎症介质作用

1.过敏毒素作用　补体系统在活化过程中产生的C5a、C3a等片段称为过敏毒素，可以与肥大细胞和嗜碱性粒细胞表面的相应受体结合，触发这些细胞脱颗粒、释放组胺等炎性介质，介导局部炎症反应。

2.激肽样作用　C2a具有扩张血管、增强血管通透性，引起炎症性充血的激肽样作用，又被称为补体激肽。

3.趋化作用　C5a还有很强的趋化性，可诱导中性粒细胞表达黏附分子，并吸引表达C5a受体的吞噬细胞向组织炎症部位聚集，增强炎症反应。

案例回顾

1.本病是由于C1酯酶抑制物水平降低或功能异常所致的常染色体显性遗传病，主要是由于C1酯酶抑制物缺乏或无功能时血清中生成活化的C1酯酶量过高，增强血管通透性，影响凝血因子Ⅶ的生成，导致皮肤、呼吸道和胃肠黏膜水肿及出血。

2.对于C1抑制物缺陷者，可使用雄性激素类药物治疗，促进C1抑制物的合成。对于发育期症状严重的儿童、雄激素治疗无效或不耐受其不良反应的患者，可使用抗纤溶制剂。因为本病例为常染色体显性遗传病，需长期服用药物进行预防治疗，在护理工作中应加强对患者的心理疏导，对出现的不适症状采取对症治疗，减少患者痛苦，提升生活质量。

第十四章
主要组织相容性复合体及其编码分子

章前引言

　　主要组织相容性复合体（major histocompatibility complex，MHC）是一组编码动物主要组织相容性抗原的基因群的统称。1936年，乔治·斯内尔（George Snell）在进行小鼠移植实验时发现从小鼠红细胞表面提取的第二组抗原与小鼠的移植排斥反应有关，并将这组决定移植成功与否的抗原称为组织相容性抗原-2，其编码基因称为组织相容性复合体-2（histocompatibility-2，H-2）。H-2复合体即小鼠的MHC。1958年，让·多塞（Jean Dausset）等发现，多次接受输血的患者、多数产妇和用同种白细胞免疫的志愿者血清中，存在不同特异性的白细胞抗体，用这些抗体可鉴定出许多不同特异性的白细胞抗原，称为人类白细胞抗原（human leukocyte antigen，HLA）。通过家系和人群遗传分析发现，人类MHC位于第6号染色体上，称为HLA复合体。1980年，斯内尔、多塞、贝纳塞拉夫（Benacerraf，发现并证明Ir基因存在于MHC中）因在免疫遗传学领域做出的突出贡献被授予诺贝尔医学奖或生理学奖。

学习目标

1. 能简述主要组织相容性复合体（HLA复合体）的基因结构。
2. 能说出HLA抗原分子的功能及临床意义。

思政目标

1. 通过了解主要组织相容性复合体的发现史，培养护理专业学生的创新精神。
2. 通过学习HLA抗原分子的功能及临床意义，培养护理专业学生科学严谨的精神。

案例导入

患者男性，29岁，因双眼角膜白斑于2001年11月29日和12月24日先后进行左、右眼部分穿透性角膜移植术。角膜白斑直径约7.5mm，周围有6～7条新生血管深入白斑。术前双眼视力均为60cm指数。采用较新鲜急死供体材料，植片直径均为7.5mm。在显微镜下用10-0尼龙线做连续缝合，达到良好的水密状态。术后全身及局部给予抗生素及皮质激素约1周，术后经过良好，未发生明显并发症。术后1个月，双眼视力均达0.7。术后1年6个月，患者自觉右眼红痛伴视力下降，眼科检查发现右眼球结膜轻度混合充血，角膜水肿、混沌，局部内皮增厚，未见排斥线，KP（-），前房闪辉（-），视力0.06。

思考题

1. 患者的临床诊断是什么？是由什么原因引起的？
2. HLA与器官移植的关系如何？怎样才能降低移植排斥反应的发生？

第一节 人类主要组织相容性复合体

组织相容性是指器官或组织移植时，供者与受者相互接受的程度；如果相容，就不会互相排斥，不相容则会出现排斥反应。发生排斥反应的原因是供者和受者细胞表面某种分子结构不同，这种位于细胞表面且能诱导移植排斥反应的分子就称为组织相容性抗原，又称为移植抗原。人类的组织相容性抗原最早在白细胞表面发现，故又称为人类白细胞抗原（HLA）。

（一）主要组织相容性复合体（HLA复合体）的基因结构

组织相容性抗原分布广泛，主要存在于白细胞、血小板等所有有核细胞表面。其构成复杂，有很强的个体特异性，其中能引起迅速而强烈排斥反应的称为主要组织相容性抗原，其余的称为次要组织相容性抗原。编码主要组织相容性抗原的基因群就称为主要组织相容性复合体（MHC）。

人类的MHC称为HLA基因复合体，位于第6号染色体短臂6p21.31内，全长3 600kb，共有224个基因座位，其中128个为有功能基因座，可表达蛋白分子。HLA基因复合体可分为三类，从着丝点一侧依次为HLA-Ⅱ类基因、HLA-Ⅲ类基因和HLA-Ⅰ类基因（图14-1-1），是具有多态性的紧密连锁的基因群。HLA-Ⅰ类基因由经典Ⅰ类基因座（HLA-Ⅰa）即A、B、C和非经典Ⅰ类基因座（HLA-Ⅰb）即E、F、G等组成。HLA-Ⅱ类基因由经典的DP、DQ、DR和参与抗原加工提呈的DM、TAP、PSMB等基因座组成。HLA-Ⅲ类基因包括补体基因C2、B、C4及参与炎症反应的基因TNF、LTA、LTB和HSP等基因座。

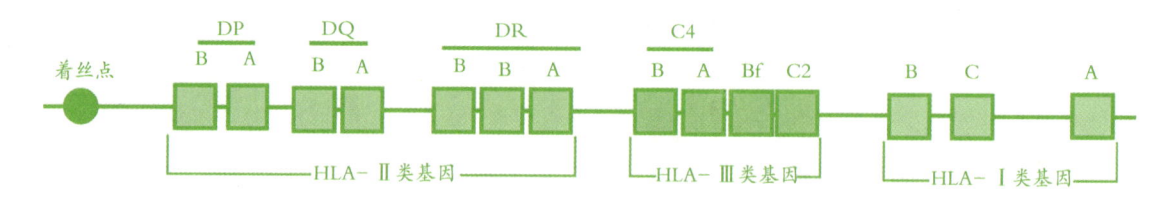

图14-1-1　HLA基因复合体结构示意图

HLA基因分为两种类型，一种是经典的Ⅰ类基因和经典的Ⅱ类基因，它们的产物具有抗原提呈功能，显示极为丰富的多态性，直接参与T细胞的激活和分化，参与适应性免疫应答；另外一种是免疫功能相关基因，包括传统的Ⅲ类基因，以及新进确认的多种基因，它们或参与调控固有免疫应答，或参与抗原加工，不显示或仅显示有限的多态性。

（二）HLA复合体的遗传特征

HLA复合体作为一个调控机体免疫应答功能的重要基因群，通过其本身的遗传特点，将其优势基因代代相传。

1.单元型遗传　遗传学上将紧密连锁在一条染色体上的基因称为一个单体型。子代一对单体型，总是一条遗传自父方，一条遗传自母方，与父母的完全相同；而同胞之间HLA单体型完全相同的概率为25%。

2.共显性表达　指一对同源染色体或两条单体型上同一座位的一对等位基因都是显性基因，均有表达功能。

3.多态性　随机婚配的群体中单个基因座存在两个以上不同等位基因的现象。高度多态性是HLA最显著的遗传特点。

4.连锁不平衡　在一群体中，不同基因座上某两个基因连锁在同一条染色体（单体型）上的频率与期望值不符的现象。

第二节　HLA 抗原分子

一、HLA 抗原分子的分布

HLA-Ⅰ类基因主要编码HLA-Ⅰ类分子，HLA-Ⅱ类基因主要编码HLA-Ⅱ类分子。HLA-Ⅰ类分子分布于所有的有核细胞表面，HLA-Ⅱ类分子仅表达于淋巴组织中一些特定细胞的表面，如专职性APC（包括单核-巨噬细胞、树突状细胞和B细胞）、胸腺上皮细胞和活化的T细胞等。经典的HLA-Ⅰ类分子和HLA-Ⅱ类分子在组织分布、结构和功能上的特点不同（表14-2-1）。

表14-2-1　HLA-Ⅰ类分子和HLA-Ⅱ类分子的结构差异

	分子结构	肽结合区域	表达特点	组织分布	功　能
HLA-Ⅰ类分子	α链+β$_2$微球蛋白	α$_1$+α$_2$	共显性	所有有核细胞表面	识别和提呈内源性抗原肽，与共受体CD8结合，对CTL识别抗原肽起MHC限制作用
HLA-Ⅱ类分子	α链+β链	α$_1$+β$_1$	共显性	APC、活化的T细胞	识别和提呈外源性抗原肽，与共受体CD4结合，对Th识别抗原肽起MHC限制作用

二、HLA 抗原分子的功能及临床意义

（一）HLA 抗原分子的功能

1.作为抗原提呈分子参与适应性免疫应答　经典的MHC-Ⅰ类分子和MHC-Ⅱ类分子通过提呈抗原肽激活T淋巴细胞，参与适应性免疫应答。T细胞以其TCR对抗原肽和自身MHC分子进行双重识别，即T细胞只能识别自身MHC分子提呈的抗原肽。CD4$^+$Th细胞识别MHC-Ⅱ类分子提呈的外源性抗原肽，CD8$^+$CTL识别MHC-Ⅰ类分子提呈的内源性抗原肽。

2.作为调节分子参与固有免疫应答　经典的Ⅲ类基因编码补体成分，参与炎症反应和对病原体的杀伤，与免疫性疾病的发生有关。非经典Ⅰ类基因和MICA基因产物可作为配体分子，

以不同的亲和力结合激活性和抑制性受体,调节NK细胞和部分杀伤细胞的活性。炎症相关基因编码的多种分子如TNF-α等参与机体炎症反应。

(二) HLA 与临床医学

1. **HLA与器官移植** 器官移植的成败主要取决于供、受者间的组织相容性,其中HLA等位基因的匹配程度尤为重要。组织相容性程度的确定,涉及对供者和受者分别做HLA分型和进行供受者间交叉配合试验。器官移植术后测定血清中可溶型HLA分子的含量,有助于检测移植物的排斥危象。

2. **HLA分子的异常表达和临床疾病** 所有有核细胞表面表达HLA-Ⅰ类分子,但恶变细胞Ⅰ类分子的表达往往减弱甚至缺如,导致不能有效地激活特异性$CD8^+CTL$,造成肿瘤免疫逃逸。当机体发生某些自身免疫病时,原先不表达HLA-Ⅱ类分子的某些细胞,如胰岛素依赖性糖尿病中的胰岛β细胞、乳糜泻中的肠道细胞、萎缩性胃炎中的胃壁细胞等,可被诱导表达Ⅱ类分子,促进免疫细胞的过度活化。

3. **HLA和疾病关联** HLA等位基因是决定人体对疾病易感程度的重要基因。带有某些特定HLA等位基因或单体型的个体易患某一疾病或对该疾病有较强的抵抗力,称为HLA和疾病关联。典型的例子就是强制性脊髓炎,患者中HLA-B27抗原阳性率高达58%~97%,而在健康人群中,仅为1%~8%,由此认为带有B27等位基因的个体易患此病。与HLA关联的疾病多达500余种,以自身免疫病为主,也包括一些肿瘤和传染性疾病,对HLA关联疾病的认识有助于相关疾病的预测和防治。

4. **HLA与亲子鉴定和法医学** HLA系统所显示的多基因性和多态性,意味着两个无亲缘关系的个体之间,在所有HLA基因座上拥有相同等位基因的机会几乎等于零,并且每个人所拥有的HLA等位基因类型一般终身不变。据此,HLA基因分型已在法医学上被用于亲子鉴定和对死亡者身份进行确定。

案例回顾

1. 案例中患者视力下降的原因就是宿主抗移植物反应,导致移植的右眼角膜白斑受到免疫排斥,引起组织损伤和功能受损。

2. 器官移植手术的成败主要取决于供体和受体间的组织相容性,HLA等位基因的匹配程度是影响组织相容性的关键,在进行器官移植手术之前要进行供者和受者的HLA分型和交叉配合试验。目前PCR基因分型技术的普及、计算机网络的应用、无亲缘关系个体骨髓库和脐血库的建立,均提高了HLA相匹配供受者选择的准确性和配型效率。

第十五章 免疫应答

章前引言

20世纪70年代，佩尼斯（Pernis）等用免疫荧光法证明了淋巴细胞膜Ig受体的存在并认为是B细胞的特征。费尔德曼（Feldman）等用半抗原载体效应证明了T细胞和B细胞在抗体产生中的协同作用。乌纳努埃（Unanue）等证明了巨噬细胞在免疫应答中的作用，它是参与机体免疫应答的第三类细胞。上述研究证明了机体免疫应答的发生是由多细胞相互作用的结果。免疫应答是指机体通过免疫系统对非己抗原进行识别，并通过免疫系统的一系列生理生化反应，对非己抗原进行清除的全过程。

根据参与成分和应答方式的不同，免疫应答可分为非特异性的固有免疫应答和特异性的适应性免疫应答。适应性免疫应答具有特异性，根据参与免疫应答的免疫活性细胞种类和效应机制的不同，又可分为体液免疫和细胞免疫。体液免疫由B细胞介导，以抗体为主要效应成分；细胞免疫由T细胞介导，以效应T细胞为主要效应成分。免疫应答是由多种免疫细胞和免疫分子共同参与的连续过程，为了叙述和理解的方便，通常将免疫应答分为抗原提呈和识别阶段，免疫活性细胞的活化、增殖、分化阶段，及免疫效应阶段。适应性免疫应答会表现出特异性、记忆性、放大型和MHC限制性。机体通过免疫应答维持机体的生理平衡和内环境的稳定，免疫应答一旦出现异常，对非己抗原不应答或对自身正常成分产生应答，都会对机体正常生理功能造成影响，甚至引发相应的疾病。

> **学习目标**
>
> 1. 掌握固有免疫系统的组成及作用。
> 2. 熟悉细胞免疫和体液免疫的生物学过程。
> 3. 熟悉抗体产生的一般规律及其医学意义。
> 4. 列举适应性免疫的抗感染作用。

> **思政目标**
>
> 1. 通过学习机体免疫应答机制，感受免疫系统的精妙，培养对生命的敬畏感情。
> 2. 树立全面的健康观念，培养科学的健康意识，提升护理职业素养。

> **案例导入**
>
> 患儿男性，4个月，反复发热伴呕吐13天。入院时查体：体温38.4℃，脉搏140次/分，呼吸44次/分，精神差，易激惹，前囟0.8cm×0.8cm，张力稍高，眼神欠灵活。白细胞计数 $29.6×10^9/L$，中性粒细胞77%，脑脊液混浊，脑脊液细菌培养阳性，细菌鉴定为脑膜炎球菌。诊断为化脓性细菌性脑脊髓膜炎。

> **思考题**
>
> 1. 人体对抗病原生物的屏障结构有哪些？病原生物侵入机体后，机体如何开展免疫应答反应？
> 2. 针对婴幼儿，应开展怎样的护理措施来减少感染？

第一节 固有免疫应答

一、固有免疫系统的组成及作用

固有免疫也被称为非特异性免疫、先天性免疫，是机体在长期种系发生和进化过程中与微生物接触逐步建立起来的防御功能。主要有组织屏障结构、固有免疫细胞和固有免疫分子构成。

（一）组织屏障结构及作用

1.皮肤和黏膜　健康、完整的皮肤和黏膜是机体阻止病原生物入侵的第一道防线，可通过以下三种途径对抗病原生物的入侵。

（1）机械阻挡与排除作用：皮肤的机械阻挡、体表上皮细胞的脱落更新、呼吸道黏膜表面纤毛的定向摆动及泪液、唾液、支气管分泌液或尿液的冲洗作用，均可不同程度的阻挡、清除病原生物的入侵。一旦皮肤和黏膜受损，机体就容易感染。

（2）分泌杀菌物质：皮肤和黏膜的分泌物具有一定的杀菌和抑菌作用，帮助机体对抗病原生物的入侵。如皮肤皮脂腺分泌的脂肪酸，汗腺分泌的汗液及胃黏膜产生的胃酸均具有杀菌作用。若机体相应腺体受损，会引起机体对某些细菌易感。

（3）正常菌群的拮抗作用：在人体与外界相通的腔道内有大量正常菌群的存在，它们在数量上占优势，对病原微生物的生长起到拮抗作用。一旦菌群失调，会引起机体不同程度的病理损伤。

2.血-脑屏障　血-脑屏障由软脑膜、脑毛细血管壁和包在血管壁外的星形胶质细胞构成，能有效阻止血液中病原生物及其他大分子毒性物质进入脑组织和脑脊液，保护中枢神经系统免受感染。婴幼儿血-脑屏障发育不够完善，较容易发生乙型脑炎、流行性脑脊髓膜炎等中枢神经感染。

3.胎盘屏障　胎盘屏障由母体子宫的基蜕膜和胎儿绒毛膜滋养层细胞共同构成，能防止母体感染的病原生物及其毒害产物进入胎儿体内，对胎儿起到保护作用。妊娠3个月内，胎盘屏障发育不够完善，若此时母体发生感染，病原生物可经胎盘进入胎儿体内，干扰胎儿的正常发育，引发流产、死胎或胎儿发育畸形等。

（二）固有免疫细胞及作用

固有免疫细胞主要包括单核-巨噬细胞、中性粒细胞、树突状细胞、NK细胞、γδT细胞等，可非特异性的识别和杀伤突破组织屏障结构进入机体的病原生物及其感染细胞，同时参与适应性免疫应答的启动和效应过程。

1.吞噬细胞

（1）吞噬细胞的种类：吞噬细胞主要包括小吞噬细胞（中性粒细胞）和大吞噬细胞（单核-巨噬细胞）两类，前者主要吞噬存在于细胞外的细菌，后者主要吞噬胞内寄生病原生物。

（2）吞噬的过程：吞噬细胞吞噬病原生物的过程基本一致，主要分为三个阶段。①接触病原生物：吞噬细胞与病原生物的接触除了偶然相遇外，更主要的是通过趋化因子的趋化作用，使其向病原生物做定向移动。②吞入病原生物：吞噬细胞与病原生物接触后通过变形运动，伸出伪足包绕病原生物形成吞噬体或质膜内陷通过吞饮作用将病原生物摄入体内。③杀死病原生物：摄入吞噬细胞体内的病原生物与溶酶体结合形成吞噬溶酶体，并被溶酶体中的多种水解酶和消化酶等杀菌物质杀死并消化分解，不能消化的残渣被排出体外。

（3）吞噬作用的结果：由于病原生物的种类、毒力及机体免疫状态的不同，吞噬作用可形成两种结果。①完全吞噬：病原生物在吞噬溶酶体中被彻底杀死、消化，最后被排出吞噬细胞。②不完全吞噬：某些胞内寄生菌被吞噬后不能被杀死，甚至在吞噬细胞内生长、繁殖或借助吞噬细胞的游走扩散。此外吞噬细胞释放的生物活性物质在杀灭病原体的同时还能造成邻近细胞的损伤，引发局部炎症反应。

2.NK细胞　NK细胞表面具有IgG Fc受体，可通过ADCC直接杀伤病毒感染细胞和肿瘤细胞，在抗病毒、抗胞内寄生菌感染的过程中发挥着重要作用。此外，NK细胞可表达多种与其趋化和活化相关的细胞因子受体，通过趋化作用被招募到肿瘤或病毒感染部位，被相应的细胞因子激活发挥免疫效应，并通过分泌相关细胞因子（如IFN-γ、TNF-α等）发挥免疫调节作用。

3.γδT细胞　γδT细胞主要分布在黏膜和皮下组织，是参与黏膜局部早期抗感染免疫的主要效应细胞。γδT细胞可识别多种病原生物表达的共同抗原成分，活化后通过释放穿孔素、颗粒酶和表达FasL等方式非特异性的杀伤靶细胞。此外，其活化过程中还可分泌IL-17、IFN-γ和TNF-α等细胞因子介导炎症反应或参与免疫调节，增强机体对外界病原生物的防御能力。

（三）固有免疫分子及作用

1.补体　补体是存在于正常人和动物血清或体液中具有酶活性的一组蛋白质，需激活后才具有生物学活性。补体广泛参与机体抗感染免疫及免疫调节，当其组成成分或活化机制异常时也可引起免疫病理损伤。

2.细胞因子　细胞因子主要由活化的免疫细胞或组织细胞分泌，通过与免疫细胞表面相应受体结合发挥相应的生物学效应，在非特异性抗感染中发挥重要作用。

3.溶菌酶　溶菌酶主要分布于体液、外分泌液和吞噬细胞溶酶体中，通过破坏革兰阳性菌细胞壁肽聚糖起到杀菌作用。对革兰阴性菌不敏感，但在抗体和补体存在的情况下也可将其裂解破坏。

4.抗菌肽　抗菌肽是一类具有杀伤多种病原生物活性短肽的总称。某些抗菌肽能与病原体表面脂多糖、磷壁酸或病毒包膜结合形成跨膜离子通道使病原体裂解；也可以诱导病原体产生自溶酶或干扰病毒DNA、蛋白质的合成，从而起到抗病毒作用。

二、固有免疫应答的作用时相

（一）即刻免疫应答阶段

发生于感染后的0～4小时，通过一系列免疫应答反应，将绝大部分病原生物的感染终止于此。

1.组织屏障　皮肤黏膜及其附属成分中的抗菌物质和正常菌群作为物理、化学和微生物屏障，阻挡外界病原生物对机体的入侵。

2. 激活补体　某些病原生物可直接通过旁路途径激活补体，介导产生抗感染免疫。

3. 局部炎症反应　病原生物刺激感染部位上皮细胞产生IL-8和IL-1β等炎症因子募集活化的中性粒细胞，引起局部炎症反应，吞噬杀伤病原生物。

4. 趋化因子作用　活化的中性粒细胞和病原体刺激角质细胞释放的α/β-防御素、阳离子抗菌蛋白等趋化因子，可直接抑杀某些病原体或趋化募集单核-巨噬细胞和朗格汉斯细胞，扩大局部炎症反应和对病原生物等抗原异物的摄取加工。

（二）早期诱导固有免疫应答阶段

发生于感染后4~96小时，主要包括以下过程。

1. 固有免疫细胞的活化　在趋化因子的作用下，巨噬细胞和肥大细胞被募集到感染部位并活化，可直接杀伤病原生物。NK细胞及γδT细胞等活化后可对某些病毒和胞内寄生菌感染的细胞产生杀伤作用。

2. 激活补体　肝细胞结合IL-1等炎症因子后可产生甘露聚糖等一系列急性时相蛋白，能与某些病原体结合，活化补体的凝集素途径产生抗感染免疫作用。

3. B1细胞活化　B1细胞接受细菌多糖抗原刺激后48小时内可以产生以IgM为主的抗菌抗体，在机体早期抗感染免疫过程中发挥重要作用。

（三）适应性免疫应答启动阶段

机体感染96小时之后，在病原生物的刺激下树突状细胞发育成熟，并高表达抗原肽-MHC分子复合物及共刺激分子，可有效激活抗原特异性初始T细胞，启动适应性免疫应答。

第二节　适应性免疫应答

适应性免疫也被称为特异性免疫、获得性免疫，是机体出生后接触特定抗原物质而获得的针对该抗原物质的免疫能力。主要由抗体介导的体液免疫和效应T细胞介导的细胞免疫构成，是机体对抗特定病原体感染的主要防御机制。

一、T细胞介导的细胞免疫应答

细胞免疫应答是指T细胞受到相应抗原刺激后，活化、增殖、分化为效应T细胞，进而发挥免疫效应的过程。细胞免疫通常由TD抗原诱发，有多种免疫细胞参与。

（一）抗原的提呈与识别阶段

根据抗原的来源和性质不同，可将其分为外源性抗原（细胞外摄取）和内源性抗原（细胞内合成）。抗原提呈细胞（APC）对其摄取、加工和提呈的途径不同。

1. **外源性抗原的提呈与识别** 外源性抗原被APC摄入胞内，将其加工、处理为小分子肽段，并与MHCⅡ类分子结合形成抗原肽-MHCⅡ类分子复合物，表达于APC表面，将其提呈给$CD4^+$T细胞进行识别。

2. **内源性抗原的提呈与识别** 病毒感染细胞和肿瘤细胞自身就具有提呈抗原的作用，通常称之为靶细胞。病毒感染细胞所合成的病毒抗原和肿瘤细胞所合成的肿瘤抗原等内源性抗原，先在靶细胞内被降解成肽段，经加工、处理后与MHCⅠ类分子结合形成抗原肽-MHCⅠ类分子复合物，表达于靶细胞表面，将其提呈给$CD8^+$T细胞进行识别。

（二）免疫活性细胞的活化、增殖、分化阶段

T细胞的活化需要两个不同的细胞外信号的共同刺激，即双信号系统。

1. **$CD4^+$T细胞的活化、增殖和分化** $CD4^+$T细胞的TCR-CD3复合物和CD4分子分别识别抗原肽-MHCⅡ类分子复合物中的抗原肽和MHCⅡ类分子，为其活化提供第一信号。APC表面的共刺激分子（如B7等）可与T细胞表面的相应受体（如CD28等）结合，为$CD4^+$T细胞的活化提供第二信号。接受了第一信号的T细胞如未接受第二信号，将变成免疫无能。除双信号系统外，细胞因子对T细胞的活化也起到十分重要的作用。IL-12和IFN-γ等细胞因子可促使$CD4^+$T细胞向Th1细胞方向分化。

2. **$CD8^+$T细胞的活化、增殖和分化** $CD8^+$T细胞的TCR-CD3复合物和CD8分子分别识别抗原肽-MHCⅠ类分子复合物中的抗原肽和MHCⅠ类分子，为其活化提供第一信号。靶细胞表面一般低表达或不表达共刺激分子，不能有效地激活$CD8^+$T细胞，此时需借助APC和$CD4^+$T细胞的协助才能为$CD8^+$T细胞的活化提供第二信号。$CD8^+$T细胞在第一信号的作用下可表达IL-2和IFN-γ等细胞因子受体，其与活化的$CD4^+$Th细胞所分泌的相应细胞因子结合，被进一步激活，开始表达IL-12R等细胞因子受体，最后在IL-12等细胞因子的作用下增殖、分化为$CD8^+$Tc细胞。

如果靶细胞自身为抗原提呈细胞，病毒抗原和肿瘤抗原以外源性抗原的形式被APC摄取、加工和提呈，此时$CD8^+$T细胞可直接获得共刺激信号而活化。$CD8^+$T细胞也可表达IL-12、IL-2和IFN-γ等细胞因子受体，在接受IL-12为主的细胞因子的作用下进一步分化成为致敏Tc细胞。在T细胞分化过程中，部分细胞分化为记忆性T细胞，作为细胞免疫再次应答的主要效应成分，可长期存活。

（三）免疫效应阶段

细胞免疫应答最终的效应成分主要是$CD4^+$Th1细胞和$CD8^+$Tc细胞（CTL），分别发挥不同的生物学效应。

1. **Th1细胞的免疫效应** Th1细胞可产生多种细胞因子，通过多种途径作用于不同的免疫细胞，发挥相应的免疫学效应。

(1) Th1细胞对巨噬细胞的作用：Th1细胞可产生IFN-γ、IL-2等细胞因子活化巨噬细胞，增强其杀伤活性。Th1细胞还可以通过分泌IL-3、GM-CSF、TNF-α等细胞因子促进单核细胞的生成，增强单核细胞的趋化作用。

(2) Th1细胞对淋巴细胞的作用：Th1细胞可通过分泌IL-2促进Th1细胞、Tc细胞和NK细胞等淋巴细胞的活化，增强免疫应答的效应。

(3) Th1细胞对中性粒细胞的作用：Th1细胞产生的淋巴毒素（LT）和TNF-α可活化中性粒细胞，增强其对病原体的杀伤作用。

2. Tc细胞的免疫效应　　Tc可通过分泌细胞毒素特异性的杀伤表达抗原的靶细胞，在抗胞内感染微生物（包括病毒及某些胞内寄生菌）及杀伤肿瘤细胞的过程中发挥重要作用。

(1) 引起靶细胞的裂解：Tc细胞识别靶细胞表面的抗原肽-MHC I 类分子复合物，并通过胞吐颗粒向靶细胞结合部位释放穿孔素和颗粒酶。穿孔素可在靶细胞膜上构筑小孔，使水、电解质迅速进入细胞，导致靶细胞裂解。

(2) 引发靶细胞的凋亡：Tc释放的颗粒酶可通过穿孔素形成的孔道进入靶细胞，通过激活凋亡相关的酶系统介导靶细胞凋亡。Tc细胞活化后可大量表达FasL及TNF-α等效应分子，这些分子能与靶细胞表面的Fas分子和TNF受体结合，通过激活相关酶系统引发靶细胞凋亡。

二、B细胞介导的体液免疫应答

体液免疫应答是指B细胞受到相应抗原刺激后，活化、增殖、分化为浆细胞，产生特异性抗体分泌到体液中去，进而发挥适应性免疫效应的过程。刺激B细胞发生体液免疫应答的抗原可分为胸腺依赖性抗原（TD-Ag）和胸腺非依赖性抗原（TI-Ag），两者在作用机制上有所不同。

（一）TD抗原诱导的体液免疫应答

1. 抗原提呈和识别阶段　　TD抗原进入机体后，B细胞通过BCR与相应抗原特异性结合，BCR不仅可以识别蛋白质抗原，还能识别多肽、核酸、多糖类、脂类等一些小分子化合物。BCR主要识别的是完整抗原的天然空间构象或抗原降解后所暴露出来的空间构象，在识别、结合特异性抗原的过程中不需要APC的加工、处理，也不受MHC分子的限制。

BCR结合抗原后，B细胞还可以发挥抗原提呈细胞的作用，将BCR结合的抗原内化，并对其进行加工，处理成为抗原肽。抗原肽与MHC II 类分子结合，形成稳定的抗原肽-MHC II 类分子复合物，转运至B细胞表面，提呈给Th细胞进行识别。

2. 免疫活性细胞的活化、增殖、分化阶段　　此过程包括Th细胞和B细胞的活化、增殖和分化，这两种细胞的活化均需要双信号刺激，并通过细胞间膜分子的接触和分泌的细胞因子相互作用。活化的Th细胞对B细胞的活化、增殖、分化起到重要的辅助作用（图15-2-1）。

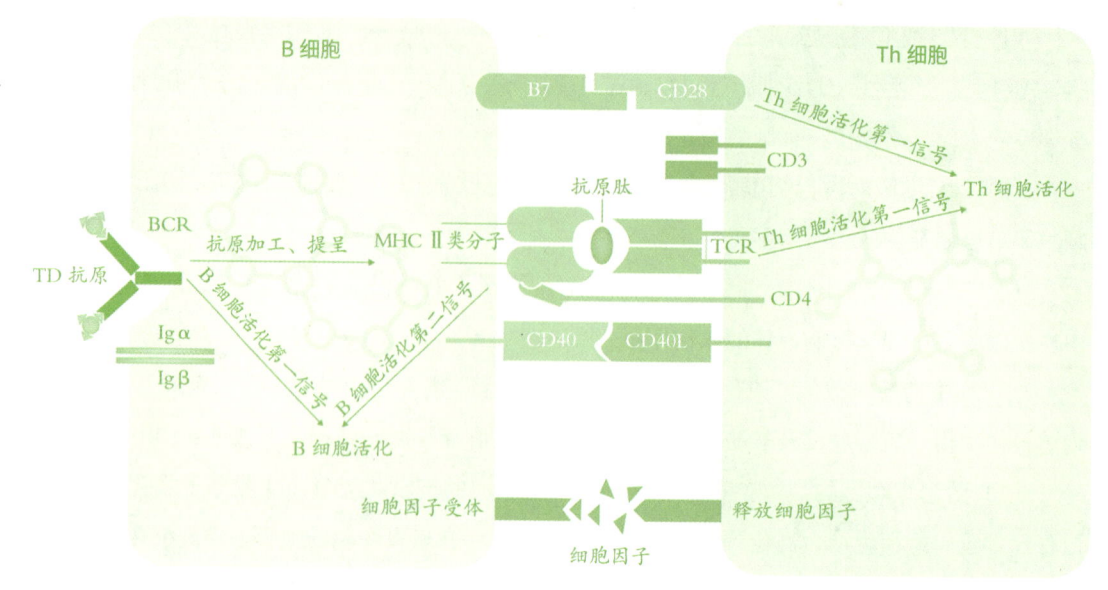

图15-2-1　TD抗原激活B细胞模式图

(1) Th细胞的活化、增殖：Th细胞通过细胞表面的TCR与B细胞表面的抗原肽-MHCⅡ类分子复合物结合，提供Th细胞活化的第一信号。Th细胞表面的共刺激分子与B细胞表面的共刺激分子结合，特别是Th细胞表面的CD28分子和B细胞表面的B7分子结合，为Th细胞的活化提供第二信号。Th细胞的充分活化还需要活化的APC和T细胞分泌的IL-2、IL-6和IL-12等细胞因子的作用。活化后的Th细胞表达多种膜型共刺激分子，特别是CD40L，同时产生更多的细胞因子作用于B细胞。

(2) B细胞的活化、增殖和分化：B细胞通过BCR复合物和抗原结合，为其活化提供第一信号，并由BCR-Igα/Igβ复合物中的Igα/Igβ传导至胞内。Igα和Igβ胞内区均含有与B细胞活化有关的免疫受体酪氨酸活化基序（ITAM），可引起一系列生理、生化反应。B细胞表面的共刺激分子与活化的Th细胞表面共刺激分子结合，特别是B细胞表面的CD40与Th细胞表面的CD40L结合，为B细胞的活化提供第二信号。

B细胞在双信号的刺激下表达多种细胞因子受体（如IL-2R、IL-4R、IL-5R），并与活化的Th细胞所分泌的IL-2、IL-4、IL-5等细胞因子结合，促使B细胞进一步活化、增殖、分化为浆细胞，产生不同类型的抗体。

在活化过程中，部分B细胞可转变成记忆细胞，再次与同一抗原接触后可迅速活化、增殖、分化为浆细胞，产生大量特异性抗体，引发机体再次应答。

3.免疫效应阶段　浆细胞产生的特异性抗体，分泌到体液中与相应的抗原结合，从而发挥多种免疫学效应。通过抗体的中和作用、调理作用、ADCC等清除抗原异物，发挥体液免疫效应。

（二）TI抗原诱导的体液免疫应答

TI抗原引发的体液免疫应答具有两个特点：①TI抗原可直接刺激B细胞产生体液免疫应

答，不需要Th细胞的辅助。②在免疫应答过程中不产生记忆性B细胞，只表现为初次应答，没有再次应答。根据激活B细胞的方式和自身结构特点的不同，可将TI抗原分为TI-1抗原和TI-2抗原两类。

1.TI-1抗原　如细菌脂多糖，通常含有两种分子结构：特异性的抗原决定簇和B细胞有丝分裂原。这两种分子结构分别与BCR和B细胞表面的丝裂原受体结合，为B细胞的激活提供双信号。

2.TI-2抗原　如聚合鞭毛素、细菌荚膜多糖等，其表面具有众多重复排列的相同抗原决定簇，无有丝分裂原部分。TI-2抗原多个相同的抗原决定簇与B细胞表面的BCR广泛交联，即可引起B细胞的活化。

（三）抗体产生的一般规律

抗原首次进入机体时产生的免疫应答称为初次应答。当相同的抗原再次进入机体时产生的免疫应答称为再次应答。初次应答和再次应答过程中，抗体等一系列免疫效应物质的产生和作用有一定的规律性（图15-2-2、表15-2-1）。

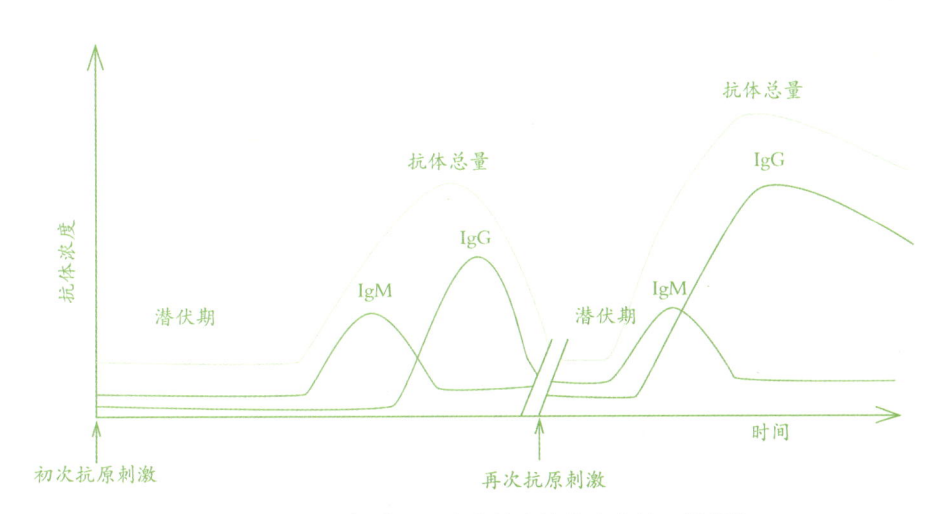

图15-2-2　初次和再次应答中抗体产生的一般规律

表15-2-1　初次应答和再次应答的比较

	初次应答	再次应答
潜伏期	长	短
血液中抗体浓度	低	高
抗体亲和力	低	高
抗体维持时间	短	长
抗体的类型	IgM为主	IgG为主

1. 初次应答　初次应答过程中，抗原进入机体需要经历完整的B细胞免疫应答过程，因此需要经过较长的潜伏期才能产生抗体。初次应答中抗体的产生有以下特点：潜伏期长，抗体产生的速度慢，血液浓度低，亲和力低，在体内维持的时间短，且主要以IgM为主。潜伏期的长短和抗体产生的速度还与抗原的性质、剂量、抗原进入机体的途径及所用佐剂的种类有关。

2. 再次应答　再次应答仅需少量抗原的刺激即可发生。抗原可刺激记忆性B细胞，不需要抗原的提呈及B细胞对抗原的识别，因此发生速度较快，潜伏期大约为初次应答的一半。再次应答的效应可持续数月或数年，甚至终生。因此机体被一种病原生物感染后，可在相当长的时间内保持对该病原生物的免疫力。再次应答具有以下特点：潜伏期短，抗体的产生速度快，血液浓度高，亲和力高，在体内维持的时间长，且主要以IgG为主。

3. 医学意义　掌握抗体产生的一般规律，对医学实践具有重要的指导作用。一方面可用于指导免疫学诊断：通过检测特异性IgM进行感染的早期诊断；通过检测患者疾病早期和恢复期特异性抗体的效价，来诊断疾病和评估疾病的转归。另一方面，可用于指导制订最佳免疫方案：制备免疫血清或进行预防接种时，常采用多次免疫或多次接种的方式，使机体产生高效价、高亲和力的免疫血清或抗体。

三、适应性免疫应答的抗感染作用

（一）体液免疫的抗感染作用

体液免疫的主要效应物质是抗体分子，抗体与相应抗原结合，可引发一系列下游反应，最终将侵入机体的抗原异物加以清除，从而发挥体液免疫的生物学作用。

1. 中和毒素　某些细菌的主要致病物质是外毒素，如破伤风芽孢梭菌、霍乱弧菌等。细菌外毒素或人类合成的类毒素刺激机体免疫系统产生的抗毒素可与相应外毒素结合，阻止外毒素和易感细胞上的特异性受体结合，从而中和其毒性。

2. 阻止黏附　病原生物对易感细胞的黏附是感染发生的先决条件。机体多种体液因子可阻挡病原生物的黏附，特别是分布在黏膜表面的SIgA。SIgA与病原体结合后能阻止其与易感细胞表面受体的结合，从而阻断病原体的感染。因此缺乏SIgA者易反复发生鼻窦炎、支气管炎、肺炎等。

3. 调理吞噬　IgG、IgM类抗体其Fab端与病原生物特异性结合形成免疫复合物，其Fc端能够与机体巨噬细胞、中性粒细胞表面的Fc受体结合，从而促进巨噬细胞、中性粒细胞对病原生物的吞噬作用，称为抗体的调理作用；补体系统在激活过程中所产生的C3b、C4b能与表达相应受体的巨噬细胞、中性粒细胞结合，增强其吞噬作用，称为补体的调理作用。调理作用对病原生物的清除意义重大，是机体特异性抗感染的重要机制。

4. 溶菌作用　病原体与特异性抗体（IgG、IgM等）结合后，可激活补体，在病原体细胞膜表面形成膜攻击复合体，发挥溶解细菌胞体的作用。

（二）细胞免疫的抗感染作用

细胞免疫主要通过杀伤性T细胞和辅助性T细胞对细胞内寄生病原生物，如结核菌、麻风菌、军团菌、布鲁菌、某些真菌等，起到杀伤和防御作用。

1. Tc介导的细胞毒作用　　特异性的Tc与相应胞内寄生病原体感染的靶细胞接触后，通过释放穿孔素、颗粒酶起到溶解、杀伤靶细胞的作用，从而消灭胞内寄生病原体。由于这些毒性物质预先在Tc体内合成，因此Tc对靶细胞的杀伤作用非常迅速，往往可以连续杀伤多个靶细胞。

2. Th1介导的炎症反应　　特异性的Th1细胞与侵入机体的相应病原体接触后可合成并释放多种细胞因子，引起局部以单核-巨噬细胞和淋巴细胞浸润为主要特点的炎症反应，并通过激活巨噬细胞、NK细胞杀伤病原生物或被病原生物感染的靶细胞，继而发挥抗感染作用。

案例回顾

1. 人体的免疫屏障主要有皮肤黏膜屏障和由血-脑屏障、胎盘屏障等构成的体内屏障。皮肤和黏膜组织具有机械阻挡和及时清除表面病原体的作用；血-脑屏障能够阻挡病原微生物和多种毒性大分子物质进入脑组织，保护人体的中枢神经系统；胎盘屏障由基蜕膜和绒毛滋养层细胞构成，可防止母体内病原体和有害物质进入胎儿体内。当病原生物进入机体后，人体首先通过固有免疫应答来对抗其入侵。固有免疫应答的产物可激发机体开展适应性免疫，通过产生抗体、补体等成分发挥体液免疫应答；通过产生杀伤性T细胞及辅助性T细胞对感染病原生物的靶细胞进行杀伤，发挥细胞免疫功能。

2. 本案例中，婴幼儿的血-脑屏障发育尚不完善，比成人更容易发生中枢感染，需要按规定接种疫苗，提升对特定病原体的抵抗力。同时要加强防护，减少感染，增强体质，提升对病原生物的抵抗力。

第十六章
免疫病理

章前引言

　　免疫系统是人体至关重要的组成部分，它保护我们免受疾病和感染的侵害。然而，免疫系统有时会出现问题，导致我们患上各种免疫相关的疾病。本章将介绍免疫病理学中的超敏反应、自身免疫病、免疫缺陷病、肿瘤免疫和移植免疫等内容，包括各种超敏反应的类型，相关疾病的病理机制、诊断和治疗方法等。通过深入了解免疫病理学，可以更好地理解免疫系统如何工作，并为预防和治疗这些疾病提供更好的方法。

　　随着免疫病理学的不断发展，相信会涌现更多新发现和新的治疗方法，这将有助于我们更好地预防和治疗免疫相关的疾病，让免疫系统更加健康。

学习目标

1. 能正确理解超敏反应的概念及Ⅰ型、Ⅱ型、Ⅲ型、Ⅳ型超敏反应的发生机制。
2. 能说出Ⅰ型、Ⅱ型、Ⅲ型、Ⅳ型超敏反应的临床常见疾病及防治原则。
3. 能描述机体抗肿瘤免疫和肿瘤的免疫逃逸机制，同种异体移植排斥反应的机制，自身免疫病的分类及发病特点。

思政目标

1. 学习前辈们科学务实的工作作风，培养勤于思考、认真负责的工作习惯。
2. 树立以人为本的护理理念，满足患者需求，提升护理水平。

案例导入

患者男性，57岁，吃虾后出现恶心、呕吐、腹痛、腹泻、皮疹、头晕等表现。急诊入院，诊断为食物过敏。

> **思考题**
>
> 患者的过敏反应是如何发生的？应如何避免此种情况的过敏反应？

第一节 超敏反应

超敏反应（hypersensitivity）又称变态反应（allergy），是异常的、过高的免疫应答。即机体与抗原性物质在一定条件下相互作用，产生致敏淋巴细胞或特异性抗体，如与再次进入的抗原结合，可导致机体生理功能紊乱和组织损害的病理性免疫应答。引起超敏反应的抗原性物质叫变应原。它可以是完全抗原（异种动物血清、组织细胞、微生物、寄生虫、植物花粉、兽类皮毛等），也可以是半抗原（如青霉素、磺胺、非那西汀等药物，或生漆等低分子物质）。可以是外源性的，也可以是内源性的。超敏反应的临床表现多种多样，可因变应原的性质、进入机体的途径、参与因素、发生机制和个体反应性的差异而不同。并非每个人接触变应原后发生的超敏反应都是相同的,这与机体的反应性有关,容易发生超敏反应的个体称为过敏体质。

机体因自身稳定作用被破坏而出现针对自身组织成分的抗体(或细胞)介导免疫称自身免疫,又称自身变态反应。这是一个复杂的多因素效应的自然现象。除外界影响(如药物半抗原、微生物感染)外,还与机体自身的遗传因素密切相关,特别是可能与主要组织相容性系统中的免疫应答基因和免疫抑制基因的异常有关。

根据变应原的性质、参与成分和发生机制的不同,将超敏反应分为Ⅰ型、Ⅱ型、Ⅲ型、Ⅳ型。其中Ⅰ~Ⅲ型均由抗体介导,Ⅳ型由效应T细胞介导。

一、Ⅰ型超敏反应

Ⅰ型超敏反应在四型超敏反应中发生速度最快,一般在第二次接触抗原后数分钟内出现反应,故称速发型超敏反应(immediate hypersensitivity)。引起超敏反应的抗原称为变应原(allergen)。冯·皮尔凯(von Pirquet)提出变态反应一词,意指机体第二次接触相同抗原后所出现的反应。里歇(Richet)和波特(Portie)将因多次注射动物抗血清所引起的异常反应称为过敏症(anaphylaxis),以与保护性反应(prophylaxis)相区别。1921年,普劳斯尼茨(Prausnitz)将其好友孔斯特那(Kustner)对鱼过敏的血清注入自己的前臂皮内,一定时间后将鱼提取液注入相同位置,结果注射局部很快出现红晕和风团反应,他们将引起此反应的血清中的因子称为反应素(reagin)。这就是著名的PK试验,动物被动皮肤过敏试验的原理就是PK试验。目前临床上用于诊断变态反应的皮肤试验也由此衍生而来。1966年,石坂公成发现并证明IgE抗体是介导Ⅰ型超敏反应的主要抗体,至此终于揭开了反应素的化学本质。嗣后Ⅰ型超敏反应的发病机制、特异的体外诊断方法和变反原纯化技术等领域均获得蓬勃发展。

Ⅰ型超敏反应又称速发型超敏反应或过敏反应。其主要特征有:①反应发生快、消退也快。②具有明显的个体差异和遗传倾向。③由特异性IgE介导。④以机体生理功能紊乱为主要表现,极少引起组织细胞损伤。

(一)参与反应的物质和细胞

1.变应原　①吸入性变应原:如花粉、尘螨、真菌、动物皮毛等。②食入性变应原:如奶、蛋、鱼虾、蟹贝等食物蛋白质。③某些药物、异种动物血清、昆虫毒素、塑料、化纤和天然乳胶等。

2.抗体　Ⅰ型超敏反应由IgE介导。IgE主要由呼吸道、消化道黏膜固有层中的浆细胞产生,正常人血清含量极低,过敏患者和寄生虫感染者可升高数倍。IgE能与肥大细胞和嗜碱性粒细胞膜上IgE Fc受体结合,使机体处于致敏状态。

3.效应细胞　主要有肥大细胞和嗜碱性粒细胞。两种细胞表面均有高亲和力的IgE Fc受体,胞质中含有嗜碱性颗粒,受抗原刺激时可合成和释放多种生物活性介质,如组胺、白三烯、激肽酶原和血小板活化因子等。

(二)发生机制

1. 致敏阶段　变应原经呼吸道、消化道或皮肤进入机体，刺激B细胞产生特异性IgE抗体，IgE的Fc段与机体肥大细胞或嗜碱性粒细胞膜表面的Fc受体结合，使机体对变应原处于致敏状态。致敏状态可持续数月至数年，如长期不再接触相同变应原，致敏状态将逐渐消失。

2. 发敏阶段　处于致敏状态的机体如再次接触相同变应原，变应原与肥大细胞或嗜碱性粒细胞表面两个或两个以上IgE的Fab结合，IgE分子通过变应原发生交联，导致肥大细胞或嗜碱性粒细胞脱颗粒，合成和释放组胺、白三烯、前列腺素等生物活性介质，作用于局部或全身的效应器官，引起平滑肌收缩、腺体分泌增加、毛细血管扩张且通透性增加等，使机体出现一系列临床表现。如呼吸道平滑肌痉挛和腺体分泌增加引起呼吸困难或哮喘；胃肠道平滑肌痉挛和腺体分泌亢进引起腹痛、腹泻；毛细血管扩张，通透性增加，血浆外渗，引起组织水肿、血压下降甚至休克（图16-1-1）。

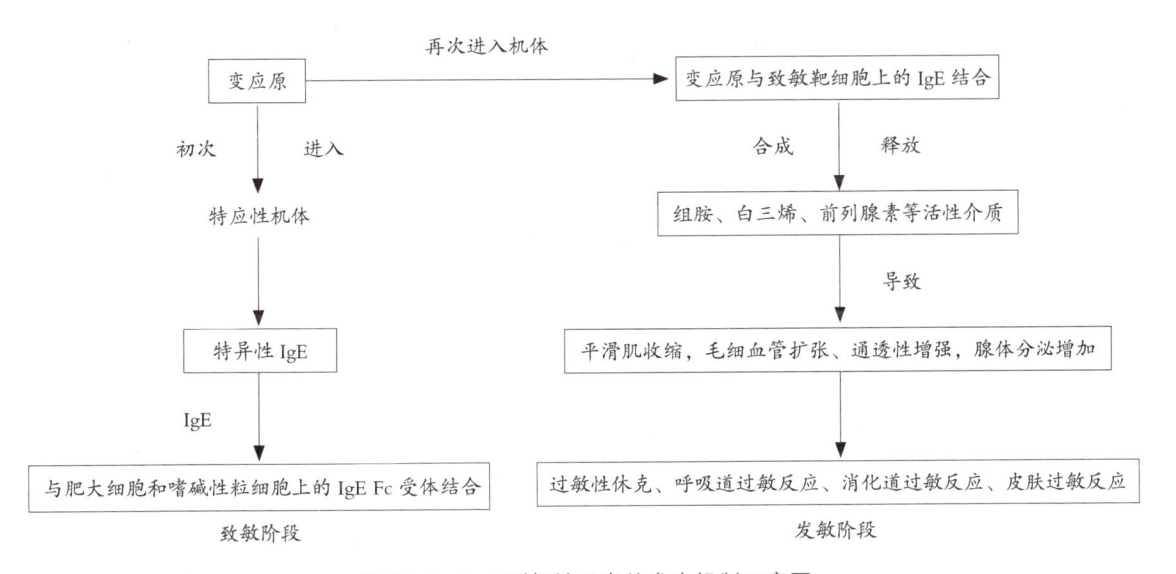

图16-1-1　I型超敏反应的发生机制示意图

(三)临床常见疾病

1. 过敏性休克　是最严重的一种过敏反应，临床上常见的有药物过敏性休克和血清过敏性休克。通常在再次接触变应原后数秒到数分钟之内发生，患者可出现胸闷、气急、呼吸困难、面色苍白、肢冷脉细、血压下降等循环衰竭症状，重者可在短时间内死于休克或窒息。

（1）药物过敏性休克：青霉素是引起过敏性休克最常见的药物，此外链霉素、普鲁卡因、维生素B_1和B_2等也可引起。青霉素相对分子质量小，无免疫原性，其降解产物青霉烯酸或青霉噻唑醛酸为半抗原，与机体组织蛋白结合成为完全抗原，刺激机体产生IgE，使机体处于致敏状态。当机体再次接触青霉素时，能迅速引起I型超敏反应，严重者出现过敏性休克甚至死亡。青霉素分子不稳定，在弱碱性（pH为7.2~7.6）环境中能迅速降解为青霉烯酸或青霉噻唑醛酸，所以临床使用青霉素时应现用现配，放置时间不得超过2小时。

临床发现少数人初次注射青霉素时也会发生过敏性休克，这可能与其曾经使用过被青霉素污染的注射器等医疗器械，或吸入空气中的青霉孢子而使机体处于致敏状态有关。因此，临床上在使用青霉素等药物前必须进行皮肤过敏试验。

（2）血清过敏性休克：临床上用动物免疫血清如破伤风抗毒素、白喉抗毒素进行紧急预防或治疗时，也可引起过敏性休克。故临床使用动物免疫血清前也应进行皮肤过敏试验，皮试阳性者可采用脱敏疗法注射。

2.呼吸道过敏反应　常因吸入花粉、尘螨、真菌或呼吸道感染所致。临床以支气管哮喘和过敏性鼻炎最为常见。支气管哮喘以儿童和青壮年好发，是由于支气管平滑肌痉挛和呼吸道变应性炎症使患者出现胸闷、呼吸困难等症状。过敏性鼻炎亦称花粉症，是由于变应原刺激引起鼻黏膜水肿和分泌物增加，患者出现流涕、喷嚏等症状。

3.消化道过敏反应　少数人进食鱼、虾、蛋、乳等食物或服用某些药物后，可出现恶心、呕吐、腹痛、腹泻等过敏性肠炎症状。食入的变应原多为可抵抗消化酶作用的蛋白质，有的可伴有皮肤反应或过敏性休克。

4.皮肤过敏反应　可由药物、食物、花粉、油漆、羽毛和肠道寄生虫等引起。主要包括荨麻疹、湿疹和血管性水肿等。

（四）防治原则

Ⅰ型超敏反应的防治就是针对其发生机制，切断或干扰某个环节，阻止疾病的发生或发展，以达到预防和治疗的目的。

1.查明变应原　查明变应原后避免与之接触是预防Ⅰ型超敏反应最有效的方法。

（1）询问病史：询问患者及家庭成员有无过敏史，如已查明患者对某种物质过敏，则应避免再次接触。

（2）皮肤过敏试验：皮肤过敏试验是临床检测变应原最常用的方法，以皮内试验应用最为广泛。皮肤过敏试验通常是将容易引起过敏反应的变应原稀释后（青霉素25U/mL、抗毒素血清1∶100、尘螨1∶100 000、花粉1∶1 000），取0.1mL在受试者前臂掌侧做皮内注射，15～20分钟后观察结果。若注射局部皮肤出现红晕、风团或水肿，且直径＞1cm，则为皮肤过敏试验阳性，表示受试者接触该物质可发生超敏反应。目前临床可以用青霉素快速过敏皮试仪进行青霉素过敏的检测。

（3）特异性IgE（sIgE）检测：因过敏患者体内可出现特异性IgE抗体，故采用免疫学方法检测患者血清中的sIgE是寻找变应原最可靠的方法之一。

2.脱敏和减敏治疗

（1）脱敏治疗：抗毒素皮试阳性，但又必须使用者，可采用小剂量、短间隔、多次注射的方法进行脱敏治疗。其机制可能是小剂量抗毒素进入体内，与有限数量致敏细胞上的IgE结合后，释放的生物活性介质较少，不足以引起明显的临床反应。因此，通过少量、多次注射抗毒素，可使致敏细胞上的IgE大部分甚至全部被结合消耗掉，机体暂时处于脱敏状态，此时注射大剂量抗毒素则不会发生超敏反应。但这种脱敏是暂时的，经一段时间后机体又可重新致敏。

（2）减敏治疗：对于一些已查明但难以避免接触的变应原（如花粉、尘螨等），可采用小剂量、间隔一定时间（每周2次至每2周1次）、反复多次皮下注射特定变应原的方法进行减敏治疗。其机制可能是改变变应原进入机体的途径，诱导机体产生大量特异性IgG类抗体，竞争性抑制变应原与致敏细胞上的IgE结合，从而阻断超敏反应的发生。此法常用于外源性哮喘和荨麻疹等的治疗。

3.药物治疗　通过药物干预超敏反应发生环节，可达到治疗或减缓症状的目的。

（1）抑制生物活性介质合成和释放的药物：如色甘酸钠可稳定肥大细胞细胞膜，阻止细胞脱颗粒。

（2）生物活性介质拮抗药：如苯海拉明、异丙嗪和氯苯那敏等可通过与组胺竞争效应器官上的组胺受体而发挥拮抗组胺的作用。

（3）改变效应器官反应性药物：如肾上腺素不仅可解除支气管痉挛，还可使外周毛细血管收缩以升高血压，在抢救过敏性休克时具有重要作用。葡萄糖酸钙、氯化钙、维生素C可解除痉挛，降低毛细血管通透性，减轻皮肤黏膜炎症反应。

（4）免疫抑制剂：如肾上腺皮质激素类药物（如泼尼松、氢化可的松和地塞米松等）可降低机体对变应原的免疫应答。

二、Ⅱ型超敏反应

Ⅱ型超敏反应是IgG、IgM抗体与靶细胞表面相应的抗原结合后，在补体、吞噬细胞、NK细胞的参与下，引起以细胞溶解或组织损伤为主的病理性免疫反应，故又称细胞溶解型或细胞毒型超敏反应。

（一）发生机制

1.靶细胞及其表面抗原　正常组织细胞、改变的自身细胞和被抗原结合修饰的自身组织细胞，均可成为Ⅱ型超敏反应中被攻击的靶细胞。靶细胞表面抗原主要有：①血细胞表面的同种异型抗原。②吸附于自身组织细胞表面的药物半抗原。③感染或理化因素所致改变的自身抗原。④外源性抗原与正常组织细胞之间具有的共同抗原，如链球菌与心瓣膜、关节组织之间的共同抗原。

2.抗体、补体和效应细胞的作用　参与Ⅱ型超敏反应的抗体主要是IgG和IgM，当抗体与靶细胞表面的抗原结合后，可通过三条途径破坏靶细胞（图16-1-2）：①激活补体，溶解靶细胞。②通过免疫调理作用促进吞噬细胞吞噬杀伤靶细胞。③通过ADCC促进NK细胞对靶细胞的破坏。

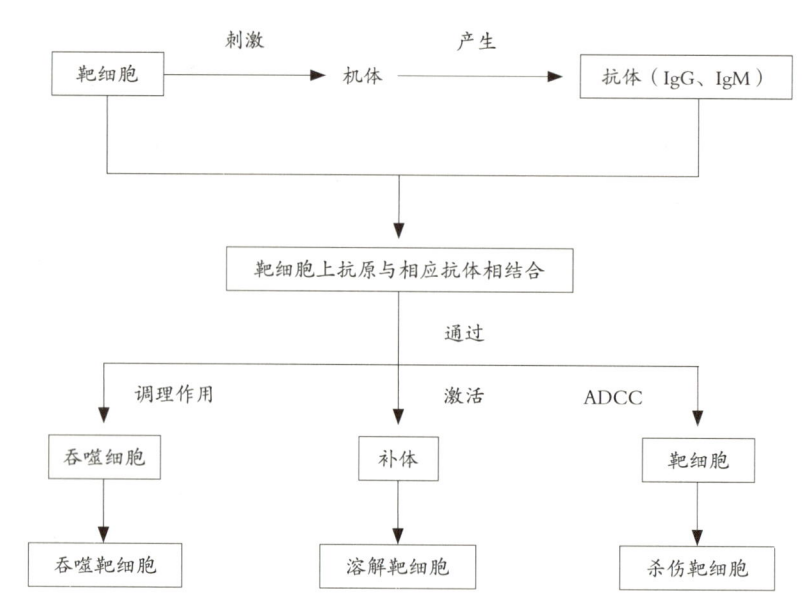

图 16-1-2 Ⅱ型超敏反应发生机制示意图

（二）临床常见疾病

1. **输血反应**　多发生于ABO血型不符的输血。如将A型供血者的血误输给B型受血者，由于A型红细胞表面有A抗原，受血者血清中有天然抗A抗体（IgM），两者结合后，在补体参与下导致红细胞溶解破坏，引起溶血反应，患者很快出现寒战、意识障碍、血红蛋白尿，甚至死亡。因此，医护人员在临床工作中应力求避免输血反应的发生。

2. **新生儿溶血症**　常因母子间Rh血型不同引起。多见于血型为Rh^-母亲再次妊娠血型为Rh^+的胎儿。若母亲为Rh^-，第一胎为Rh^+，分娩时若胎儿Rh^+红细胞进入母体，可刺激母体产生IgG型的抗Rh^+抗体。若第二胎又为Rh^+，母体内的IgG型抗Rh^+抗体可通过胎盘进入胎儿体内，并与胎儿红细胞上的Rh抗原结合，导致胎儿红细胞溶解。母子间ABO血型不合也可引起新生儿溶血症，多发生于母亲为O型，胎儿为A、B或AB型，也见于第二胎及以后。由于胎儿体内IgG型抗体与胎儿血清及某些组织中的A、B血型抗原物质结合，竞争性抑制了该抗体的溶细胞作用，故发生率相对较高，但症状较轻。

3. **药物过敏性血细胞减少症**　一些药物半抗原吸附于血细胞上而成为完全抗原，刺激机体产生抗体，抗体与血细胞膜上的抗原结合后，引起血细胞破坏。如青霉素吸附在红细胞上可引起溶血性贫血，氨基比林吸附在白细胞上可引起粒细胞减少症，奎宁吸附在血小板上可引起血小板减少性紫癜。

4. **自身免疫性溶血性贫血**　如服用甲基多巴类药物或某些病毒（如EB病毒）感染后，可使红细胞膜表面的成分发生改变，成为自身抗原，刺激机体产生自身抗体，该种抗体与具有自身抗原的红细胞结合后，引起红细胞溶解，造成自身免疫性溶血性贫血。

5.肺出血-肾炎综合征　以肺出血和进行性肾衰竭为主要特征，临床表现为咯血、血尿和蛋白尿。其原因可能是病毒或细菌感染使肺泡基底膜抗原发生改变，刺激机体产生抗肺泡基底膜自身抗体，而肺泡基底膜和肾小球基底膜具有共同抗原成分，自身抗体通过ADCC效应等交叉反应造成肺-肾综合征。

6.甲状腺功能亢进　又称格雷夫斯病，是一种特殊类型的Ⅱ型超敏反应。患者体内产生一种抗促甲状腺素受体的自身抗体，此抗体与甲状腺细胞表面的促甲状腺素受体结合，促使甲状腺细胞分泌大量甲状腺素，从而引发甲状腺功能亢进。

三、Ⅲ型超敏反应

Ⅲ型超敏反应是由于中等大小免疫复合物（抗原抗体复合物）沉积于局部或全身毛细血管基底膜后，引起的以充血水肿、局部坏死为主要特征的炎症反应和组织损伤，故又称为免疫复合物型或血管炎型超敏反应。

（一）发生机制

1.中等大小免疫复合物的形成与沉积　可溶性抗原与相应的抗体（IgG、IgM或IgA）特异性结合时，因两者比例不同，所形成的免疫复合物也不同。如抗原抗体比例适宜，形成大分子不溶性免疫复合物，易被吞噬细胞清除；当抗原量远大于抗体量时，形成小分子可溶性免疫复合物，易通过肾小球滤过而排出体外；只有在抗原量稍多于抗体量时，形成的中等大小可溶性复合物不易被清除，较长时间存在于血液循环中，随血流沉积于血压较高且血流缓慢的毛细血管，如肾小球、关节滑膜等处的毛细血管，从而引起Ⅲ型超敏反应。

2.免疫复合物沉积引起的组织损伤　免疫复合物激活补体释放活性物质如C3a、C5a和C3b等，引起血管内皮细胞收缩，间隙增大，从而使中等大小的复合物嵌入内皮细胞间隙，引起血管及其周围炎症反应和组织损伤。

（1）过敏毒素作用：C3a、C5a可引起肥大细胞、嗜碱性粒细胞脱颗粒，释放组胺等生物活性介质，使毛细血管扩张、通透性增加，局部产生炎症反应。

（2）趋化作用：C3a、C5a能趋化大量中性粒细胞聚集在免疫复合物沉积部位，中性粒细胞在清除吞噬免疫复合物的同时释放大量溶酶体酶，造成局部组织损伤。

（3）血小板凝聚形成血栓：免疫复合物和C3b可使血小板聚集并激活内源性凝血机制形成微血栓，引起局部组织缺血、出血、坏死等局部炎症反应（图16-1-3）。

（二）临床常见疾病

1.局部免疫复合物病　1903年，阿蒂斯（Arthus）等在给家兔反复皮下注射正常马血清5~6次后，发现注射局部出现红肿、出血和坏死等剧烈炎症反应，此现象称为阿蒂斯反应。患者若反复注射动物来源的胰岛素或狂犬病疫苗等制剂，可刺激机体产生相应的抗体，若再次注射，注射局部亦可出现红肿、出血和坏死等类似阿蒂斯反应的炎症反应。长期吸入含霉菌孢

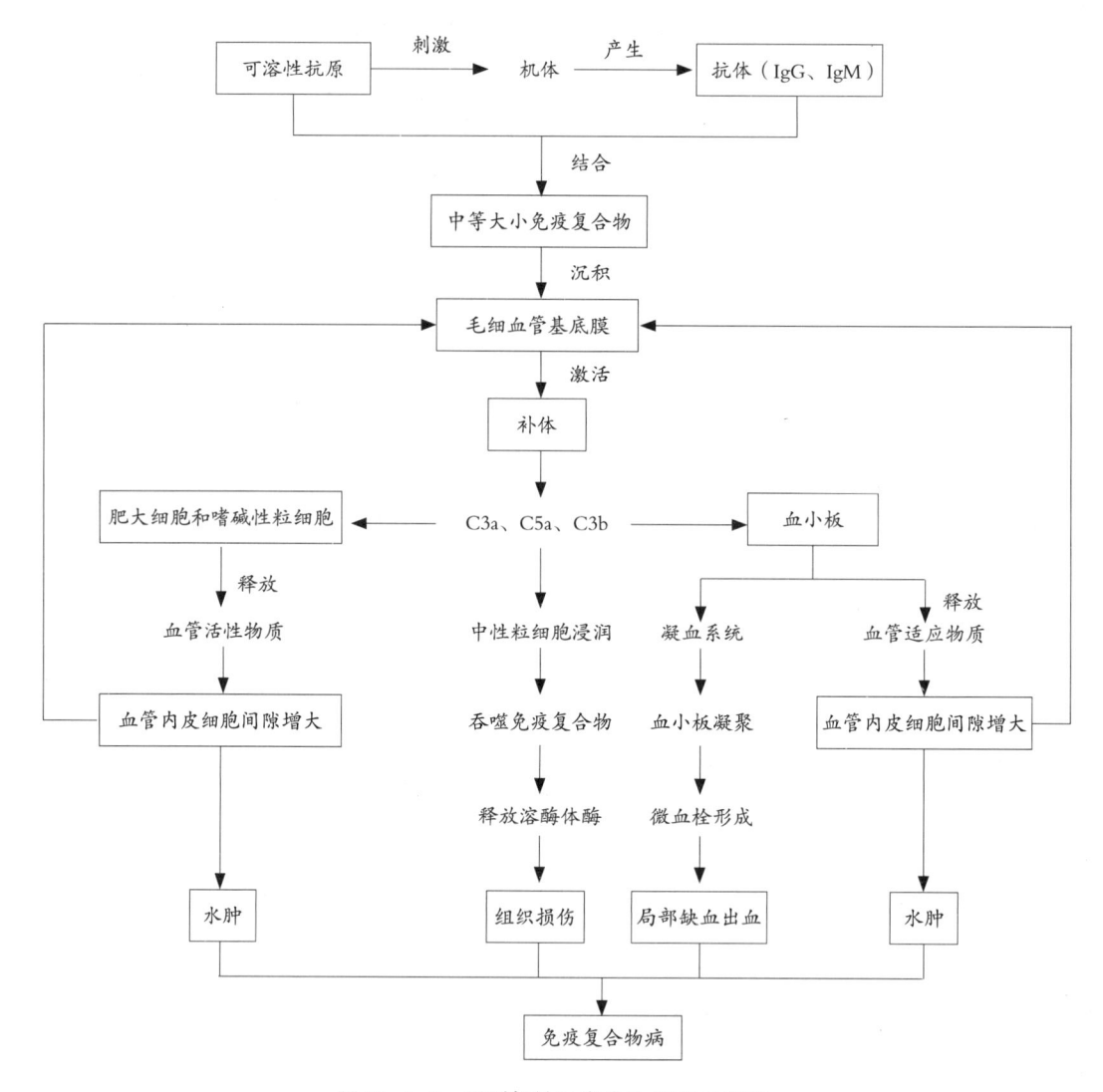

图16-1-3　Ⅲ型超敏反应发生机制示意图

子或动物毛屑等变应原的空气，再次吸入时可能在肺泡间形成免疫复合物，引起超敏反应性肺泡炎。

2.血清病　见于初次大量注射抗毒素后1~2周，患者出现发热、全身荨麻疹、淋巴结肿大、关节肿痛、一过性蛋白尿等症状。其原因是患者体内抗毒素抗体已经产生而抗毒素尚未完全排除，两者结合形成的免疫复合物沉积所致。

3.链球菌感染后肾小球肾炎　常发生于A群链球菌感染后2~3周，此时体内产生的抗链球菌抗体与链球菌抗原结合，形成的免疫复合物沉积于肾小球毛细血管基底膜，导致基底膜炎症反应，患者可出现蛋白尿、血尿等。

4.类风湿关节炎（RA）　目前认为是由于某些因素使自身IgG发生变性，刺激机体产生抗变性IgG的自身抗体，此抗体称为类风湿因子（RF）。RF与变性IgG结合形成免疫复合物，反复沉积于小关节滑膜，引起关节损伤，导致关节疼痛、变形和功能障碍等。

5.系统性红斑狼疮（SLE） SLE患者体内可出现多种抗核抗体，该抗体与循环中的核抗原结合成抗原抗体复合物，反复沉积于肾小球、关节、皮肤或其他部位的血管壁内，引起肾小球肾炎、关节炎、皮肤红斑及多部位的血管炎等。

四、Ⅳ型超敏反应

Ⅳ型超敏反应主要由效应T细胞介导，通过分泌效应分子引起以单个核细胞浸润和组织细胞损伤为特征的炎症反应。由于该型超敏反应发生缓慢，一般于再次接触变应原后24~72小时出现，故又称为迟发型超敏反应。

（一）发生机制

Ⅳ型超敏反应发生机制与细胞免疫应答基本一致。前者主要引起机体组织损伤，后者则以清除病原体或异物为主，两者可以同时存在。介导反应的效应T细胞有CD4$^+$Th1细胞和CD8$^+$Tc细胞。

1.CD4$^+$Th1细胞介导的炎症反应和组织损伤 CD4$^+$Th1细胞再次接触变应原后活化，可分泌IL-2、IFN-γ、TNF-α和趋化因子等多种细胞因子，趋化因子等可趋化单个核细胞到达抗原存在部位，使病变部位出现以单个核细胞浸润为主的炎症反应；IFN-γ和TNF-α可使巨噬细胞活化，释放溶酶体酶，加重组织损伤。

2.CD8$^+$Tc细胞介导的细胞毒作用 当机体再次接触相同变应原时，CD8$^+$Tc与变应原特异性结合，通过释放穿孔素和颗粒酶，直接导致靶细胞裂解；或通过诱导靶细胞表达凋亡分子Fas，与效应Tc细胞表达的凋亡分子配体 FasL结合后导致靶细胞凋亡（图16-1-4）。

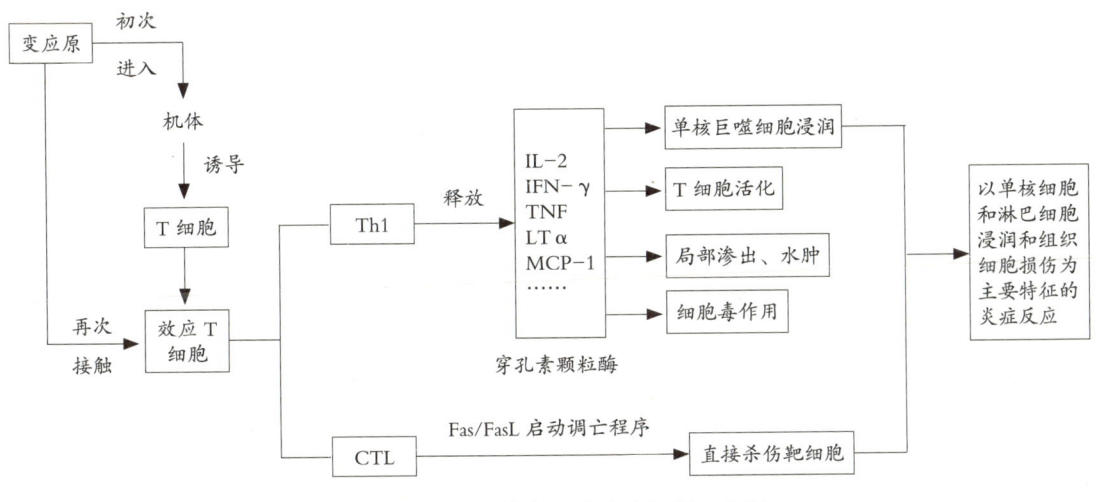

图16-1-4 Ⅳ型超敏反应发生机制示意图

（二）临床常见疾病

1. 传染性超敏反应　当胞内寄生菌（如结核分枝杆菌、伤寒沙门菌等）、病毒、真菌或某些原虫感染时，病原体可刺激机体产生Ⅳ型超敏反应。因是在传染过程中发生的，又称为传染性超敏反应。如引起继发性肺结核，由于细胞免疫效应使病灶局限，不易播散；但由于Ⅳ型超敏反应导致局部组织损伤较重，可发生坏死、液化和空洞形成。

2. 接触性皮炎　某些小分子的半抗原物质如油漆、农药、染料、塑料、化妆品或某些药物（磺胺或青霉素）与人皮肤接触后，可与人表皮细胞内角质蛋白结合成完全抗原，刺激免疫细胞产生针对半抗原的效应T细胞。当再次接触相同变应原时就可在该部位发生接触性皮炎，多在接触变应原24小时后出现局部皮肤红肿、硬结、皮疹和水疱，48~72小时达高峰，严重者可出现剥脱性皮炎。

3. 移植排斥反应　在进行同种异体组织器官移植时，如果供者与受者之间的组织相容性抗原（如HLA等）不一致，供者组织器官进入受者体内后，可刺激受者产生效应T细胞，引起Ⅳ型超敏反应，数周后移植物被排斥、坏死、脱落。

临床上超敏反应常为混合型，但以某一型为主，或在疾病发展的不同阶段由不同型超敏反应所主宰。另外，一种抗原在不同条件下也可引起不同类型的超敏反应，如青霉素可引起Ⅰ型过敏性休克，当结合于血细胞表面则引起Ⅱ型超敏反应，如与血清蛋白质结合则可能出现Ⅲ型超敏反应，而青霉素油膏局部应用时可引起Ⅳ型超敏反应。四种类型超敏反应的比较见表16-1-1。

表16-1-1　四种类型超敏反应的比较

类型	抗体	补体	细胞	发生机制	常见疾病
Ⅰ型超敏反应	IgE	-	肥大细胞、嗜碱性粒细胞	变应原与肥大细胞和嗜碱性粒细胞上的IgE结合，致细胞释放活性物质，作用于效应器官，引起功能紊乱	过敏性休克、过敏性哮喘、过敏性鼻炎、过敏性肠炎、荨麻疹、湿疹等
Ⅱ型超敏反应	IgG IgM	+	巨噬细胞、NK细胞	抗体与靶细胞上的抗原结合，通过激活补体、免疫调理和ADCC破坏靶细胞	输血反应、新生儿溶血症、药物过敏性血细胞减少症、肺-肾综合征、甲亢
Ⅲ型超敏反应	IgG IgM	+	中性粒细胞	免疫复合物沉积于血管，通过激活补体、中性粒细胞聚集和活化血小板导致血管炎性损伤	血清病、类风湿关节炎、系统性红斑狼疮、肾小球肾炎
Ⅳ型超敏反应	无	-	Th1 和 CTL	Th1通过释放细胞因子，CTL通过特异性杀伤作用引起单个核细胞浸润和组织细胞损伤	传染性超敏反应、接触性皮炎、移植排斥反应

第二节 自身免疫病

自身免疫（autoimmunity）是指机体免疫系统对自身抗原发生免疫应答，产生自身抗体和（或）自身致敏淋巴细胞的现象。自身耐受（self tolerance）是指机体免疫系统对自身抗原不产生免疫应答，无免疫排斥的现象。

通常高等动物的免疫系统具有高度分辨"自己"与"非己"抗原物质的能力。在一般情况下，机体对"非己"抗原发生免疫排斥，而对自身抗原呈现自身耐受。

一、自身免疫病的基本特征

短时的自身免疫应答是普遍存在的，通常不引起机体持续性损伤。在某些因素诱发下，自身免疫耐受被打破。自身免疫的过度而持久存在，会导致自身组织细胞损伤或器官功能障碍，此即自身免疫病（autoimmune diseases，AID）。AID的共同特征：①患者血液中可检出高效价的自身抗体或自身反应性T细胞。②自身抗体或自身反应性T细胞作用于表达相应抗原的自身组织，造成该组织损伤或功能障碍。③病情的转归与自身免疫反应强度密切相关。④多呈反复发作和慢性迁延趋势，用免疫抑制剂治疗有一定疗效。⑤可复制出相似的动物模型。⑥女性发病率高于男性，发病率随年龄增长而增高，有遗传倾向。

二、自身免疫病的发生机制

AID的确切病因不明。一般认为是在多种因素的相互作用和影响下，自身免疫耐受被打破，机体产生了自身抗体或效应T细胞，引发针对自身抗原的Ⅱ型、Ⅲ型、Ⅳ型超敏反应，导致自身组织器官损伤或功能异常。

1.隐蔽抗原释放　由于感染、外伤、手术等原因，隐蔽抗原释放入血，与免疫系统接触，即可诱导相应的自身免疫应答，导致自身免疫病发生。如外伤后发生的交感性眼炎。

2.自身抗原改变　某些理化因素（如辐射或服用化学药物）或生物因素（如病毒感染）可以使自身抗原发生改变，从而产生针对改变后自身抗原的自身抗体或效应T细胞，引起自身免疫病。如长期服用甲基多巴引发的自身免疫性溶血性贫血。

3.分子模拟　某些微生物与人体细胞或细胞外成分有相同或相似的抗原表位，在感染人体后诱发的针对微生物抗原的免疫应答，也能攻击含有共同表位的人体细胞或细胞外成分，从而引发自身免疫性疾病。如A群链球菌感染后容易引发肾小球肾炎。

4.免疫细胞和免疫调节功能异常　T细胞/B细胞异常活化、B细胞的多克隆激活、调节性T细胞（Treg）的功能失常皆可诱发自身免疫病。

5.遗传因素 某些带有特殊HLA抗原的人群容易发生自身免疫病。如强直性脊柱炎患者，90%以上携带HLA-B27。

此外，AID的发病率随年龄的增长呈上升趋势，女性发病率较高，该易感性与雌激素相关；AID的发生可能与日晒、潮湿、寒冷等环境因素有关。

第三节 免疫缺陷病

一、免疫缺陷病的基本特征

免疫缺陷病（immunodeficiency disease，IDD）是免疫系统先天发育不全或后天因素导致免疫成分缺失、免疫功能障碍所引起的以反复感染为临床特征的疾病。

免疫缺陷病的特点：①易并发感染，往往是致死的主要原因，对各种感染的易感性增加是免疫缺陷最主要、最常见和最严重的表现和后果，感染也是患者死亡的主要原因。患者年龄越小，感染频率越高，病情也越重。感染可表现为反复的或持续的，急性的或慢性的。两次感染之间无明显间隙。感染的部位以呼吸道最常见。感染的性质主要取决于免疫缺陷的类型，如体液免疫、吞噬细胞和补体缺陷时的感染主要由化脓性细胞如葡萄球菌、链球菌和肺炎双球菌等引起，临床表现为气管炎、肺炎、中耳炎、化脓性脑膜炎等。细胞免疫缺陷时的感染主要由病毒、真菌、胞内寄生菌和原虫等引起。②易伴发自身免疫病，可高达14%（正常人群为0.001%~0.01%）。③易发生恶性肿瘤，世界卫生组织报告，原发性免疫缺陷病中T细胞免疫缺陷者恶性肿瘤的发病率比同龄正常人群高100~300倍，以白血病和淋巴系统肿瘤等居多。④多有遗传倾向，多数原发性免疫缺陷病有遗传倾向性，约1/3为常染色体遗传，1/5为性染色体隐性遗传，15岁以下原发性免疫缺陷病患者超过80%为男性。⑤多系统受累和症状的多变性，在临床和病理表现上，免疫缺陷是高度异质性的，不同免疫缺陷由免疫系统不同组分缺陷引起，因此症状各异，而且同样疾病不同患者表现也可不同。免疫缺陷时可累及呼吸系统、消化系统、造血系统、内分泌系统、骨关节系统、神经系统和皮肤黏膜等，并出现相应功能障碍的症状。

二、免疫缺陷病的种类和临床表现

免疫缺陷病可分为原发性免疫缺陷病（PIDD）和继发性免疫缺陷病（SIDD）。

（一）原发性免疫缺陷病

原发性免疫缺陷病又称先天性免疫缺陷病，是由于免疫系统遗传基因异常或先天性发育障碍而致免疫功能不全。主要包括：①原发性B细胞缺陷病：如X性连锁无丙种球蛋白血症（Bruton病），其特点是成熟B细胞数量减少甚至缺失，而T细胞数量及功能正常，患儿主要表现为反复化脓性细菌感染。②原发性T细胞缺陷病：如DiGeorge综合征，又称先天性胸腺发育不全，患儿T细胞缺失，B细胞数目正常，临床表现为易反复感染胞内寄生菌。③原发性联合免疫缺陷病：是一类因T、B细胞均出现发育障碍或缺乏细胞间相互作用而导致的疾病。此外，补体C1抑制物缺陷可引起遗传性血管神经性水肿，吞噬细胞缺陷可引起慢性肉芽肿病等。

（二）继发性免疫缺陷病

继发性免疫缺陷病是指继发于某种疾病或药物治疗后产生的免疫缺陷性疾病，又称获得性免疫缺陷病，较原发性免疫缺陷病更为常见。其诱发因素主要有：①感染因素：某些病毒、细菌和寄生虫感染，均可不同程度地影响机体免疫系统，引发获得性免疫缺陷病。其中对人类危害最大的就是感染HIV后诱发的获得性免疫缺陷综合征（AIDS）。②营养不良：是引起获得性免疫缺陷病最常见的因素。③恶性肿瘤：霍奇金病、骨髓瘤等免疫系统肿瘤，常可进行性损伤患者免疫系统，导致免疫功能障碍。④医源性因素：免疫抑制药物和放射性损伤等均可引起免疫缺陷。

第四节　肿瘤免疫

肿瘤免疫学（tumor immunology）是研究肿瘤抗原的种类和性质、机体对肿瘤的免疫监视和应答、肿瘤的免疫逃逸及肿瘤的免疫诊断和防治的科学。

一、肿瘤抗原

肿瘤抗原是指细胞癌变过程中出现的新抗原或肿瘤细胞过度表达的抗原物质。肿瘤抗原能诱导机体产生抗肿瘤免疫应答，也是肿瘤免疫诊断和免疫防治的分子基础。

根据特异性将肿瘤抗原分为肿瘤特异性抗原和肿瘤相关性抗原。根据产生机制可将肿瘤抗原区分如下。①突变基因或癌基因表达的抗原。②异常表达的细胞蛋白抗原。③致癌病毒表达的肿瘤抗原：病毒诱生的肿瘤抗原主要通过其DNA或RNA整合到宿主DNA中使细胞发生恶性转化并表达出新抗原。如HPV诱发宫颈癌表达的E6和E7抗原。④胚胎抗原：是在胚胎发育阶段由胚胎组织细胞产生的正常成分，出生后逐渐消失或微量表达，但当细胞癌变时，此类抗原可重新合成，含量增高。甲胎蛋白（AFP）和癌胚抗原（CEA）是研究最深入的两种胚胎抗原，分别用于原发性肝癌和结肠癌的诊断。⑤组织特异性分化抗原。

二、肿瘤免疫的机制

肿瘤发生后，机体可通过免疫效应机制发挥抗肿瘤作用。机体抗肿瘤免疫的机制包括细胞免疫和体液免疫两方面，这两种机制不是孤立存在和单独发挥作用的，它们相互协作共同杀伤肿瘤细胞。一般认为，细胞免疫是抗肿瘤免疫的主要方式，体液免疫通常仅在某些情况下起协同作用。对于大多数免疫原性强的肿瘤，特异性免疫应答是主要的，而对于免疫原性弱的肿瘤，非特异性免疫应答可能具有更重要的意义。

（一）体液免疫机制

抗肿瘤抗体虽然可通过以下几种方式发挥作用，但总体来说，抗体并不是抗肿瘤的重要因素。

1. 激活补体系统溶解肿瘤细胞　细胞毒性抗体（IgM）和某些IgG亚类（IgG1、IgG3）与肿瘤细胞结合后，可在补体参与下溶解肿瘤细胞。

2. 抗体依赖性细胞介导的细胞毒作用　IgG类抗体能使多种效应细胞如巨噬细胞、NK细胞、中性粒细胞等发挥ADCC效应，使肿瘤细胞溶解。该类细胞介导型抗体比上述的补体依赖细胞毒抗体产生快，在肿瘤形成早期即可在血清中检出。

3. 抗体的调理作用　吞噬细胞可通过其表面Fc受体而增强吞噬结合了抗体的肿瘤细胞，具有这种调理作用的抗体是IgG类。

4. 抗体封闭肿瘤细胞上的某些受体　例如转铁蛋白可促进某些肿瘤细胞的生长，其抗体可通过封闭转铁蛋白受体阻碍其功能，从而抑制肿瘤细胞的生长。

5. 抗体使肿瘤细胞的黏附特性改变或丧失　抗体与肿瘤细胞抗原结合后，可修饰其表面结构，使肿瘤细胞黏附特性发生改变甚至丧失，从而有助于控制肿瘤细胞的生长和转移。

（二）细胞免疫机制

细胞免疫比体液免疫在抗肿瘤效应中发挥着更重要的作用。除了下述几种在细胞免疫机制中起作用的效应细胞外，目前认为中性粒细胞、嗜酸性粒细胞也参与抗肿瘤作用。

1. T细胞　在控制具有免疫性肿瘤细胞的生长中，T细胞介导的免疫应答反应起重要作用。抗原致敏的T细胞只能特异地杀伤、溶解带有相应抗原的肿瘤细胞，并受MHC限制。可包括MHC Ⅰ类抗原限制的$CD8^+$细胞毒性T细胞（CTL）和MHC Ⅱ类抗原限制的$CD4^+$辅助性T细胞（Th）。若要诱导、激活T细胞介导的抗肿瘤免疫反应，肿瘤抗原须在细胞内加工成肿瘤肽，然后与MHC Ⅰ类分子结合共表达于肿瘤细胞表面，且被$CD8^+$CTL识别。或者先从肿瘤细胞上脱落下，然后由抗原提呈细胞（APC）摄取，加工成多肽分子，再由细胞表面的MHC Ⅱ类抗原分子提呈给$CD4^+$Th细胞。目前认为，激活T细胞需要双重信号刺激，T细胞抗原受体与肿瘤抗原结合后，提供T细胞活化的第一信号，由APC上的某些分子如细胞间黏附分子、淋巴细胞功能相关抗原3、血管细胞黏附分子、B7等与T细胞上相应的受体结合后，可向T细胞提供活化的第二信号。在提供T细胞活化的膜分子中，B7分子研究得较清楚。B7可与T

细胞上的相应受体即CD28/CTLA-4相结合，B7起到与抗原共同刺激T细胞的作用。由于肿瘤细胞虽可表达MHC I 类抗原分子，但缺乏B7分子，故不能有效地激活T细胞介导的抗肿瘤免疫。CD8⁺CTL杀伤肿瘤细胞的机制有二。一是通过其抗原受体识别肿瘤细胞上的特异性抗原，并在Th细胞的辅助下活化后直接杀伤肿瘤细胞；二是活化的CTL可分泌淋巴因子如γ干扰素、淋巴毒素等间接地杀伤肿瘤细胞。CD4⁺T可产生淋巴因子增强CTL的功能并可激活巨噬细胞或其他APC，从而参与抗肿瘤作用。

2.NK细胞　NK细胞是细胞免疫中的非特异性成分，它不需预先致敏即能杀伤肿瘤细胞，其杀伤作用无肿瘤特异性和MHC限制性。NK细胞是一类在肿瘤早期起作用的效应细胞，是机体抗肿瘤的第一道防线。

自然细胞毒细胞（natural cytotoxic cell，NC）是另一类在功能、表面标志、杀瘤细胞谱方面与NK细胞有所不同的抗肿瘤效应细胞，在体内抗肿瘤免疫效应中也起一定作用。

3.巨噬细胞　巨噬细胞在抗肿瘤免疫中不仅是作为呈递抗原的APC，而且也是参与杀伤肿瘤的效应细胞。体内注射选择性的巨噬细胞抑制剂，如硅石或抗巨噬细胞血清，能加速机体内肿瘤生长；而使用卡介苗或短小棒状杆菌等使巨噬细胞激活，则肿瘤生长受到抑制，肿瘤转移亦减少。病理活检的资料表明，患者的肿瘤组织周围若有明显的巨噬细胞浸润，肿瘤转移扩散的发生率较低，预后也较好；反之，肿瘤转移扩散率高，预后较差。巨噬细胞杀伤肿瘤细胞的机制有以下几个方面：①活化的巨噬细胞与肿瘤细胞结合后，通过释放溶细胞酶直接杀伤肿瘤细胞。②处理和提呈肿瘤抗原，激活T细胞以产生特异性抗肿瘤细胞免疫应答。③巨噬细胞表面上有Fc受体，可通过特异性抗体介导ADCC效应杀伤肿瘤细胞。④活化的巨噬细胞可分泌肿瘤坏死因子（TNF）等细胞毒性因子间接杀伤肿瘤细胞。

第五节　移植免疫

移植（transplantation）是指应用健康的组织或器官替换丧失功能的组织或器官，以维持和重建机体生理功能的治疗方法。移植时，被移植的组织或器官称为移植物，提供移植物的个体称为供者，接受移植物的个体称为受者。根据移植物的来源及其遗传背景不同，将移植分为自体移植、同系移植（如同卵双生间的移植）、同种异体移植和异种移植。本节主要讲述同种异体移植。

移植免疫（transplantation immunity）是指移植后，受者免疫系统识别移植物抗原或移植物的免疫细胞识别受者抗原，产生免疫应答，导致移植物功能丧失或受者机体损害，又称移植排斥反应。移植排斥反应是影响移植手术成功的主要因素。

一、引起同种异体器官移植排斥反应的抗原

引起移植排斥反应的抗原称为移植抗原或组织相容性抗原。主要包括：①主要组织相容性抗原：能引起强烈排斥反应，如HLA。②次要组织相容性抗原：引起轻度、缓慢的移植排斥反应。③ABO血型抗原：若供、受者间ABO血型不合可引发超急性排斥反应。④组织特异性抗原。

在移植前进行组织配型和移植前后免疫抑制处理等是防治移植排斥反应的主要措施。组织配型主要包括HLA配型、红细胞血型抗原配型、交叉配型；同种异体移植术后一般均发生不同程度的排斥反应，故免疫抑制成为防治排斥反应的常规疗法，主要包括应用免疫抑制药物、通过血浆置换清除预存抗体、受者脾切除、放射线照射移植物等。

二、移植排斥反应的类型与效应机制

（一）移植排斥反应的类型

移植排斥反应根据攻击的对象分为宿主抗移植物反应（host versus graft reaction，HVGR）和移植物抗宿主反应（graft versus host reaction，GVHR）。HVGR指宿主免疫系统对移植物发动攻击，导致移植物被排斥。主要包括：①超急性排斥反应：是指血管接通后数分钟至24小时内发生的不可逆的排斥反应。②急性排斥反应：是同种异体移植中最常见的排斥反应类型，一般在术后数天至2周左右出现。③慢性排斥反应：发生于移植后数周、数月甚至数年。GVHR是由移植物中抗原特异性淋巴细胞识别宿主组织抗原所致的排斥反应，常见于骨髓移植。

（二）移植排斥反应的效应机制

1. 细胞免疫效应　细胞介导的细胞免疫应答在同种移植排斥反应的效应机制中发挥关键作用。①Th1细胞通过分泌IL-2、IFN-γ、TNF-α等多种细胞因子，聚集单核-巨噬细胞等炎性细胞，引发迟发型超敏反应性炎症，造成移植物损伤。②特异性CTL可直接杀伤移植物血管内皮细胞和实质细胞。

2. 体液免疫效应　移植抗原也可诱导体液免疫应答，产生相应的抗体，通过调理作用、免疫黏附、ADCC、激活补体等方式，参与移植排斥反应。

案例回顾

案例中的患者之所以出现过敏反应，是因为虾这种海鲜当中含有很多异种蛋白，而这些异种蛋白会引起身体的免疫系统做出反应，继而产生恶心、呕吐、腹痛、腹泻、皮疹、头晕等过敏反应现象。遇到这样的病例，需要及时按医生指导在局部涂抹皮白金软膏，然后辅之以阿司咪唑、维生素C、赛庚啶口服作为治疗，同时保持大便通畅。如果情况过于严重，建议到医院进行确诊治疗。患者在日常生活中要坚决做到不吃虾，海鲜类食物也要尽量少吃，远离过敏源，同时要注意少吃肥甘厚味、温热的食物，尽量远离含酒精的饮品。

参考文献

[1]曹元应，曹德明.病原生物与免疫学[M].北京：人民卫生出版社，2017.

[2]刘荣臻，曹元应.病原生物与免疫学[M].4版.北京：人民卫生出版社，2019.

[3]胡野.疾病学基础[M].北京：人民卫生出版社，2014.

[4]李宏力，张新明，张晶.病原生物与免疫学[M].北京：中国协和医科大学出版社，2019.

[5]焦荣华，左晓利.病原生物与免疫学基础[M].武汉：华中科技大学出版社，2017.

[6]彭慧丹，李建华.病原生物学及免疫学[M].大连：大连理工大学出版社，2013.

[7]于虹，宝福凯，杨春燕.病原生物学与医学免疫学[M].北京：中国科学技术出版社，2017.

[8]江凌静.病原生物与免疫学实验教程[M].北京：中国科学技术出版社，2016.

[9]潘丽红，高江原.医学免疫学与病原生物学[M].2版.北京：科学出版社，2014.

[10]贺新怀，席孝贤.微生物学与免疫学[M].西安：西安交通大学出版社，2021.

[11]王兆军，王昊.疾病学基础[M].2版.北京：人民卫生出版社，2018.